Alles Gute
für Ihre Gelenke

Alles Gute für Ihre Gelenke

Einfache Methoden zur Beseitigung von Schmerzen und Steifheit

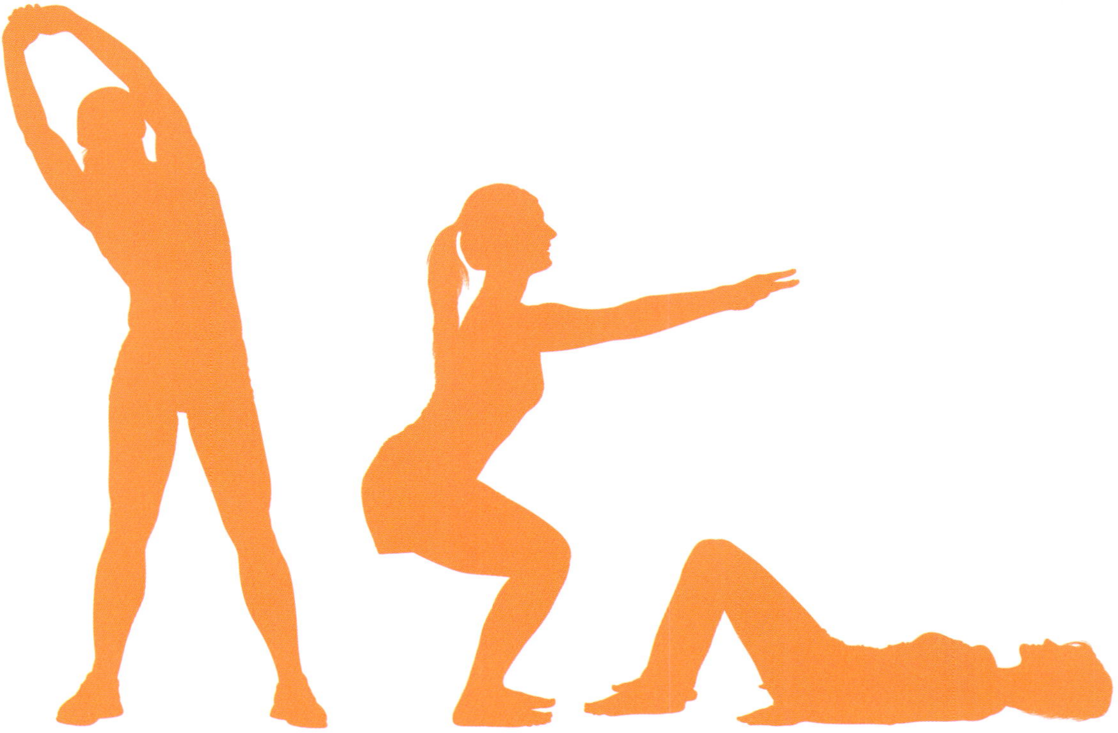

INHALTSVERZEICHNIS

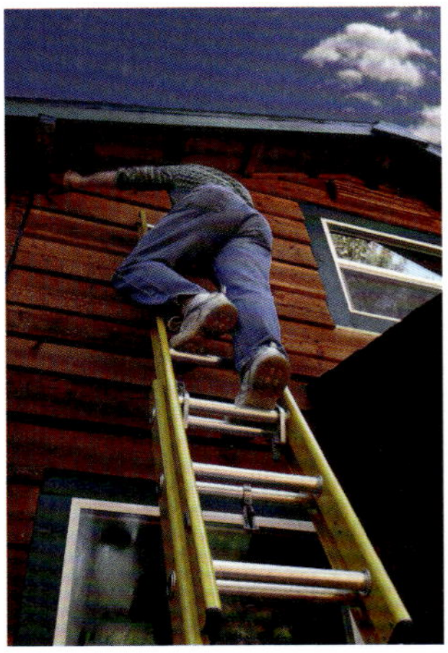

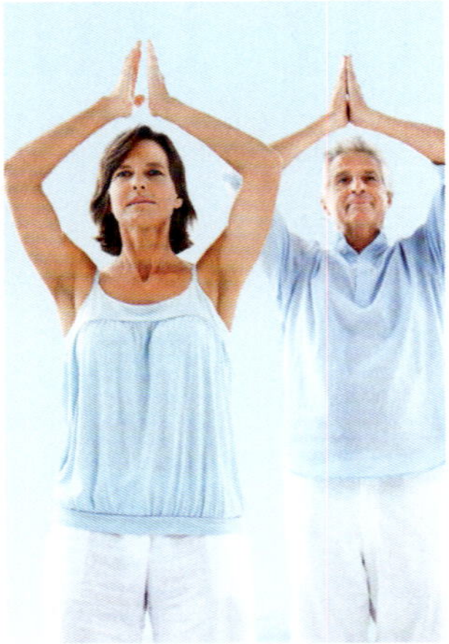

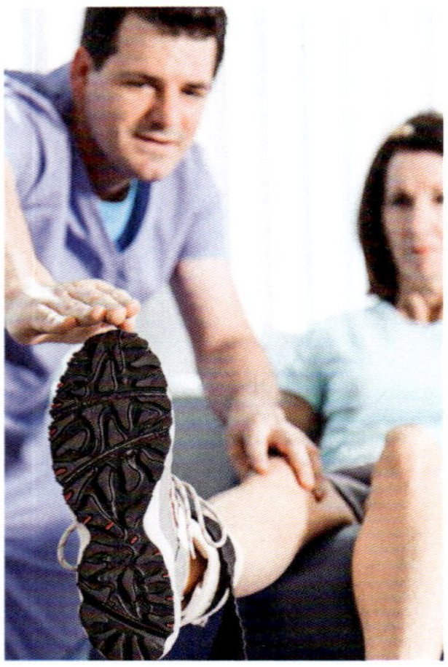

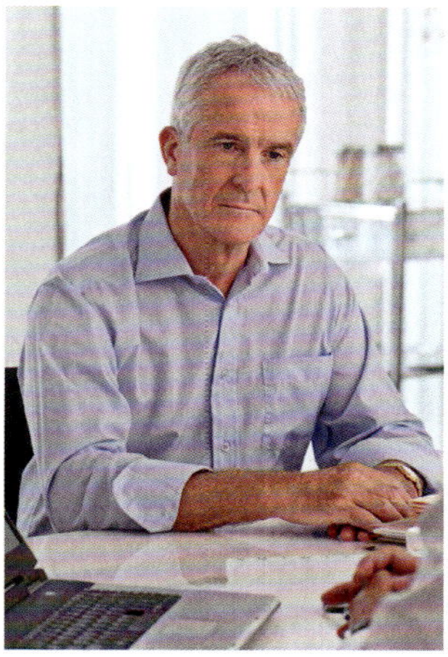

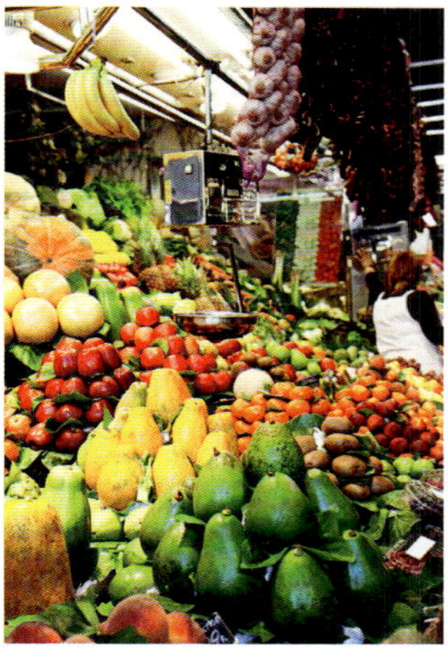

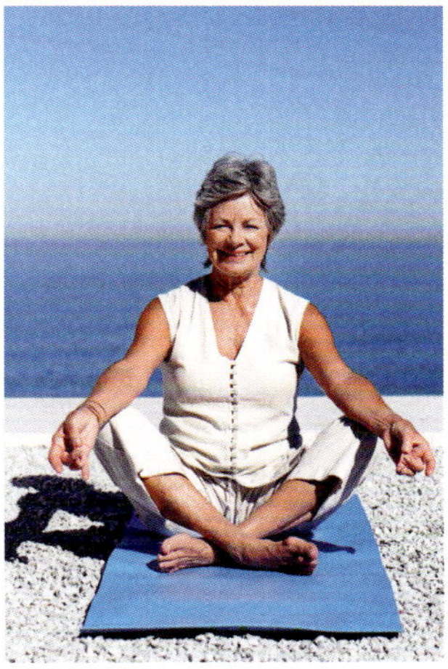

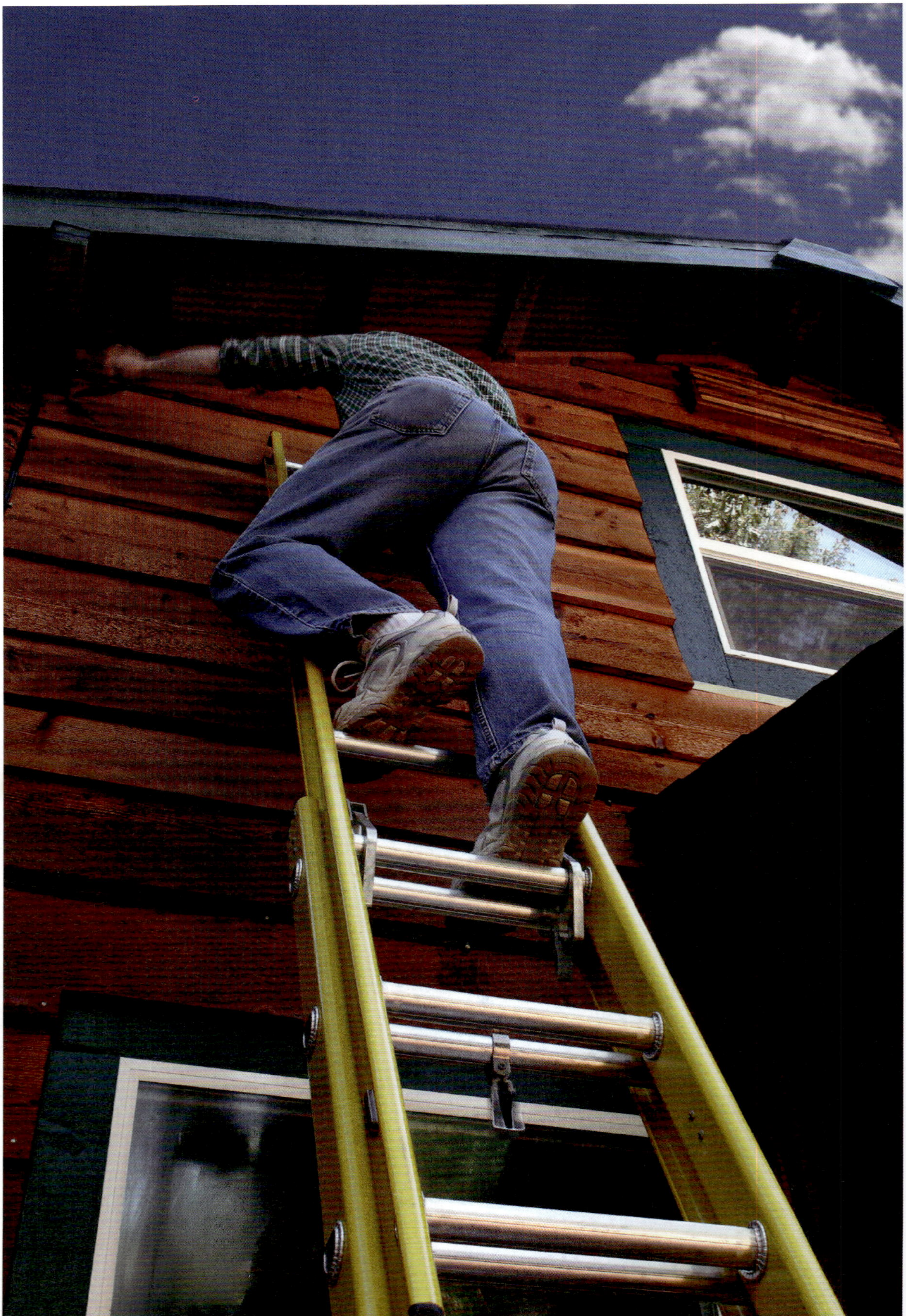

WIE DIE GELENKE FUNKTIONIEREN

Wir bewegen uns ganz selbstverständlich und denken nicht darüber nach, weshalb wir zum Beispiel aufrecht gehen oder eine Leiter erklimmen können. Durch die unglaubliche Beweglichkeit unseres Skeletts sind wir sogar zu akrobatischen Höchstleistungen in der Lage. Wer genau weiß, wie seine Gelenke funktionieren, wird künftig besser auf sie achten, um so die Gesundheit seiner Gelenke und seine Mobilität bis ins hohe Alter zu bewahren.

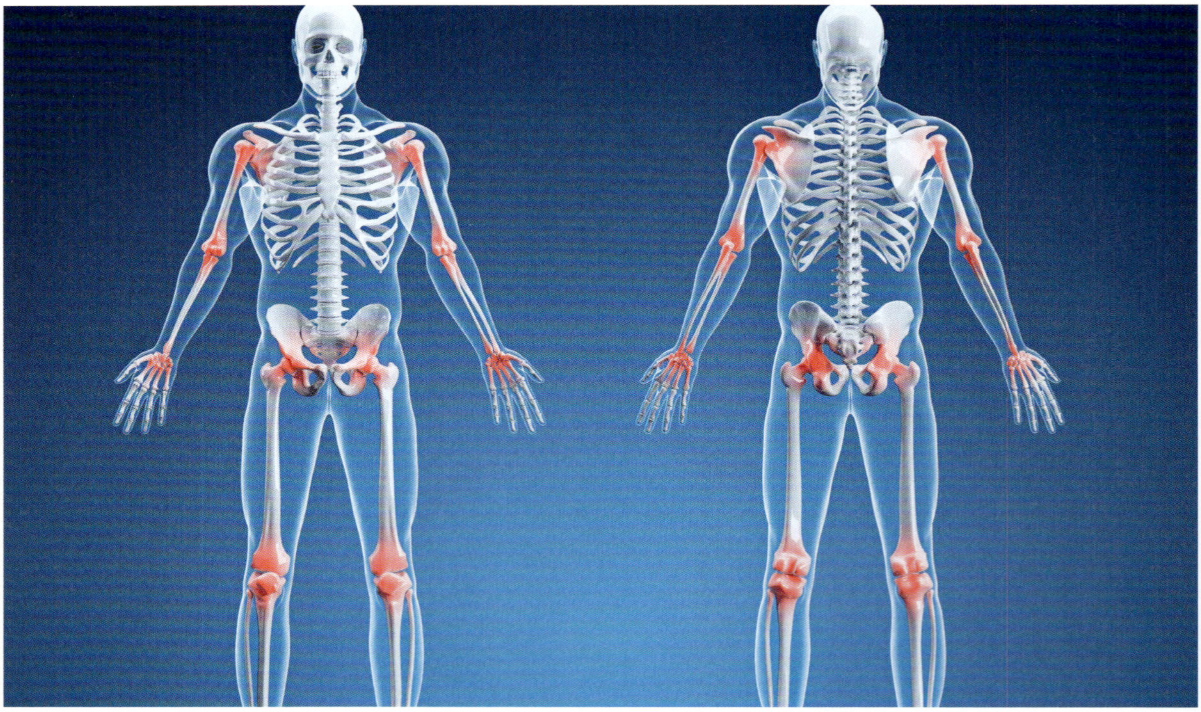

DIE VERSCHIEDENEN GELENKFORMEN

Verbindung zwischen den Knochen

Das Skelett, das unseren Körper stützt und zusammenhält, wird durch knöcherne und knorpelige Skelettelemente verbunden. Die Skelettmuskulatur bewegt die einzelnen Teile des Skeletts oder fixiert diese in einer bestimmten Lage oder Stellung. Skelett und Muskulatur bilden zusammen den Bewegungsapparat. Die einzelnen Bausteine des Skeletts sind durch Gelenke verbunden.

Die Beweglichkeit des menschlichen Körpers wird durch seine Gelenke ermöglicht, welche unterschiedliche Funktionen haben: Sie müssen Druckstöße und Zugkräfte auffangen, abschwächen und verteilen. Sie haben aber auch die Aufgabe, Krafteinwirkungen auf andere Skelettbestandteile zu übertragen.

Im menschlichen Körper gibt es über 100 solcher Verbindungsstellen, die ganz unterschiedlich konstruiert sein können. Diese verschiedenen Gelenkarten sind notwendig, damit wir die einzelnen Körperteile so bewegen können, wie wir es wünschen. Ein Knie soll sich beugen und strecken lassen, während das Hüftgelenk in alle Richtungen bewegt werden kann. Jede Gelenkart ist also für bestimmte Funktionen ausgelegt. Die Bewegungsfreiheit der Gelenke wird zudem durch Sehnen, Bänder und Muskeln eingeschränkt. Dies ist notwendig, um durch das komplexe Zusammenspiel aller Gelenke erst eine koordinierte Bewegung zu ermöglichen.

Man unterscheidet unechte Gelenke, die nur eingeschränkte Bewegungen erlauben, und echte Gelenke, die dank eines Hohlraums zwischen den Knochenenden einen größeren Bewegungsradius aufweisen.

Unechte Gelenke: die Synarthrosen

Unechte Gelenke – in der Fachsprache nennt man sie Synarthrosen – sind nicht beweglich, verleihen dem Skelett jedoch seinen festen Halt. Zwei Knochen werden dabei von Bindegewebe, Knorpelmasse oder Knochengewebe zusammengehalten. Ein Beispiel für die Verbindung durch Bindegewebe ist der noch nicht durch knorpelige Strukturen umfasste Bereich des Schädels eines Neugeborenen, die sogenannten Fontanellen. Das Kreuzbein ist dagegen ein Beispiel für die Verbindung von Knochen durch Knochengewebe. Es besteht zunächst aus fünf Einzelwirbeln, die im Laufe des menschlichen Wachstums miteinander zu einem Ganzen verschmelzen.

Echte Gelenke: Diarthrosen und Amphiarthrosen

Die echten oder freien Gelenke werden auch Diarthrosen genannt. Sie sind sehr beweglich und lassen sich mindestens in einer Richtung hin- und herbewegen. Der Aufbau der echten Gelenke ist kompliziert und auf deren Funktion ausgerichtet. In der Gelenkhöhle liegen die Knochenenden, die sogenannten Gelenkkörper. Begrenzt wird die Gelenkhöhle durch die Gelenkkapsel. Diese besteht aus einer äußeren Bindegewebsschicht und einer elastischen Innenhaut, die stark durchblutet ist.

Damit der Knochenabrieb bei Bewegungen unterbunden wird, sind die Enden der Knochen mit durchsichtigem Knorpel überzogen. Diese glatte Knorpelschicht gleicht Unregelmäßigkeiten der Knochenstruktur aus und wirkt als elastisches Polster, das Krafteinwirkungen dämpft und gleichmäßig über das ganze Gelenk verteilt. Der Knorpel setzt sich zu 95 % aus Knorpelmatrix und zu 5 % aus Knorpelzellen – den Chondrozyten – zusammen. Die Chondrozyten sorgen für den Auf- und Abbau der Knorpelmatrix.

Die Reibung in der Gelenkhöhle wird zusätzlich durch eine zähflüssige Substanz, der Gelenkflüssigkeit, vermindert. Hergestellt wird diese Schmierflüssigkeit – oder Synovia – von der Gelenkinnenhaut. Sie bildet einen Gleitfilm auf den Gelenkflächen. Kommt es zu einer Druckbelastung innerhalb des Gelenks, trägt die Synovia zur Stoßdämpfung bei.

Die Gelenkflüssigkeit hat jedoch noch eine andere wichtige Aufgabe: Sie versorgt den Knorpel mit Nährstoffen und hilft dabei, Abbauprodukte aus diesem abzutransportieren. Die Nährstoffe gelangen durch die Blutgefäße der

Gelenkinnenhaut in die Gelenkflüssigkeit und durch Diffusionsvorgänge in den Knorpel selbst. Dieser Nährstofftransport wird durch die Gelenkbewegungen in Gang gesetzt. Ist das Gelenk entlastet, saugt der Knorpel gewissermaßen nährstoffreiche Flüssigkeit auf, ist das Gelenk belastet, werden die Abbauprodukte aus dem Knorpel gepresst und mit dem Blut abtransportiert.

Ein gesunder Knorpel verteilt die Druckbelastung über die gesamte Gelenkfläche; dies bedeutet auch, dass jede Stelle des Knorpels ausreichend mit Nährsubstanzen versorgt und von Abbauprodukten befreit wird.

In der Gruppe der freien Gelenke unterscheidet man außerdem noch Amphiarthrosen, die sogenannten straffen Gelenke. Sie weisen eine nur eingeschränkte Beweglichkeit auf. Ein Beispiel für ein solches Gelenk ist das Gelenk zwischen Kreuzbein und Darmbein, das in der Fachsprache auch als Iliosakralgelenk bezeichnet wird und beispielsweise bei der Geburt eines Kindes eine sehr wichtige Rolle spielt.

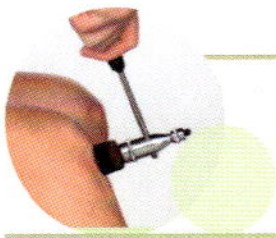

DAS RÄT DER EXPERTE

Bewegung ist wichtig

Der komplizierte Austausch von Nährsubstanzen und biochemischen Abbauprodukten zwischen Gelenkinnenhaut und Knorpel macht deutlich, wie wichtig es für Ihre optimale Gelenkgesundheit ist, die Gelenke stets in Bewegung zu halten. Wenn Sie Ihre Gelenke zu sehr „schonen", kann nämlich die Versorgung des Knorpels mit Nährsubstanzen und die Beseitigung von giftigen Stoffwechselprodukten empfindlich gestört werden. Das allseits bekannte Sprichwort „Wer rastet, rostet" stimmt also durchaus.

Koordiniertes Zusammenspiel aller Gelenke

Der Mensch benötigt für seine komplexen Skelettbewegungen unterschiedliche Gelenkfunktionen. Sehnen, Bänder und Muskeln spielen dabei gleichermaßen eine wichtige Rolle. Sie begrenzen die Bewegungsfreiheit der Gelenke und ermöglichen erst das komplexe Zusammenspiel aller Einzelbewegungen. Die Richtung der Gelenkbewegungen wird durch die Anordnung der Muskulatur und der Bänder bestimmt. Man bezeichnet die Gelenke deshalb auch als kraftschlüssig; das bedeutet, dass Muskelkräfte die Gelenke zusammenhalten und diese wiederum die Art der Bewegung und die Richtung derselben bestimmen. Gestoppt wird die Bewegung mithilfe von Knochen, Muskulatur, Bändern oder Weichteilen. Jede Gelenkbewegung erfolgt um eine Bewegungsachse und zwar immer in zwei entgegengesetzte Richtungen. Zum Beispiel „beugen – strecken" wie beim Hüftgelenk oder „nach vorne neigen – nach rückwärts neigen" wie bei der Wirbelsäule.

Je nach Funktion und Beweglichkeit unterscheidet man folgende Gelenkarten:

- **Plane Gelenke:** Diese Gelenke – man bezeichnet sie auch als ebene Gelenke – findet man beispielsweise bei den kleinen Wirbelgelenken. Plane Gelenke erlauben nur eine Verschiebung in einer Ebene und eine Drehbewegung.

- **Eigelenke:** Ein Eigelenk – oder Ellipsoidgelenk – besitzt zwei eiförmige (ellipsoide) Gelenkteile: die konkave Gelenkpfanne und einen konvexen Gelenkkopf. Als Beispiel kann hier das Handgelenk zwischen Speiche und Handwurzelknochen dienen. Dieses Gelenk lässt sich nicht kreisförmig, wie das Hüftgelenk, sondern nur in zwei Ebenen bewegen. Ein Eigelenk besitzt zwei Achsen, wodurch Bewegungen in zwei Hauptrichtungen möglich sind: Es lässt sich daher sowohl seitwärts bewegen als auch strecken und beugen. Das Eigelenk ähnelt einem Kugelgelenk, besitzt aber statt des runden einen eiförmigen Gelenkkopf.
- **Scharniergelenke:** Bei dieser Gelenkart greift ein walzenförmiger Gelenkkopf in eine rinnenähnliche Vertiefung eines hohlen Skelettelements, das zylinderförmig ist. Deshalb wird diese Gelenkart auch als Walzengelenk bezeichnet. Der Gelenkkopf wird meist zusätzlich von straffen Seitenbändern stabilisiert. Scharniergelenke besitzen nur eine Bewegungsachse mit zwei Hauptbewegungen. So kann man beispielsweise das Ellbogengelenk nur nach vorne in Richtung Körper beugen; will man es nach hinten beugen, kommt es wie bei einem Scharnier zu einem Bewegungsstopp. Scharniergelenke kommen bei den Fingern zum Einsatz.
- **Sattelgelenke:** Das Sattelgelenk erlaubt eine Bewegung in zwei senkrecht zueinander stehenden Achsen. Es sind also sowohl seitliche Bewegungen als auch solche nach vorne und hinten möglich. Dabei sind jeweils beide Gelenkflächen wie ein Reitsattel geformt. Ein Beispiel ist das Daumensattelgelenk zwischen dem ersten Mittelhandknochen und einem Handwurzelknochen. Werden die Bewegungen in beiden Hauptachsen kombiniert, ist beispielsweise ein Kreisen des Daumens möglich.
- **Rad- oder Zapfengelenke:** Diese Gelenke findet man u. a. zwischen Elle und Speiche. Das Rad- oder Zapfengelenk ist nicht besonders beweglich. Der Gelenkkopf hat die Form einer Walze, während die Gelenkpfanne rinnenförmig ausgebildet ist. Wird das Gelenk bewegt, dreht sich eine Gelenkfläche in der anderen. Beim Radgelenk ist daher nur die Bewegung um eine Achse möglich. Da diese in Richtung des Knochens zapfenförmig verläuft, können mit diesem Gelenk nur Drehbewegungen um die Längsachse ausgeführt werden.
- **Kugelgelenke:** Das Kugelgelenk ist das am perfektesten ausgebildete Gelenk. Es ist ein echtes Multifunktionsgelenk: Ein kugelförmiger Gelenkkopf sitzt in einer ausgehöhlten Gelenkpfanne, die man auch als Kugelpfanne bezeichnet. Deshalb ist ein Kugelgelenk prinzipiell in alle Richtungen beweglich (dreiachsig). Beispiele für Kugelgelenke sind das Schulter- oder Hüftgelenk und die Fingergrundgelenke (mit Ausnahme des Daumens). Da dieses Gelenk so wichtig für die Beweglichkeit ist, werden mittlerweile verschlissene oder beschädigte Kugelgelenke als Prothese aus Edelstahl nachgebaut und operativ an der jeweiligen Stelle eingesetzt.

KOPF- UND KIEFERGELENK

Beweglichkeit von Kopf und Kiefer

Unter den Kopfgelenken versteht man die Verbindungen, die das Hinterhauptbein des Schädels mit dem ersten Halswirbel sowie den ersten mit dem zweiten Halswirbel verbinden. Sie sorgen für die Beweglichkeit des Kopfes. Das Kiefergelenk ist die Verbindung zwischen dem Unterkiefer und dem übrigen Kopf.

Das Kopfgelenk

Das Gelenk zwischen dem ersten Halswirbel und dem Hinterhauptbein des Kopfes ist ein Eigelenk, das sich vor allem nach oben und nach unten bewegen lässt und geringfügig eine Seitenneigung zulässt. Es sorgt dafür, dass wir nicken können. Das Gelenk, das für die Drehung des Kopfes zuständig ist, liegt zwischen dem ersten und zweiten Halswirbel. Der zweite Halswirbel verfügt zudem über einen zapfenförmigen Fortsatz, der in das Wirbelloch des ersten Halswirbels hineinragt und mit diesem ein Radgelenk bildet. Durch das Zusammenspiel dieser beiden knöchernen Anteile können wir den Kopf drehen.

Das Kiefergelenk

Das Kiefergelenk besteht aus einem Gelenkkopf am Unterkiefer und einer Gelenkgrube am Schläfenbein. Sowohl der Gelenkkopf als auch die -grube des Kiefergelenks sind mit Knorpel überzogen. Im Spalt zwischen den beiden Gelenkteilen liegt eine Scheibe aus Knorpel, die auch als Diskus bezeichnet wird. Sie ist mit dem Gelenkkopf verbunden. Vom Kiefergelenk in der Einzahl zu sprechen, ist eigentlich falsch, denn sowohl an der linken als auch an der rechten Seite des Kopfes sind Unterkiefer und Schläfenbein durch jeweils ein Gelenk miteinander verbunden. Bei jeder Bewegung des Unterkiefers verschieben sich beide Gelenke. Öffnet sich der Mund, geht der Unterkiefer nach unten, und die Gelenkköpfe bewegen sich nach vorn. Schließt sich jedoch der Unterkiefer wieder, gehen auch die Gelenkköpfe zurück. Diese Bewegung wird als Scharnierbewegung bezeichnet. Beim Kauen bewegt sich dagegen der Gelenkkopf der einen Seite nach unten, während der andere sich dreht. So entsteht eine mahlende Bewegung.

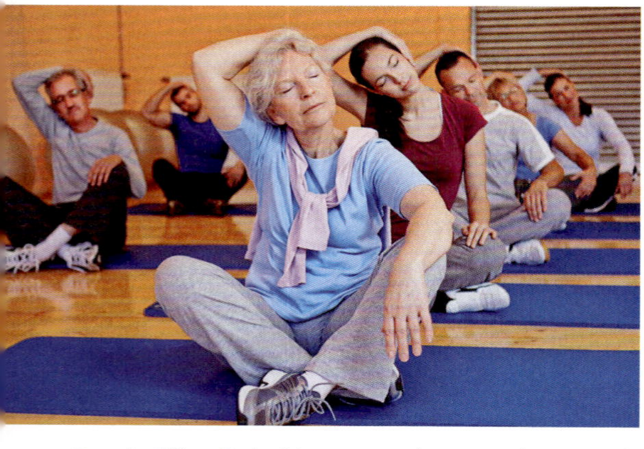

Regelmäßige Dehnübungen steigern auch im Kopf- und Kieferbereich die Beweglichkeit.

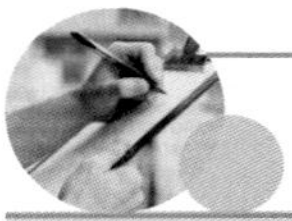

TEST: WIE INTAKT SIND IHRE KOPFGELENKE?

	Ja	Nein
1. Haben Sie häufig Kopfschmerzen, ohne zu wissen, woher?	☐	☐
2. Ziehen sich die Kopfschmerzen vom Nacken über den Hinterkopf hoch?	☐	☐
3. Verstärken sich die Kopfschmerzen bei Kopfbewegungen?	☐	☐
4. Ist Ihnen manchmal schwindelig?	☐	☐
5. Leiden Sie unter Ohrgeräuschen oder Sehstörungen?	☐	☐

TESTAUSWERTUNG:

Zählen Sie nun, wie oft Sie mit Ja geantwortet haben, und lesen Sie die Auswertung.

0–1 Ja

Ihre Beschwerden können von den Kopfgelenken herrühren, doch wahrscheinlicher ist eine andere Ursache, z. B. Muskelverspannungen.

2–3 Ja

Veränderungen der Kopfgelenke als Ursache für Ihre Beschwerden können nicht ausgeschlossen werden. Gehen Sie zum Arzt.

4–5 Ja

Möglicherweise rühren Ihre Beschwerden von den Kopfgelenken her. Lassen Sie sich zu einem Orthopäden überweisen.

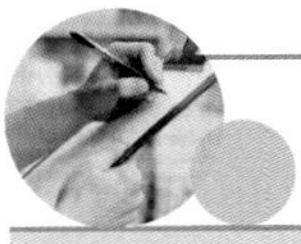

TEST: SIND IHRE KIEFERGELENKE IN ORDNUNG?

	Ja	Nein
1. Können Sie Ihren Mund nur schlecht öffnen?	☐	☐
2. Haben Sie Probleme, Ihren Unterkiefer beim Sprechen oder Essen zu bewegen?	☐	☐
3. Haben Sie Schmerzen beim Kauen oder beim Öffnen Ihres Mundes?	☐	☐
4. Ist der Bereich des Kiefergelenks geschwollen?	☐	☐

TESTAUSWERTUNG:

Zählen Sie nun, wie oft Sie mit Ja geantwortet haben, und lesen Sie die Auswertung.

0–2 Ja

Akute Schmerzen, Probleme mit der Beweglichkeit des Unterkiefers und Schwellungen deuten auf Entzündungen hin. Suchen Sie den Arzt auf.

3–4 Ja

Kommen mehrere Symptome zusammen, handelt es sich wahrscheinlich um Probleme mit dem Kiefergelenk. Gehen Sie unbedingt zum Arzt.

DIE WIRBELSÄULE
Stütze und Schutz für den Körper

Die Wirbelsäule stützt den Rumpf – ohne sie und ihre doppelte S-Form könnten wir nicht aufrecht gehen. Ihre Form federt beim Gehen und natürlich auch bei anderen Bewegungen zudem einen gewissen Anteil der Stöße ab, die sonst zu Erschütterungen des Gehirns führen würden.

Die Abschnitte der Wirbelsäule

Die Wirbelsäule besteht aus 24 beweglichen und neun oder zehn starren Wirbeln, darunter

- sieben Halswirbel (Halswirbelsäule),
- zwölf Brustwirbel (Brustwirbelsäule),
- fünf Lendenwirbel (Lendenwirbelsäule),
- fünf Kreuzbeinwirbel (Kreuzbein),
- vier bis fünf Steißbeinwirbel (Steißbein).

Die gegeneinander beweglichen Wirbel – mit Ausnahme von den zwei oberen Wirbeln der Halswirbelsäule – sind durch eine Bandscheibe, einer Scheibe aus Bindegewebe mit einem Gallertkern, miteinander verbunden. Die insgesamt 23 Bandscheiben fangen Stöße ab und helfen zudem dabei, dass sich die Wirbelsäule bewegen kann, dass wir uns also vorbeugen, bücken oder aufrichten können.

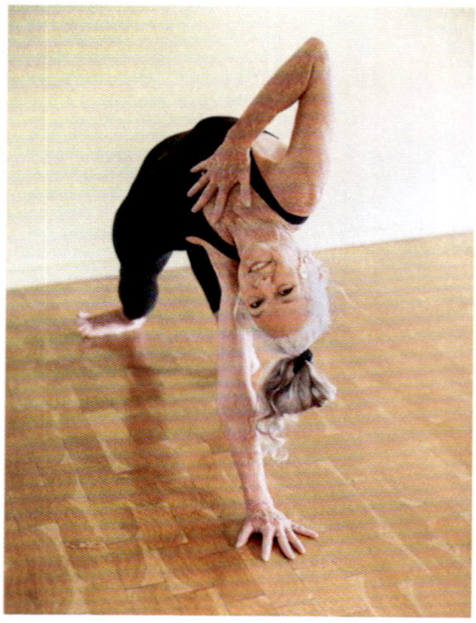

Wirbel und Bandscheiben helfen uns z. B. beim Aufrichten.

Nicht alle Wirbel der Wirbelsäule sehen gleich aus, gemeinsam ist ihnen jedoch, dass sie aus einem Wirbelkörper, einem Wirbelbogen, Fortsätzen für Bänder und Sehnen sowie Fortsätzen in Richtung der nebenliegenden Wirbel bestehen. Durch das Wirbelloch in jedem Wirbel zieht sich das Rückenmark. Es leitet die Befehle des Gehirns mithilfe von ihm abgehender Nerven an die Muskeln, Organe und anderen Strukturen des Körpers weiter. Stabilisiert und gehalten wird die Wirbelsäule durch Bänder, Sehnen und Muskeln. In gewissem Maße schützt daher eine starke Rückenmuskulatur auch vor Rückenschmerzen. Im Alter treten zwar Verschleißerscheinungen an den Wirbeln auf, sie müssen jedoch nicht unbedingt zu körperlichen Problemen führen.

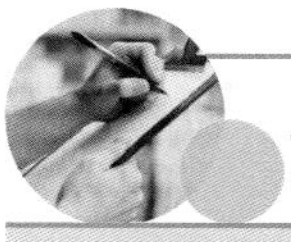

TEST: IST IHRE WIRBELSÄULE INTAKT?

	Ja	Nein
1. Kommen Sie nur schlecht aus dem Bett, weil Ihr Körper sich steif anfühlt? Legt sich die Steifheit nach einiger Zeit?	☐	☐
2. Können Sie sich schlecht bücken?	☐	☐
3. Haben Sie Schmerzen im Bereich der Lendenwirbelsäule und des Gesäßes?	☐	☐
4. Schmerzt Ihr Rücken beim Bücken oder wenn Sie sich nach hinten bzw. zur Seite neigen?	☐	☐
5. Strahlen die Rückenschmerzen ins Gesäß und in die Beine aus?	☐	☐
6. Verspüren Sie häufig Schmerzen im Nacken?	☐	☐
7. Treten Missempfindungen in den Beinen auf, fühlen sich die Beine hin und wieder sehr kalt oder warm an?	☐	☐
8. Haben Sie Schmerzen in den Beinen, die sich vor allem auf der Vorder- oder der Rückseite bemerkbar machen?	☐	☐
9. Sind Sie beim Gehen unsicher?	☐	☐
10. Schaffen Sie es, auf den Fersen zu gehen?	☐	☐
11. Kommt es zu Lähmungserscheinungen in den Beinen?	☐	☐
12. Haben Sie Probleme mit der Entleerung von Blase oder Darm?	☐	☐

TESTAUSWERTUNG:

Zählen Sie bitte Ihre Punkte zusammen, und lesen Sie anschließend die Auswertung.

Frage 1: Ja = 1 Punkt, Nein = 0 Punkte	Frage 2: Ja = 1 Punkt, Nein = 0 Punkte
Frage 3: Ja = 1 Punkt, Nein = 0 Punkte	Frage 4: Ja = 1 Punkt, Nein = 0 Punkte
Frage 5: Ja = 1 Punkt, Nein = 0 Punkte	Frage 6: Ja = 1 Punkt, Nein = 0 Punkte
Frage 7: Ja = 1 Punkt, Nein = 0 Punkte	Frage 8: Ja = 1 Punkt, Nein = 0 Punkte
Frage 9: Ja = 1 Punkt, Nein = 0 Punkte	Frage 10: Ja = 0 Punkte, Nein = 1 Punkt
Frage 11: Ja = 1 Punkt, Nein = 0 Punkte	

0–3 Punkte

Sie haben zwar Probleme mit dem Rücken, doch müssen diese nicht unbedingt mit der Wirbelsäule zusammenhängen. Vielleicht macht Ihre Rückenmuskulatur Probleme. Schildern Sie Ihrem Arzt Ihre Beschwerden.

4–6 Punkte

Es kann sein, dass es bei Ihnen Probleme mit der Wirbelsäule gibt. Ob es sich dabei um rheumatische Beschwerden, Probleme mit der Bandscheibe oder um Verschleißerscheinungen handelt, kann nur ein Arzt feststellen.

Mehr als 6 Punkte

Gehen Sie bitte so bald wie möglich zum Arzt, und lassen Sie Ihre Wirbelsäule untersuchen.

SCHULTERGÜRTEL UND SCHULTERGELENK

Bindeglied und Garant für Beweglichkeit

Das Schultergelenk ist das beweglichste aller Kugelgelenke des Körpers. Es sorgt dafür, dass wir die Arme über den Kopf, aber auch seitlich und waagerecht vor den Rumpf heben können. So können wir die Arme sogar kreisen lassen und sie hinter den Rücken führen.

Wie sehen der Schultergürtel und das Schultergelenk aus?

Der Kugelkopf des Oberarmknochens und die Gelenkpfanne des Schulterblatts bilden die knöchernen Elemente dieses Gelenks. Das Schulterdach – oder Schulterhöhe – ist ein Teil des Schulterblatts und liegt wie ein Dach über dem eigentlichen Schultergelenk. Doch nicht nur Oberarm und Schulterblatt tragen zur Beweglichkeit unserer Schultern bei, sondern auch das Schultereckgelenk, das aus Schulterhöhe und einer Seite des Schlüsselbeins besteht. Das Schlüsselbein wiederum ist durch das sogenannte Sternoklavikulargelenk am Brustbein befestigt und bildet zusammen mit Schulterblatt und Rabenschnabelfortsatz den Schultergürtel. Der Schultergürtel ist also eine Verbindung zwischen Schultern und Rumpf.

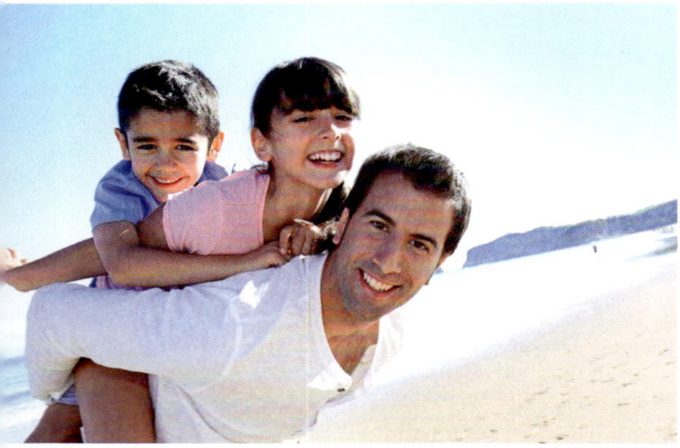

Schultergelenk und Schultergürtel helfen uns dabei, dass wir unsere Arme bewegen können.

Beweglich, aber verletzlich

Der Grund für die Beweglichkeit des Schultergelenks ist seine spezielle Konstruktion sowie die Tatsache, dass vor allem Muskeln, Sehnen und Bänder es an Ort und Stelle halten. Gleichzeitig sorgen diese Gewebe natürlich auch dafür, dass sich der Arm bewegen kann. Zwischen den einzelnen Teilen der Schulter liegen zudem Schleimbeutel. Sie verhindern, dass die verschiedenen Gewebe bei Bewegungen gegeneinanderstoßen oder -reiben.

Seine große Beweglichkeit macht das Schultergelenk zugleich jedoch sehr verletzungsanfällig. Bewegungseinschränkungen können ihre Ursache daher sowohl in rheumatischen Beschwerden, im Gelenkverschleiß, aber auch in Verletzungen von Knochen, Muskeln, Sehnen und Schleimbeuteln haben.

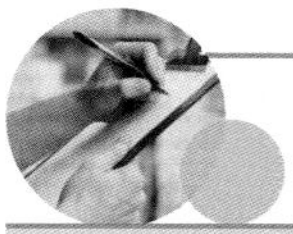

TEST: FUNKTIONIERT IHRE SCHULTER RICHTIG?

	Ja	Nein
1. Schmerzt Ihre Schulter bei bestimmten Bewegungen?	☐	☐
2. Verspüren Sie Schmerzen, wenn Sie Ihren Arm über eine gewisse Grenze hinaus anheben?	☐	☐
3. Liegt eine Schwellung im Bereich des Schultergelenks vor?	☐	☐
4. Ist Ihre Schulter morgens steif, und bessern sich die Beschwerden erst im Verlauf des Tages?	☐	☐
5. Legen Sie sich nachts nur auf eine bestimmte Seite, weil sonst Ihre Schulter zu schmerzen beginnt?	☐	☐
6. Können Sie Überkopftätigkeiten nicht mehr ausführen, weil Sie sonst unter Schmerzen leiden?	☐	☐
7. Nehmen Sie gezielt bestimmte Haltungen ein, um Ihre Schulter zu schonen?	☐	☐
8. Leiden Sie unter grippeähnlichen Symptomen?	☐	☐
9. Ist die Haut im Schulterbereich gerötet, oder fühlt sich das Gelenk warm an?	☐	☐

TESTAUSWERTUNG:

Zählen Sie nun, wie oft Sie mit Ja geantwortet haben, und lesen Sie die Auswertung.

0–1 Ja

Nach größeren Anstrengungen (z. B. ungewohnter Überkopfarbeit) kann eine Schulter schon mal wehtun, und auch zeitlich begrenzte Bewegungseinschränkungen sind dann keine Seltenheit. Ursache kann z. B. Muskelkater sein. Halten die Symptome jedoch über einen längeren Zeitraum an, werden sie vielleicht sogar schlimmer, kann dies auch andere Ursachen haben. Gehen Sie daher zum Arzt, wenn Ihre Beschwerden nicht abklingen oder sich verstärken.

2–3 Ja

Bei Ihnen kann unter Umständen eine Funktionseinschränkung des Schultergelenks vorliegen. Diese ist womöglich nur vorübergehend, doch suchen Sie zur Abklärung Ihrer Beschwerden besser den Arzt auf. Nur er kann genau sagen, ob Muskelverspannungen an den Symptomen schuld sind oder eine rheumatische Erkrankung oder – seltener im Bereich der Schulter – eine Arthrose vorliegt.

4–9 Ja

Sie scheinen schon länger stärkere Schulterbeschwerden zu haben. Sollten Sie bislang noch nicht beim Arzt gewesen sein, holen Sie das jetzt nach. Je eher eine Behandlung erfolgt, umso schneller sind Sie wieder fit.

DAS ELLBOGENGELENK
Gelenk aus drei Bausteinen

Das Ellbogengelenk besitzt drei knöcherne Anteile: den Oberarmknochen sowie die zwei Unterarmknochen Elle und Speiche. Durch das Zusammenspiel dieser drei Elemente können wir den Unterarm strecken, beugen und drehen.

Die drei Gelenke des Ellbogens

Das Ellbogengelenk setzt sich eigentlich aus drei Gelenken zusammen:

- **Oberarm-Ellengelenk:** Dieses Scharniergelenk besteht aus der Rolle des Oberarmknochens und dem sich darin einfügenden Anteil der Elle. Es lässt nur die Beugung und Streckung zu.
- **Oberarm-Speichengelenk:** Das Kugelgelenk ist in seiner Beweglichkeit eingeschränkt, da die Speiche durch Bindegewebe fest mit der Elle verbunden ist.
- **Ellen-Speichengelenk:** Mithilfe dieses Radgelenks können wir beispielsweise den Unterarm drehen.

Alle drei Elemente sind von einer gemeinsamen Gelenkkapsel umhüllt. Bewegt wird das Gelenk durch die Muskeln des Oberarms und auch durch die des Unterarms. Verschiedene Bänder halten dabei das Gelenk in Position.

Probleme mit dem Ellbogengelenk

Ein Verschleiß des Ellbogengelenks tritt eher selten auf, denn im Normalfall wird das Gelenk weniger stark belastet – es sei denn, es ist durch Stürze oder andere Unfälle vorbelastet oder aber man übt eine Sportart aus, bei der das Gelenk stark belastet wird (z. B. Gewichtheben).

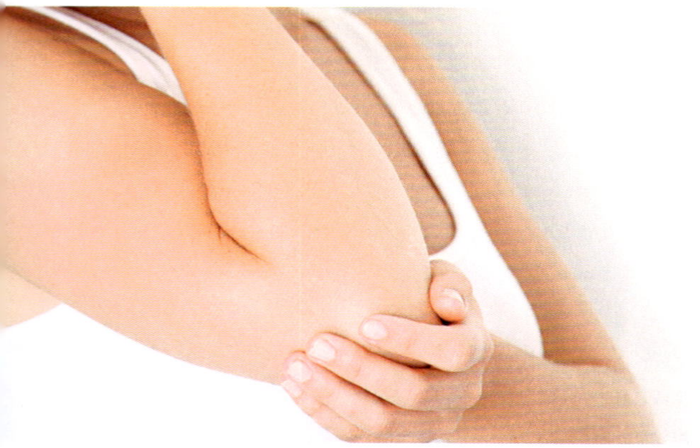

Hinter Schmerzen im Ellbogengelenk steckt häufig eine Überbeanspruchung der Sehnen.

Von einer rheumatoiden Arthritis ist das Ellbogengelenk dagegen häufiger betroffen. Die Probleme fallen oft nicht sofort ins Auge, da Hand- und Schultergelenk Probleme mit dem Ellbogengelenk noch eine Weile kompensieren können.

Nicht selten sind in diesem Bereich jedoch Probleme mit den Sehnen. Der Grund: Am Ellbogen entspringen die Sehnen von Muskeln, die an Hand- und Fingerbewegungen beteiligt sind. Kommt es nun zu einer Überbeanspruchung der Sehnen, können diese verschleißen und zu heftigen Schmerzen führen.

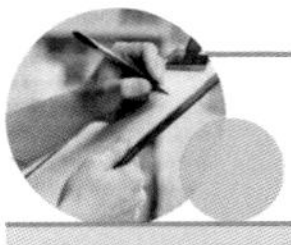

TEST: WIE GUT FUNKTIONIERT IHR ELLBOGENGELENK?

	Ja	Nein
1. Können Sie Ihren Arm problemlos ganz ausstrecken?	☐	☐
2. Schaffen Sie es, Ihren Unterarm weit an den Oberarm heranzuziehen?	☐	☐
3. Haben Sie Schmerzen beim Beugen oder Strecken des Armes?	☐	☐
4. Schmerzt Ihr Ellbogen bei Berührungen?	☐	☐
5. Verstärken sich Schmerzen im Ellbogen, wenn Sie Ihre Hand zur Faust ballen?	☐	☐
6. Verspüren Sie im Unterarmbereich Schmerzen?	☐	☐
7. Ist Ihr Ellbogengelenk besonders warm und gerötet?	☐	☐
8. Ist Ihr Ellbogengelenk in seiner Beweglichkeit eingeschränkt, sodass Sie Ihren Arm nicht mehr richtig strecken und beugen können?	☐	☐
9. Haben Sie vor allem morgens Probleme damit, dass Ihr Ellbogengelenk steif ist?	☐	☐
10. Bessert sich das Steifheitsgefühl im Lauf des Tages?	☐	☐
11. Haben Sie hin und wieder Fieber, ohne dass Sie sagen könnten, warum?	☐	☐

TESTAUSWERTUNG:

Zählen Sie bitte Ihre Punkte zusammen, und lesen Sie anschließend die Auswertung.

Frage 1: Ja = 0 Punkte, Nein = 1 Punkt
Frage 2: Ja = 0 Punkte, Nein = 1 Punkt
Frage 3: Ja = 1 Punkt, Nein = 0 Punkte
Frage 4: Ja = 1 Punkt, Nein = 0 Punkte
Frage 5: Ja = 1 Punkt, Nein = 0 Punkte
Frage 6: Ja = 1 Punkt, Nein = 0 Punkte
Frage 7: Ja = 1 Punkt, Nein = 0 Punkte
Frage 8: Ja = 1 Punkt, Nein = 0 Punkte
Frage 9: Ja = 1 Punkt, Nein = 0 Punkte
Frage 10: Ja = 1 Punkt, Nein = 2 Punkte
Frage 11: Ja = 1 Punkt, Nein = 0 Punkte

0–2 Punkte

Wenn Sie hin und wieder Schmerzen im Ellbogen verspüren, kann es sein, dass Sie Ihren Arm überanstrengt haben. Sollten die Schmerzen jedoch anhalten, gehen Sie zum Arzt.

3–5 Punkte

Ihr Ellbogengelenk scheint Ihnen häufiger Beschwerden zu bereiten. Suchen Sie einen Arzt auf, und lassen Sie die Ursache abklären.

6–11 Punkte

Je mehr Punkte Sie haben, umso wahrscheinlich ist es, dass Ihr Ellbogengelenk oder die mit dem Gelenk in Verbindung stehenden Gewebe von Verschleiß oder einer anderen Erkrankung betroffen sind. Warten Sie nicht länger! Gehen Sie rasch zum Arzt.

HAND- UND FINGERGELENKE
Beweglichkeit durch zahlreiche Gelenke

Wenn wir vom Handgelenk sprechen, meinen wir in aller Regel die Gelenke zwischen Unterarm und Handwurzel. Doch die Hand besitzt noch eine Vielzahl weiterer Gelenke.

Das Handgelenk

Das Handgelenk besteht eigentlich aus zwei Gelenken. Das dem Körper näher gelegene Gelenk (proximale Handwurzelgelenk) ist die Verbindung zwischen dem als Speiche bezeichneten Knochen des Unterarms und dreier Handwurzelknochen. Das proximale Handwurzelgelenk ermöglicht sowohl Beugung und Streckung der Hand als auch Bewegungen zu den Seiten. Als distales Handwurzelgelenk wird dagegen das Gelenk bezeichnet, das sich zwischen den Handwurzelknochen befindet, die näher am Körper liegen, und denen, die vom Körper weiter entfernt sind. Der Gelenkspalt zwischen diesen Knochen hat in etwa die Form des Buchstabens S. Das distale Handwurzelgelenk besteht aus mehreren Gelenken, die jedoch als Einheit zusammenwirken. Es ist kaum beweglich, weil es durch Bänder eng zusammengehalten wird.

Die Fingergelenke

Die Fingergelenke werden in die sogenannten Fingergrundgelenke sowie in die Fingermittel- und Fingerendgelenke unterteilt. Die Fingergrundgelenke sind Gelenke, die die Finger mit der Hand verbinden. Die Fingermittel- und -endgelenke sind Scharniergelenke und ermöglichen eine Beugung nach vorn. Während Zeige-, Mittel-, Ring- und kleiner Finger jeweils über ein Mittel- und Endgelenk verfügen, hat der Daumen neben dem Fingergrundgelenk nur ein Fingerendgelenk. Alle Fingergrundgelenke sind Kugelgelenke. Mit ihrer Hilfe lassen sich die Finger nicht nur beugen, sondern auch drehen. Das Daumengrundgelenk unterscheidet sich dabei als Einziges von den anderen Fingergrundgelenken: Es ist ein Scharniergelenk. Da sich in den Händen so viele Gelenke auf engstem Raum befinden, ist ein Verschleiß der Fingergelenke vergleichsweise häufig.

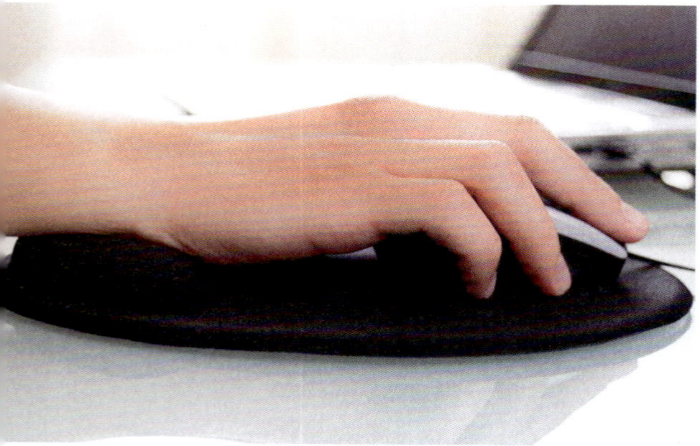

Unsere Fingergelenke und das Handgelenk sind sehr beweglich und werden täglich stark beansprucht.

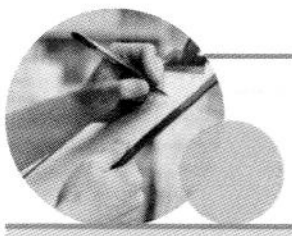

TEST: WIE FIT SIND IHRE HAND- UND FINGERGELENKE?

	Ja	Nein
1. Haben Sie in letzter Zeit Schwellungen an beiden Händen festgestellt, die sich zwar weich anfühlen, aber trotzdem recht dick sind?	☐	☐
2. Dauern die Schwellungen bereits über einen längeren Zeitraum (etwa fünf Wochen) an?	☐	☐
3. Fühlen sich die Finger heiß an?	☐	☐
4. Hatten Sie in letzter Zeit häufiger einmal Fieber oder fühlten sich unwohl?	☐	☐
5. Schmerzen die Fingergelenke, wenn Sie auf sie drücken?	☐	☐
6. Sind Ihre Finger morgens nach dem Aufstehen steif?	☐	☐
7. Hält dieses Steifheitsgefühl länger als 30 Minuten lang an?	☐	☐
8. Können Sie die Finger zur Faust ballen?	☐	☐
9. Haben sich Ihre Fingermittel- oder -endgelenke verdickt?	☐	☐
10. Schmerzen Ihre Fingergelenke, wenn Sie sie bewegen?	☐	☐
11. Spüren Sie in den Fingergelenken, dass das Wetter sich ändert?	☐	☐
12. Sind Ihre Fingergelenke gerötet?	☐	☐
13. Haben Sie Schmerzen im Ballen des Daumens?	☐	☐
14. Schmerzen Ihre Handgelenke bei Bewegungen?	☐	☐

TESTAUSWERTUNG:

Zählen Sie bitte Ihre Punkte zusammen, und lesen Sie anschließend die Auswertung.
Geben Sie sich bei Frage 1 bis 7 für jedes Ja einen Punkt, für jedes Nein 0 Punkte;
für Frage 8 gibt es bei einem Ja 0 Punkte, bei einem Nein 1 Punkt;
bei Frage 9 bis 14 gibt es wieder für jedes Ja 1 Punkt, für jedes Nein 0 Punkte.

0–3 Punkte

Hand- und Fingergelenke können leicht überanstrengt werden. Überlegen Sie, ob Sie beispielsweise in den letzten Tagen häufig die gleichen Bewegungen hintereinander gemacht haben. Halten die Symptome jedoch an oder sind sehr schmerzhaft, gehen Sie bitte zum Arzt.

4–7 Punkte

Möglicherweise leiden Sie unter einer rheumatischen Erkrankung. Doch auch eine Überbeanspruchung der Gelenke kann Grund der Schmerzen sein. Wenden Sie sich am besten an einen Arzt.

8–14 Punkte

Vieles weist darauf hin, dass bei Ihnen eine Arthrose, eine Arthritis oder eine andere Erkrankung der Hand- oder Fingergelenke vorliegen könnte. Allerdings sollte ein Arzt die endgültige Diagnose stellen.

DAS HÜFTGELENK
Zweitgrößtes Gelenk des Menschen

Das menschliche Hüftgelenk ist neben dem Knie den größten Belastungen ausgesetzt. Kein Wunder, schließlich lastet im Gehen und Stehen ein großer Teil des Körpergewichts auf ihm, gleichzeitig wirken Bänder und Muskeln mit ihrer Zugkraft auf das Gelenk ein, und beim Laufen kommen noch Beschleunigungskräfte als belastender Faktor hinzu.

Aus den oben genannten Gründen ist das Hüftgelenk häufig von Verschleiß betroffen. Doch auch Übergewicht und angeborene Fehlstellungen tragen oft ihren Teil zu einer Hüftgelenkarthrose bei. Neben der Arthrose gibt es jedoch noch weitere Erkrankungen, die das Hüftgelenk schädigen können, z. B. Morbus Bechterew oder die rheumatoide Arthritis.

Wie sieht das Hüftgelenk aus?

Das Hüftgelenk besteht aus zwei knöchernen Teilen: dem Kopf des Oberschenkelknochens und der Gelenkpfanne. Die Knochenpartner stehen in einem sehr engen Kontakt zueinander. Damit auch an den Kontaktflächen eine schmerzfreie und ungestörte Beweglichkeit des Hüftgelenks stattfinden kann, sind sie mit einer sehr glatten, bläulich weißlichen Knorpelschicht überzogen.

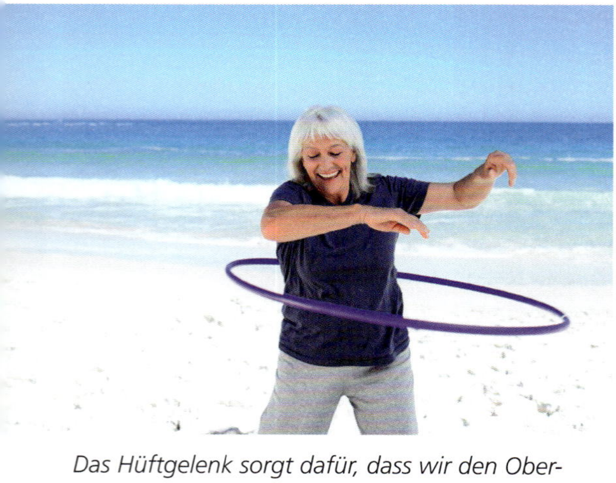

Das Hüftgelenk sorgt dafür, dass wir den Oberschenkel beugen, strecken oder drehen können.

Der Kopf des Oberschenkelknochens sieht aus wie eine Kugel, die nur im Bereich des Knochens abgeflacht ist, der die Gelenkpfanne des Beckens berührt. Der Grund: Auf diese Weise übertragen sich die Kräfte, die auf den Oberschenkelknochenkopf einwirken, nicht nur auf einen Punkt, sondern auf eine größere Fläche. Das Gelenk ist dadurch viel stabiler, und die Belastung verteilt sich besser. Die Gelenkpfanne besteht dagegen aus den drei Beckenknochen Darmbein, Schambein und Sitzbein.

Umfasst wird das Hüftgelenk von einer Gelenkkapsel. Darin befindet sich eine Flüssigkeit, die das Gelenk schmiert und den Gelenkknorpel mit Nährstoffen versorgt. Starke Bänder stabilisieren das Gelenk, während Muskeln und Sehnen zusätzlich für seine Beweglichkeit sorgen.

TEST: IST IHR HÜFTGELENK IN ORDNUNG?

	Ja	Nein
1. Haben Sie Schmerzen im Bereich der Hüfte, wenn Sie sich nach längerem Sitzen, Liegen oder Ausruhen wieder bewegen wollen?	☐	☐
2. Haben Sie häufiger Schmerzen im Leistenbereich?	☐	☐
3. Strahlen die Schmerzen von der Leiste in den Oberschenkel und bis ins Knie aus?	☐	☐
4. Nehmen Sie bei längerem Stehen Schonhaltungen ein, weil Ihnen Ihre Hüfte wehtut?	☐	☐
5. Ziehen Sie Ihr Bein nach, wenn Sie längere Zeit gehen?	☐	☐
6. Schmerzt Ihre Hüfte, wenn Sie sie länger belastet haben, z. B. längere Zeit gegangen sind?	☐	☐
7. Schmerzt Ihre Hüfte beim Treppensteigen, besonders beim Hinuntergehen?	☐	☐
8. Schmerzt Ihre Hüfte auch im Ruhezustand?	☐	☐
9. Fallen Ihnen nach dem Aufstehen Bewegungen aus der Hüfte schwer, fühlen Sie sich steif? Verliert sich das Gefühl jedoch, je länger Sie auf sind?	☐	☐

TESTAUSWERTUNG:

Zählen Sie nun, wie oft Sie mit Ja geantwortet haben, und lesen Sie die Auswertung.

0–3 Ja

Natürlich kann es sein, dass Sie unter einer beginnenden Hüftgelenkarthrose oder arthritischen Veränderungen des Hüftgelenks leiden, doch wahrscheinlicher ist es, dass Sie Ihr Hüftgelenk überlastet haben. Halten die Beschwerden oder Schmerzen über eine längere Zeit an oder sind sie sehr stark, gehen Sie bitte zum Arzt. Die Beschwerden können beispielsweise auch durch einen Leistenbruch hervorgerufen werden, und dieser sollte so schnell wie möglich ärztlich behandelt werden.

4–6 Ja

Je öfter Sie mit Ja geantwortet haben, umso wahrscheinlicher ist es, dass Ihr Hüftgelenk gesundheitlich angegriffen ist. Was die Ursache ist und welche Behandlung Ihnen hilft, kann aber nur ein Arzt beurteilen.

Mehr als 6 Ja

Haben Sie mehr als sechsmal mit Ja geantwortet, scheinen Sie schon länger unter Hüftbeschwerden zu leiden. Falls Sie damit noch nicht beim Arzt waren, suchen Sie ihn bitte so bald wie möglich auf. Denn nur er ist in der Lage, die Ursachen für Ihre Beschwerden zu ermitteln.

DAS KNIEGELENK
Größtes Gelenk des Menschen

Das Kniegelenk setzt sich aus zwei Gelenken zusammen: dem Gelenk zwischen Oberschenkelknochen und Schienbein sowie dem Gelenk zwischen Oberschenkelknochen und der Kniescheibe. Tag für Tag ist dieses Gelenk einer starken Belastung ausgesetzt, denn es muss beim Gehen, Stehen und Laufen unser gesamtes Körpergewicht tragen.

Wie sieht das Kniegelenk aus?

Das Gelenk zwischen Oberschenkel- und Schienbeinknochen wird auch als Kniekehlgelenk bezeichnet. Der Oberschenkelknochen hat an seinem unteren Ende und der Schienbeinknochen an seinem oberen Ende jeweils zwei knochige Fortsätze, die Knorren. Die Schienbeinknorren sind mit Knorpel überzogen, wobei die Knorpelfläche in der Mitte durch eine Erhöhung in zwei Teile unterteilt ist. Diese Fläche bildet das Schienbeinplateau, auf das die Oberschenkelknorren auftreffen. Zwischen den beiden Oberschenkelknorren liegt zudem eine Vertiefung. Ganz exakt greifen Oberschenkel- und Schienbeinknorren nicht ineinander, weshalb die Ungleichheiten an beiden Seiten des Gelenks durch Knorpelscheiben (Menisken) ausgeglichen werden. Doch diese Scheiben haben noch eine weitere Aufgabe: Die Auflagefläche zwischen Oberschenkel und Schienbein wird auf diese Weise vergrößert, um die Belastung besser verteilen zu können. Das Kniekehlgelenk übernimmt die Beugung und Streckung des Unterschenkels, darüber hinaus ermöglicht es eine begrenzte Drehung nach außen und innen.

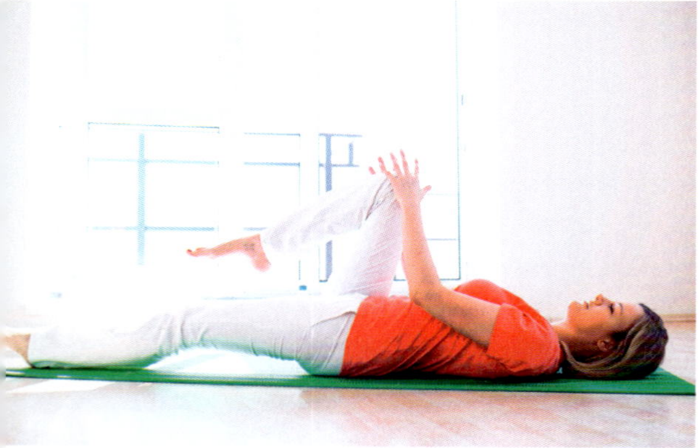

Mithilfe des Kniekehlgelenks können wir den Unterschenkel beugen und strecken.

Über das Kniescheibengelenk werden die Kräfte des Oberschenkelmuskels auf das Kniekehlengelenk umgelenkt. Es liegt zwischen Oberschenkelknochen und Kniescheibe. Der Oberschenkelmuskel endet am Knie in einer Sehne, in der die knöcherne Kniescheibe integriert ist. Die Kniescheibe ist mit dem Oberschenkelknochen über ihre Rückseite verbunden. Auf der Vorderseite des Oberschenkelknochens ist außerdem eine Rinne vorhanden, in der die Rückseite der Kniescheibe greift und so die Bewegung der Kniescheibe begrenzt.

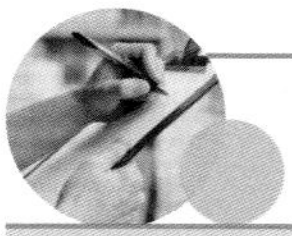

TEST: IST IHR KNIE INTAKT?

	Ja	Nein
1. Ist Ihr Knie bzw. sind Ihre Knie morgens steif?	☐	☐
2. Bessert sich die Beweglichkeit im Lauf des Vormittags?	☐	☐
3. Sind die Knie oder ist ein Knie geschwollen?	☐	☐
4. Haben Sie im Ruhezustand Schmerzen in den Knien?	☐	☐
5. Schmerzen Ihre Knie auch nachts?	☐	☐
6. Ist Ihre Körpertemperatur erhöht?	☐	☐
7. Schwitzen Sie nachts besonders stark?	☐	☐
8. Sind Sie häufig müde?	☐	☐
9. Schmerzen Ihre Knie bei Bewegungen?	☐	☐
10. Lässt der Schmerz im Laufe der Bewegung erst nach und verstärkt sich schließlich wieder, wenn Sie Ihre Knie über eine längere Zeit belasten?	☐	☐
11. Üben Sie einen Beruf aus, bei dem Ihre Knie stärker als normal belastet werden (z. B. Fliesenleger, Maurer)?	☐	☐
12. Schmerzen Ihre Knie beim Treppensteigen besonders?	☐	☐
13. Sind Sie übergewichtig?	☐	☐
14. Schmerzen Ihre Knie verstärkt, wenn Sie etwas Schweres (z. B. Einkäufe) tragen?	☐	☐
15. Geben Ihre Knie Geräusche von sich, knirschen sie?	☐	☐
16. Ist eines Ihrer oder sind beide Knie in der Beweglichkeit eingeschränkt?	☐	☐

TESTAUSWERTUNG:

Zählen Sie nun, wie oft Sie mit Ja geantwortet haben, und lesen Sie die Auswertung.

0–4 Ja

Nach einer stärkeren Belastung wie Sport oder einer längeren Wanderung können Knieschmerzen durchaus auftreten. Ist eines Ihrer Knie jedoch in seiner Beweglichkeit eingeschränkt, halten die Schmerzen an oder sind sie besonders stark, gehen Sie bitte zum Arzt.

5–8 Ja

Es ist nicht unwahrscheinlich, dass bei Ihnen eine Erkrankung des Kniegelenks vorliegt. Sie sollten auf alle Fälle zum Arzt gehen, um Ihre Beschwerden abklären zu lassen.

9–16 Ja

Bei Ihnen deutet vieles darauf hin, dass Ihr Kniegelenk durch eine Erkrankung oder auch durch einen Unfall geschädigt sein könnte. Gehen Sie bitte zum Arzt, ehe Sie in Ihrer Beweglichkeit eingeschränkt sind.

DAS FUSSGELENK
Verbindungsgelenk zum Fuß

Neben dem oberen und unteren Sprunggelenk gibt es im Fuß noch zahlreiche weitere Gelenke: So findet man Gelenke zwischen der Fußwurzel und den Mittelfußknochen, zwischen den Mittelfußknochen und den Grundgliedern der Zehen sowie zwischen den einzelnen Gliedern der Zehen.

Das Sprunggelenk

Das Fuß- oder Sprunggelenk setzt sich aus zwei Gelenken zusammen: dem oberen und unteren Sprunggelenk. Das obere Sprunggelenk ist für die Beugung und Streckung des Fußes verantwortlich, das untere dagegen für Seitwärtsbewegungen. Das obere Sprunggelenk ist ein Scharniergelenk. Es besteht aus den Gelenkflächen von Schien- und Wadenbein sowie des Sprungbeins. Auf diese Weise bilden die Abschnitte von Schien- und Wadenbein die Gelenkpfanne, während die Sprungbeinrolle als Gelenkkopf fungiert. Das untere Sprunggelenk besteht ebenfalls aus zwei Gelenken, dem vorderen unteren und dem hinteren unteren Sprunggelenk. Das vordere untere Sprunggelenk setzt sich aus drei Knochen zusammen, das hintere untere Sprunggelenk aus zwei Knochen. Stabilisiert wird das Sprunggelenk durch Bänder.

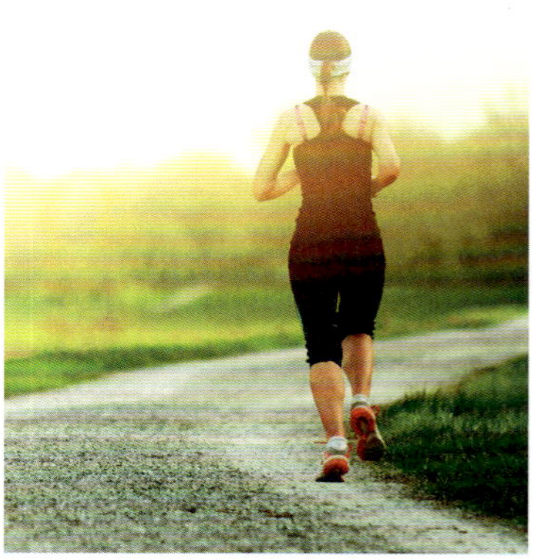

Schmerzen im Sprunggelenk sind eine typische Sportverletzung.

Zu Problemen mit dem Sprunggelenk kommt es beispielsweise, wenn wir mit dem Fuß umknicken. Doch auch eine Arthrose des Sprunggelenks ist nicht selten.

Weitere Gelenke im Fußbereich

Das restliche Fußskelett verfügt über eine Vielzahl von Gelenken. Einige davon sind nahezu unbeweglich, andere tragen u. a. dazu bei, dass wir den Fuß abrollen können, wiederum andere sorgen für die Beweglichkeit der Zehen. So besitzen alle Zehen drei Glieder und damit auch drei Gelenke, nur der große Zeh besitzt lediglich zwei Glieder bzw. Gelenke. Alle Zehengelenke sind Scharniergelenke, deren Beweglichkeit durch Bänder begrenzt wird. Auch in diesem Bereich kann es häufig zum Verschleiß kommen.

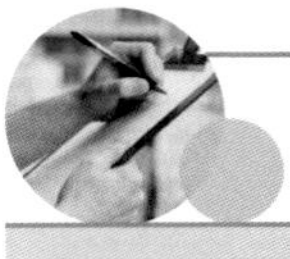

TEST: WIE FIT SIND IHRE SPRUNG- UND FUSSGELENKE?

	Ja	Nein
1. Haben Sie Schmerzen beim Bewegen Ihres Fußes?	☐	☐
2. Fällt Ihnen längeres Gehen schwer, weil ein Fuß dann zu schmerzen beginnt?	☐	☐
3. Haben Sie Schmerzen im Sprunggelenk, nachdem Sie Sport getrieben haben?	☐	☐
4. Bereiten Ihnen die ersten Schritte Probleme, nachdem Sie sich längere Zeit ausgeruht haben?	☐	☐
5. Verschwinden die Schmerzen erst nach einer „Anlaufphase" wieder?	☐	☐
6. Haben Sie beim Treppensteigen Schmerzen im Fuß?	☐	☐
7. Können Sie auf unbefestigten Wegen schlecht gehen?	☐	☐
8. Ist Ihr Sprunggelenk geschwollen?	☐	☐
9. Ist Ihr Fuß häufiger geschwollen?	☐	☐
10. Schmerzt Ihr Fuß nicht nur bei Belastung, sondern auch im Ruhezustand?	☐	☐
11. Hat sich Ihr Fuß versteift?	☐	☐
12. Sind Ihre Zehengelenke gerötet?	☐	☐
13. Schwellen Ihre Zehen an den Gelenken an?	☐	☐
14. Fühlen sich Ihre Zehen und Ihr Fuß morgens steif an? Legt sich das Gefühl der Steifheit nach einer Weile?	☐	☐

TESTAUSWERTUNG:

Zählen Sie nun, wie oft Sie mit Ja geantwortet haben, und lesen Sie die Auswertung.

0–3 Ja

Probleme mit den Fußgelenken können viele Ursachen haben. Überlegen Sie, ob Sie in letzter Zeit mit dem Fuß umgeknickt oder falsch aufgetreten sind. Vielleicht liegen die Ursachen für Ihre Probleme darin? Falls Ihre Beschwerden sehr stark sein sollten, ist ein Besuch beim Arzt sinnvoll.

4–8 Ja

Sie scheinen Probleme mit Ihren Füßen zu haben. Lassen Sie Ihren Arzt einen Blick auf Ihre Füße werfen. Und gönnen Sie sich ruhig einmal eine medizinische Fußpflege. Das ist nämlich kein Luxus, sondern durchaus sinnvoll, um eingewachsene Fußnägel und schmerzhafte Entzündungen richtig behandeln zu können.

Mehr als 8 Ja

Ihre Beschwerden scheinen schon recht massiv zu sein, daher sollten Sie einen Arztbesuch nicht länger aufschieben.

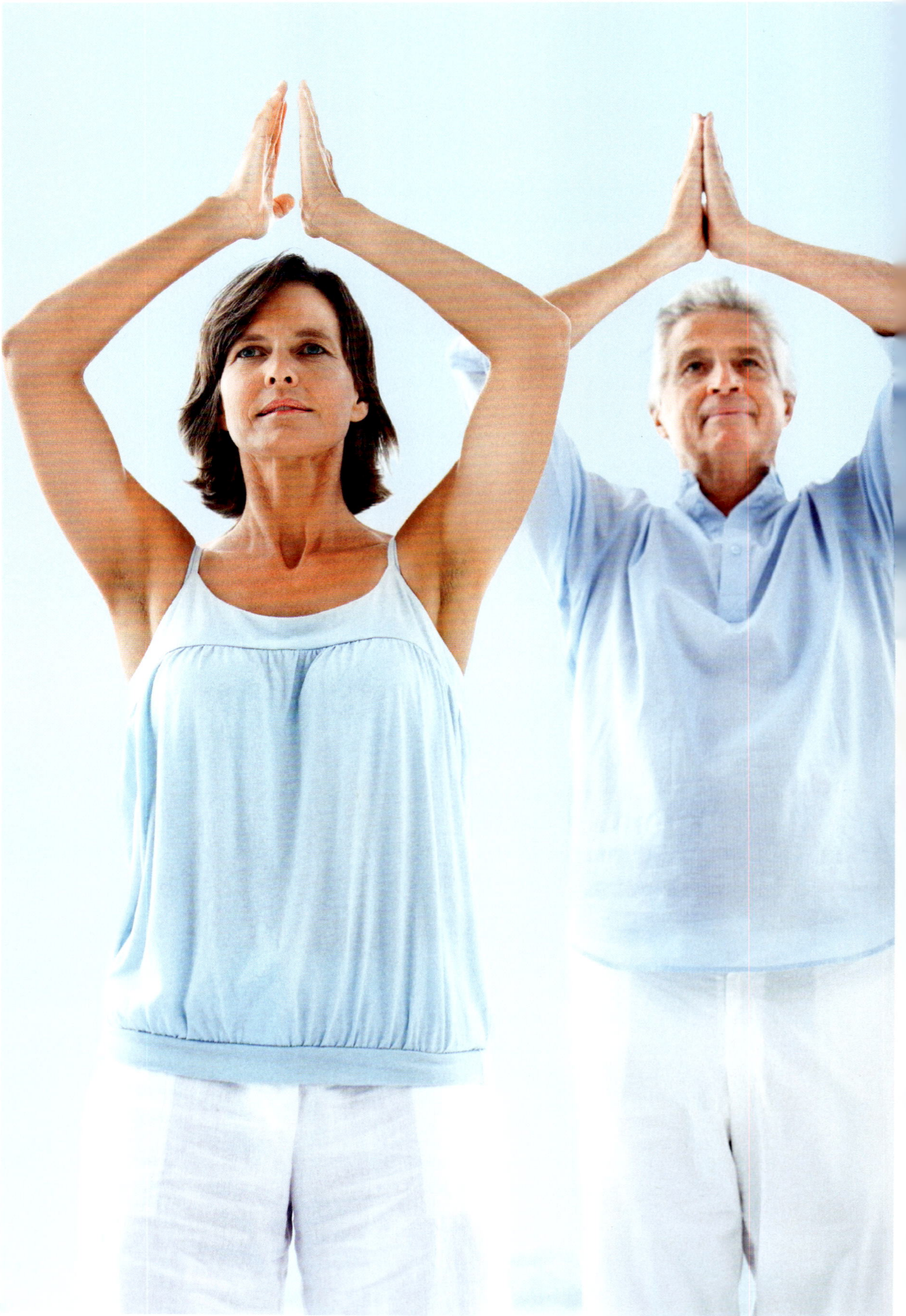

TRAINIEREN SIE IHRE GELENKE

Unabhängig vom Alter, ist körperliche Fitness der Schlüssel zur Vorbeugung gegen viele Beschwerden des Bewegungsapparats: Sport baut Knochen auf, stärkt die Muskeln und fördert die Beweglichkeit der Gelenke. Schon wenige Minuten pro Tag reichen aus, um messbare Verbesserungen zu erzielen. Bewegung steigert auch das seelische und geistige Wohlbefinden. Einfache Verhaltensweisen im Alltag und leicht erlernbare Übungen oder Sportarten sorgen für Gesundheit und Lebensfreude.

BEWEGUNG ALS LEBENSELIXIER

Welche Bewegungsart eignet sich für mich?

Regelmäßige sportliche Betätigung ist wichtig für Menschen jeden Alters. Sie kommt dem Körper in vielerlei Hinsicht zugute; sie stärkt einerseits die Muskeln, baut aber auch den Knochen auf und erhält ihn, schützt die Gelenke und verbessert ganz allgemein Körperhaltung, Beweglichkeit und Durchhaltevermögen. Sport ist von grundlegender Bedeutung, damit Körper und Geist ein Leben lang gesund und munter bleiben.

Regelmäßiges Training erhält und verbessert Wohlergehen, Kraft und Ausdauer. Die einzelnen Aktivitäten wirken sich allerdings verschieden auf den Organismus aus: Manche Sportarten steigern eher Kraft und Beweglichkeit, andere trainieren verstärkt Herz und Kreislauf. Die meisten körperlichen Tätigkeiten kombinieren beides in unterschiedlichem Ausmaß. Dennoch lohnt es sich, zu wissen, was die jeweilige Sportart für den Körper bedeutet.

Kräftigende Übungen

Bewegungen, die den Körper stärker als gewöhnlich belasten, etwa Krafttraining oder langsame, anhaltende Yoga-Übungen, zwingen Knochen und Muskeln, sich dieser Herausforderung anzupassen, indem sie kräftiger werden. Ohne diese Stimulation verlieren die Knochen an Dichte, und die Muskeln werden schwächer, wodurch schließlich bereits alltägliche Betätigungen zunehmend schwerfallen und das Knochenbruchrisiko steigt.

Kräftige Muskeln schützen auch die Gelenke. Eine gleichmäßig ausgeformte Muskulatur und stabile Gelenke sind die Schlüsselfaktoren für eine gute Körperhaltung.

Aktivitäten für Beweglichkeit und Elastizität

Die Gelenke gestatten eine Vielzahl unterschiedlichster Bewegungen. Damit das gesamte Bewegungsspektrum erhalten bleibt, braucht man jedoch geschmeidige und elastische Muskeln. Eine gut ausgeformte Muskulatur trägt zudem zu einer richtigen Körperhaltung bei.

Leider erfordern viele unserer Betätigungen im Alltag nur einen sehr beschränkten Bewegungsumfang sowie eine sitzende oder vornüber gebeugte Haltung. Dadurch verkürzen sich bestimmte Muskeln und ziehen den Körper aus dem Lot. Mithilfe von Dehnungsübungen, Yoga- und Pilates-Übungen entfalten die Gelenke wieder ihren gesamten Spielraum an Flexibilität. Körperhaltung und Elastizität verbessern sich, das Verletzungsrisiko sinkt.

Aktivitäten für Herz und Kreislauf

Alle Sportarten, die das Herz schneller schlagen lassen, steigern die Leistungsfähigkeit von Herz und Lunge, sodass diese die Muskeln besser mit Blut versorgen können. Man atmet tiefer und nimmt dadurch mehr Sauerstoff in die Lunge auf; das Herz pumpt schneller und befördert mehr Sauerstoff durch den Organismus, was mehr Energie verschafft. Sauerstoff und Nährstoffe erreichen die Muskeln effizienter, und schädliche Abfallstoffe werden rascher abtransportiert.

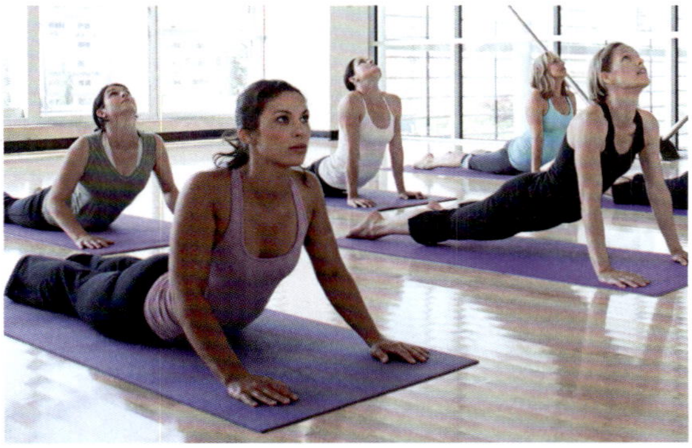

Die Arm- und Rückenmuskulatur kommen im Büroalltag zu kurz und sollten regelmäßig trainiert werden.

Je mehr Sie trainieren, desto fitter werden Sie. Eine verbesserte Durchblutung steigert die Blutversorgung der Knochen und hält diese gesund, Knochenmasse wird aufgebaut. Aktivitäten, die das Herz-Kreislauf-System fordern und stärken, wie Joggen, strammes Gehen oder Aerobic, verbrennen außerdem Körperfett, unterstützen Sie somit bei der Gewichtsreduzierung und sorgen für eine Entlastung der Gelenke.

Weitere Pluspunkte

Mäßige sportliche Betätigung stärkt die Widerstandskraft des Körpers gegen bakterielle Infektionen, Viren und sogar manche Formen von Krebs. Die Funktion des Immunsystems ist abhängig von der wirksamen Zirkulation von Lymphflüssigkeit; diese Flüssigkeit hilft bei der Beseitigung von Abfallstoffen und befördert weiße Blutzellen zu Infektionsherden. Da das Lymphgefäßsystem nicht über eine eigene Pumpe verfügt, die die Flüssigkeit durch den Körper treibt, ist es auf die Hilfe von Muskelaktivität angewiesen, um sie aus allen Bereichen des Körpers zurückzutransportieren.

Sport kommt aber nicht nur dem Körper zugute; auch für das geistige und seelische Wohl wirkt er wahre Wunder. Er hilft beim Stressabbau, indem er für die Entspannung verspannter Muskeln sorgt und körpereigene stimmungsaufhellende chemische Stoffe wie Endorphine und Serotonin freisetzt. Das bedeutet auch, dass Sport zur Linderung besonders von chronischen Schmerzen beitragen kann.

DAS RÄT DER EXPERTE

Regelmäßiges Training

- erhöht die Knochendichte
- stärkt die Muskeln
- schützt die Gelenke
- fördert die Funktion von Herz, Lunge und Kreislauf
- lindert Stress
- hilft beim Abnehmen
- senkt den Cholesterinspiegel

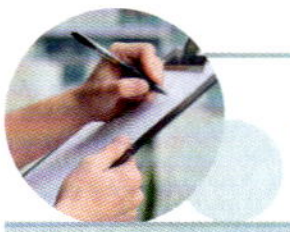

WAS IST DER RICHTIGE SPORT FÜR SIE?

Sportart	Gelenke	Beweglichkeit
Training für Herz und Kreislauf	Bewirkt eine bessere Durchblutung der Gelenke	Trägt zur Verbesserung der Beweglichkeit bei
Übungen für die Beweglichkeit	Steigert die Beweglichkeit und verringert Steifheit und Schmerz	Steigert die Beweglichkeit und lindert Schmerzen
Krafttraining	Kräftigt Sehnen und Bänder	Verbessert die Flexibilität der Muskeln und Gelenke**
Aerobic	Kräftigt Sehnen und Bänder	Verbessert die Flexibilität von Muskeln und Gelenken
Joggen	Kräftigt Sehnen und Bänder im Unterkörper*	
Schwimmen	Steigert die Beweglichkeit und bewirkt eine bessere Durchblutung der Gelenke	Verbessert die Beweglichkeit der Gelenke
Tanzen	Bewirkt eine bessere Durchblutung der Gelenke	Kann zur Verbesserung der Beweglichkeit beitragen
Walking	Steigert die Beweglichkeit in Hüfte, Knie und Knöchel	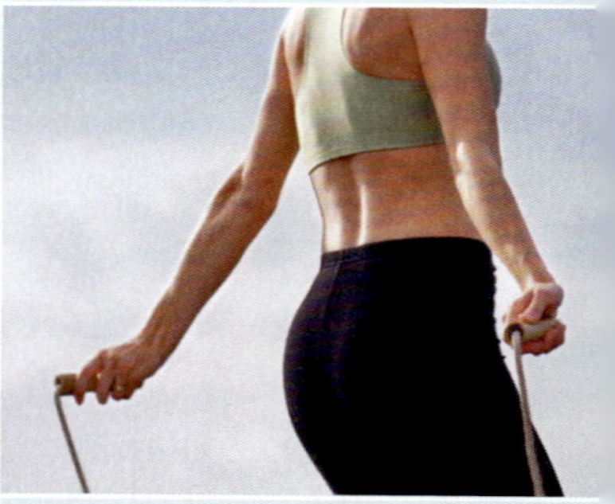
Seilspringen	Kräftigt Sehnen und Bänder im Unterkörper*	
Golf		
Yoga	Steigert die Beweglichkeit und lindert Steifheit und Schmerz	Steigert die allgemeine Beweglichkeit
Pilates	Steigert die Beweglichkeit und lindert Steifheit und Schmerz	Steigert die allgemeine Beweglichkeit

ACHTUNG * Kann, wenn exzessiv betrieben, zu Schäden an Knie und Hüfte führen. ** Kann, wenn exzessiv

Herz und Kreislauf	Stress	Gewichtsabnahme
Erhöht die Lungenkapazität, kräftigt das Herz, steigert die Durchblutung	Setzt Endorphine frei und reduziert Stress	Unterstützt die Gewichtsabnahme durch Kalorienverbrennung
	Reduziert Stress durch Abbau von Muskelspannung	
Erhöht die Lungenkapazität, verbessert die Durchblutung	Setzt Endorphine frei und reduziert Stress	Unterstützt die Gewichtsabnahme durch Kalorienverbrennung
Erhöht die Lungenkapazität, kräftigt das Herz, steigert die Durchblutung	Setzt Endorphine frei und reduziert Stress	Unterstützt die Gewichtsabnahme durch Kalorienverbrennung
Erhöht die Lungenkapazität, kräftigt das Herz, steigert die Durchblutung	Setzt Endorphine frei und reduziert Stress	Unterstützt die Gewichtsabnahme durch Kalorienverbrennung
Erhöht die Lungenkapazität, kräftigt das Herz, steigert die Durchblutung	Trägt zur Reduzierung von Stress bei	Unterstützt die Gewichtsabnahme durch Kalorienverbrennung
Wirkt leicht auf Herz- und Lungenkapazität, trägt zur Verbesserung der Durchblutung bei	Entspannt und trägt zur Reduzierung von Stress bei	Trägt zur Verbrennung von Kalorien bei
Wirkt leicht auf Herz- und Lungenkapazität, trägt zur Verbesserung der Durchblutung bei	Entspannt und trägt zur Reduzierung von Stress bei	Trägt zur Verbrennung von Kalorien bei
Erhöht die Lungenkapazität, kräftigt das Herz, steigert die Durchblutung	Setzt Endorphine frei und reduziert Stress	Unterstützt die Gewichtsabnahme durch Kalorienverbrennung
Trägt zur Verbesserung der Durchblutung bei	Entspannt und trägt zur Reduzierung von Stress bei	Kann zur Verbrennung von Kalorien beitragen
Gewisser Nutzen für Herz und Kreislauf	Entspannt und trägt zur Reduzierung von Stress bei	Eingeschränkte Wirkung (außer Ashtanga- und Vinyasa-Yoga)
	Entspannt und trägt zur Reduzierung von Stress bei	Eingeschränkte Wirkung

sch ausgeführt, die Beweglichkeit einschränken.

EIN ZIEL VOR AUGEN
Bauen Sie Sport in Ihren Alltag ein

Ein gesunder, aktiver Lebensstil ist gar nicht so schwer zu erreichen – es gilt einfach nur, ein wenig Bewegung in den Alltag einzufügen. Ob in einer Gruppe oder allein, wichtig ist, dass Sie eine Aktivität finden, die zu Ihnen passt, die Sie anregt und die Ihnen Spaß macht.

Wenn Sie momentan ein eher inaktives Leben führen, sollten Sie mit ein wenig täglicher Bewegung anfangen und sich als Ziel 1–2 Stunden Ausdaueraktivität pro Woche setzen. Sobald Ihre Fitness steigt, wird es Ihnen leichter fallen, öfter zu trainieren. Starten Sie jedes neue Trainingsprogramm langsam; das erhält die Motivation und beugt zudem Verletzungen vor.

Machen Sie einen Anfang!

Gemeinsamer Sport mit anderen Menschen ist eine großartige Möglichkeit, neue Freundschaften zu knüpfen und motiviert zu bleiben. Viele Fitnessclubs, Sportvereine und andere Organisationen bieten regelmäßige Kurse an. In der Lokalzeitung, im Internet und in den Programmheften der Vereine und Volkshochschulen finden Sie Informationen darüber.

Wenn Sie eine weniger organisierte Form der Aktivität vorziehen, werden Sie am Walking Freude finden, am Joggen oder Schwimmen. Ein Spaziergang in flottem Tempo ist eine ideale, gelenkschonende Betätigung für Anfänger und ältere Menschen; Schwimmen sorgt für Fitness ohne Gelenkbelastung. Auch durch viele kleine Veränderungen Ihrer Alltagsgewohnheiten können Sie den Knochen und Muskeln Gutes tun. Legen Sie kurze Strecken zu Fuß oder mit dem Fahrrad statt mit dem Auto zurück, und nehmen Sie sich täglich 15 Minuten Zeit für ein paar Dehnungsübungen. Einige allgemeine Punkte sollten Sie aber immer im Hinterkopf behalten:

- Suchen Sie sich Aktivitäten, die Spaß machen, und wechseln Sie sie ab.
- Peilen Sie lieber ein moderates, aber regelmäßiges Sportprogramm an als kurze, intensive „Trainingsanfälle“.
- Beziehen Sie eine Form von Ausdauertraining sowie Krafttraining und Übungen für die Beweglichkeit ein.
- Schätzen Sie Ihre aktuelle körperliche Fitness realistisch ein, und verlangen Sie sich nicht zu viel ab.
- Pausieren Sie zwischen anstrengenden Sporteinheiten 1 oder 2 Tage, um dem Körper Zeit für die Erholung zu geben.
- Erschöpfung und Reizbarkeit sind Anzeichen möglicher Überanstrengung.

- Finden Sie die Tageszeit heraus, die Ihnen am besten passt, und halten Sie sich jeden Tag eine bestimmte Zeitspanne frei. Wenn Sie ein Morgenmensch sind, versuchen Sie morgens etwas Zeit zu reservieren; wenn Sie abends mehr Energie haben, planen Sie ein abendliches Fitnessprogramm ein.

Trainieren Sie nach Ihrer Fasson

Für welche Sportart Sie sich entscheiden, hängt von den Zielen ab, die Sie sich gesetzt haben. Wichtig ist jedoch auch, dass sie Ihren Neigungen und Interessen entspricht sowie Ihrem Alter und der Zeit, die dafür zur Verfügung steht. Auch wenn Sie wissen, wie gut Ihnen etwas tun würde, werden Sie dennoch viele Ausflüchte finden, wenn es für Sie nur eine lästige Pflicht darstellt. Von Yoga bis Tanzen werden Sie sicher etwas finden, das Ihnen wirklich gefällt.

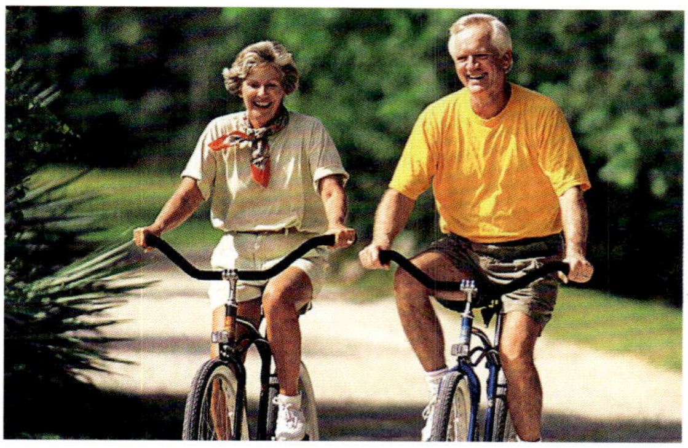

Fahrradfahren ist ein sehr gelenkschonender Sport, der auch für Ältere leicht auszuüben ist.

Sicheres Trainieren

Wenn Sie außer Form sind oder bereits gesundheitliche Probleme haben, sollten Sie Ihren Arzt konsultieren, bevor Sie ein Sportprogramm in Angriff nehmen. Und denken Sie daran: Exzessives Trainieren, falsche Technik oder zu viel Gewichtsverlust können dem Skelett schaden und Verletzungen verursachen. Daher sollten Sie Folgendes beherzigen:

- *Wärmen Sie sich vor dem Training auf* Indem Sie den Körper auf den Sport vorbereiten, beugen Sie Muskelverletzungen vor. Dehnen ist ganz besonders morgens wichtig.
- *Kühlen Sie sich nach dem Sport ab*
- *Beenden Sie das Training nicht abrupt,* sondern halten Sie die Muskeln mit ein paar Dehnungsübungen elastisch.
- *Respektieren Sie Ihre Grenzen* Steigern Sie langsam die Trainingseinheiten, teilen Sie sich Ihre Kräfte ein, und hören Sie auf Ihren Körper; Schmerzen sind ein Warnsignal, das Sie nicht ignorieren sollten.
- *Vermeiden Sie plötzliche Drehbewegungen* Eine abrupte Wendung oder Drehung des Rückens belastet die Wirbelsäule übermäßig, besonders wenn Sie wenig trainiert sind oder eine Erkrankung wie Osteoporose haben.
- *Trinken Sie viel* Wasser ist wichtig für die Aufrechterhaltung der Kerntemperatur und zur Vorbeugung von Erschöpfung und Muskelkrämpfen. Je nach Trainingsstand lieber nach dem Sport viel als währenddessen wenig trinken.
- *Tragen Sie stützende Schuhe* Gepolsterte, elastische Sohlen helfen, Stöße abzudämpfen, und verhindern Gelenkverletzungen. Wenn Sie Senkfüße haben, sollten Sie einen Bewegungskontroll-Schuh oder Stabilschuh wählen.

GANZ WICHTIG:
Aufwärmen

Das Aufwärmen vor dem Sport bereitet Ihren Körper auf die folgende Belastung vor. Umgekehrt bringt die Abkühlphase Herzschlag und Atmung wieder auf Normalniveau zurück. Außerdem sollten Sie sich nach dem Sport dehnen, um Muskelverkürzungen entgegenzuwirken und Muskelkater zu verringern.

1. Seitenschritt

Stellen Sie beide Füße nebeneinander. Verlagern Sie Ihr Gewicht auf die linke Seite, und machen Sie dabei mit dem linken Fuß einen Schritt nach links. Lassen Sie den rechten Fuß nachfolgen, sodass Sie wieder mit geschlossenen Füßen dastehen. Wiederholen Sie diese Bewegung zur rechten Seite hin. Verfahren Sie so 1–2 Minuten lang.

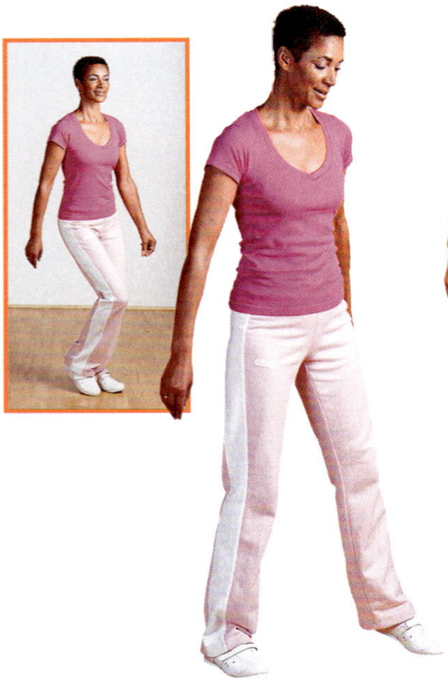

2. Knöchelkreisen

Heben Sie Ihren rechten Fuß, und tippen Sie mit den Zehen auf dem Boden auf. Lassen Sie nun mit den Zehen als Angelpunkt den Knöchel 10-mal im Uhrzeigersinn und 10-mal gegen den Uhrzeigersinn kreisen. Wiederholen Sie die Übung mit dem linken Fuß.

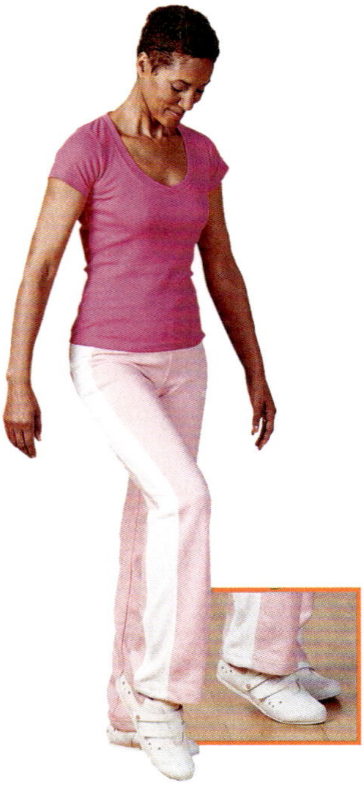

3. Kniekreisen

Stellen Sie sich mit geschlossenen Beinen hin, und legen Sie die Hände knapp oberhalb des Knies auf die Oberschenkel. Beugen Sie die Knie leicht, und lassen Sie beide Knie langsam zuerst 10-mal in die eine Richtung, dann 10-mal in die andere kreisen.

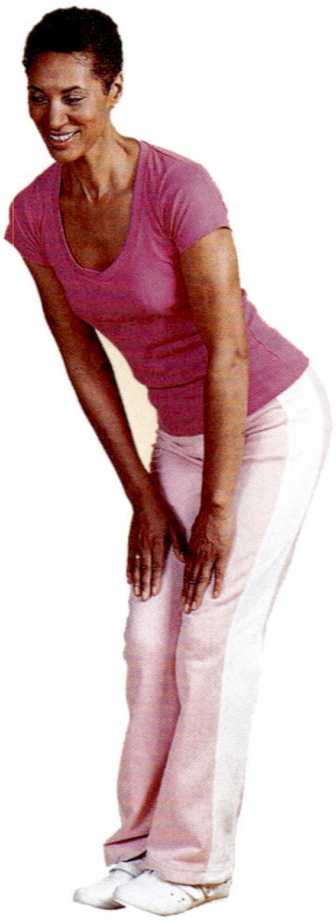

4. Beckenkreisen

Legen Sie die Hände auf das Becken. Lassen Sie dieses bei leicht gebeugten Knien 10-mal rechts- und 10-mal linksherum kreisen. Stellen Sie sich vor, dass Sie langsam einen großen Hula-Hoop-Reifen um das Becken rotieren lassen.

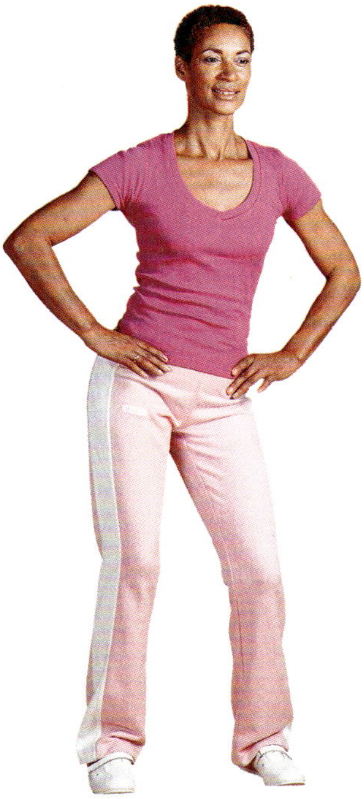

5. Arme heben und den Oberkörper drehen

Stellen Sie beide Füße nebeneinander, die Arme hängen vor dem Körper herunter, die Finger sind miteinander verschränkt. Atmen Sie ein, heben Sie langsam die Arme über den Kopf, und drehen Sie dabei die Handflächen zur Decke. Drehen Sie den Oberkörper aus der Taille heraus nach links. Füße bleiben am Boden. Nach 3–4 normalen Atemzügen drehen Sie nach rechts.

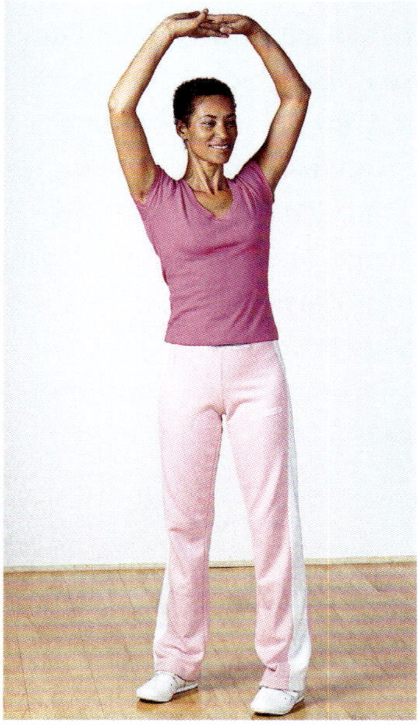

6. Ausschütteln

Schütteln Sie behutsam die Hände aus, Handgelenke und Finger sind ganz locker, die Atmung ist normal. Gehen Sie nach etwa 20-mal Schütteln zu den Armen über. Halten Sie Hände, Ellbogen und Schultern entspannt, und schütteln Sie beide Arme 20-mal. Lassen Sie dann den ganzen Körper 20-mal auf und nieder wippen, wobei die Glieder locker bleiben.

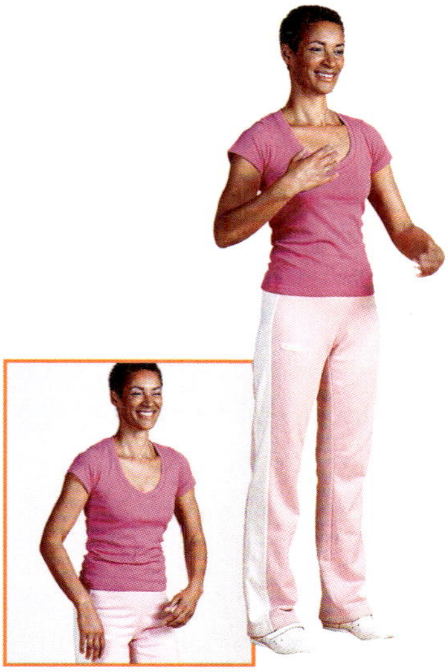

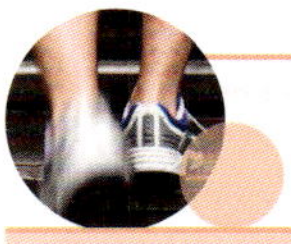

TIPPS FÜR DAS AUFWÄRMEN

Für die hier vorgestellten Übungen werden Sie nicht mehr als 5 Minuten benötigen. Wenn Sie nur wenig Zeit haben und auch keine übermäßig anstrengende Aktivität planen, können Sie sich einfach ein paar Übungen heraussuchen – allerdings sollten mindestens 1–2 Minuten Seitenschritte darunter sein oder eine andere aerobe Aktivität, die Temperatur und Herzfrequenz ansteigen lässt.

NICHT VERGESSEN:
Dehnungsübung zu Beginn

Dehnen senkt das Verletzungsrisiko und hilft gegen Steifheit, steigert Gelenkigkeit und Beweglichkeit. Sie können die Dehnungsübungen gleich an das Aufwärmprogramm anschließen. Und Sie sollten Ihr Training nach dem Abkühlen immer mit dem Dehnen beenden.

1. Waden

Machen Sie mit dem rechten Bein einen Schritt nach vorn, stellen Sie den linken Fuß auf die Zehenspitzen, gehen Sie in die Knie, und legen Sie beide Hände stützend auf den rechten Oberschenkel. Drücken Sie die linke Ferse zum Boden, bis Sie ein leichtes Dehnungsgefühl in der linken Wade spüren. Halten Sie diese Position 15–20 Sekunden, und wiederholen Sie die Übung dann mit dem anderen Bein.

2. Oberschenkelrückseite

Machen Sie mit dem rechten Fuß einen kleinen Schritt nach vorn. Beugen Sie das linke Knie, und legen Sie beide Hände als Stütze auf den linken Oberschenkel. Beugen Sie sich langsam und mit geradem Rücken nach vorn, bis Sie eine leichte Dehnung an der Rückseite des rechten Beins oder Knies spüren. Halten Sie diese Position 15–20 Sekunden; ebenso mit dem anderen Bein.

3. Oberschenkelvorderseite

Halten Sie sich mit der rechten Hand an einer Stuhllehne fest. Den linken Unterschenkel nach hinten beugen und an den Knöcheln fassen. Das Knie langsam nach hinten führen, bis Sie eine leichte Dehnung an der Vorderseite des Oberschenkels fühlen. Halten Sie diese Position 15–20 Sekunden; ebenso mit dem anderen Bein.

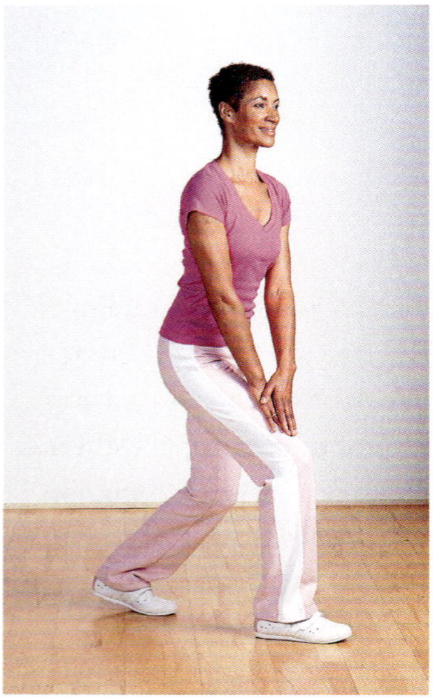

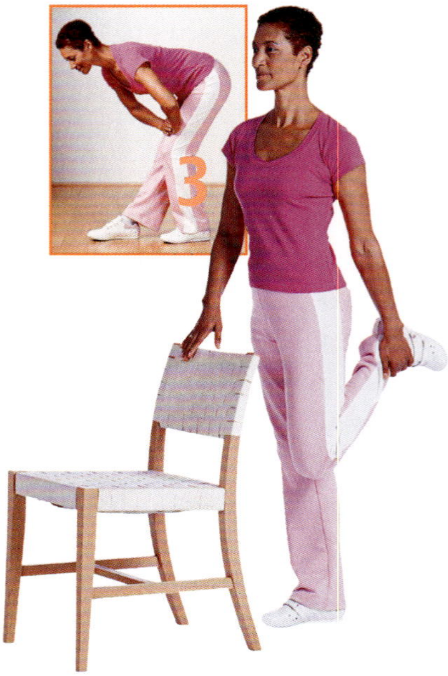

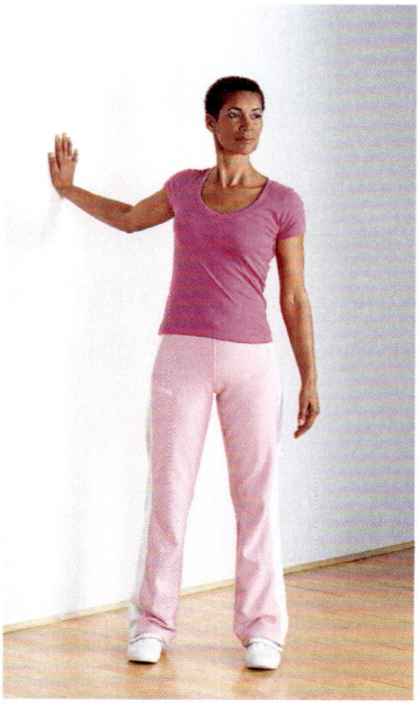

4. Brustmuskeln

Stellen Sie sich neben eine Wand. Legen Sie etwa auf Schulterhöhe die rechte Hand flach gegen die Wand, der Arm ist leicht gebeugt. Drehen Sie ganz sanft und ohne Druck den Körper nach links, bis Sie eine Dehnung in der Brust spüren, 15–20 Sekunden halten; danach mit dem linken Arm.

5. Schultern

Kreuzen Sie den linken Arm auf Schulterhöhe vor dem Körper, und legen Sie die rechte Hand knapp hinter den Ellbogen. Ziehen Sie mit der Hand den Arm sanft weiter nach rechts, bis Sie eine leichte Dehnung hinten an der Schulter spüren. 15–20 Sekunden halten, die Arme kurz entspannen, mit dem anderen Arm wiederholen.

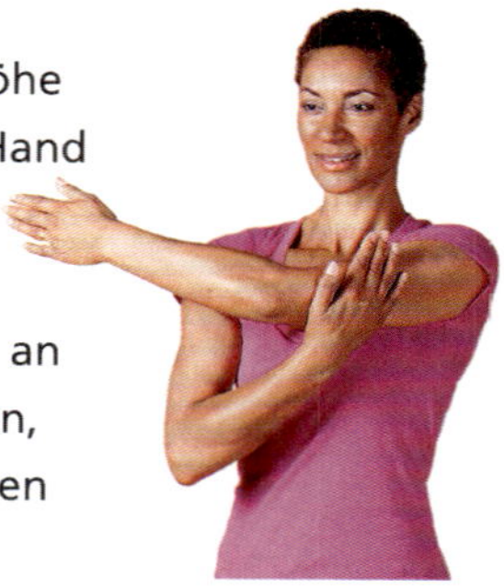

UND NACH DEM SPORT:
Abkühlen

Nach dem Sport sollten Sie 5–10 Minuten lang Übungen zum Abkühlen durchführen. Abkühlen hilft, Herzfrequenz, Temperatur und Atmung allmählich zu ihrem Normalniveau zurückzuführen und Abfallstoffe aus den Muskeln zu entsorgen.

1. Gehen

Gehen Sie ein paar Minuten lang in raschem Tempo, bevor Sie allmählich in ein normales Tempo wechseln. Gehen Sie mit dieser Geschwindigkeit weiter, bis sich Ihre Atmung reguliert hat. Bei Platzmangel können Sie auch einfach auf der Stelle treten.

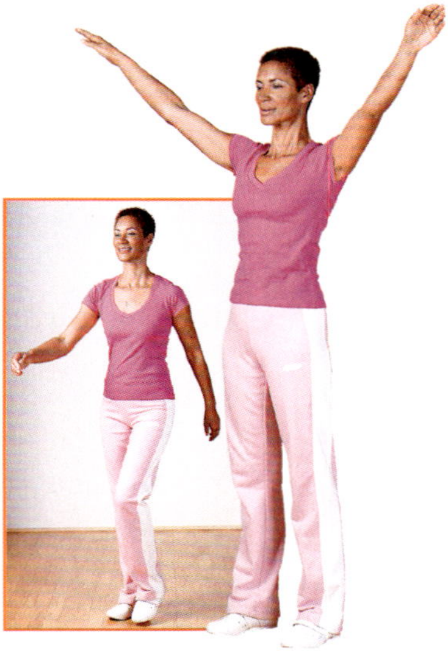

2. Atmen

Stehen Sie mit den Füßen in bequemem Abstand, heben Sie die Arme zur Seite hoch und über den Kopf, während Sie tief einatmen. Beim Ausatmen die Arme an den Seiten hinunterführen. Über 5 volle Atemzüge wiederholen.

IM WASSER GELENKE SCHONEN
Schwimmen

Wassersportarten wie Schwimmen und Aqua-Aerobic steigern Muskelausdauer und -kraft und bringen Herz und Kreislauf in Schwung. Weiteres Plus: Da das Wasser Sie trägt und stützt, ist das Risiko von Knochen-, Muskel- oder Gelenkverletzungen extrem gering.

Schwimmen ist ideal für Menschen jeglichen Alters und fast jeglicher körperlichen Verfassung. Im Unterschied zu den meisten Landsportarten bewegen Sie sich beim Schwimmen sowohl mithilfe der Beine als auch der Arme fort, weshalb die Schultern besonders effektiv gekräftigt werden.

Die Vorteile von Wasser

Wasser stützt Ihr Körpergewicht während des Schwimmens und verringert die Erschütterungen und Stöße, die viele Sportarten an Land mit sich bringen. Deswegen eignen sich Wassersportarten besonders gut für Sie, wenn Sie an Arthritis oder Arthrose, an Nacken- und Rückenproblemen leiden, wenn Sie fettleibig oder schwanger sind. Warmes Wasser beruhigt und wärmt die Muskeln während des Schwimmens, die Gelenke können sich freier bewegen, und Sie riskieren weniger Schmerzen und Muskelkater. Allerdings ist es wichtig, dass Sie mit der richtigen Technik schwimmen, um nicht zu verspannen.

Wasser und Knochendichte

Werden Knochen nicht belastet, verringert sich auf Dauer die Knochendichte – Osteoporose ist die Folge. Obwohl Wassersportarten sich sehr positiv auf die Muskeln und Gelenke auswirken, belasten sie die Knochen nicht ausreichend und liefern auch zu geringen Aufprall, als dass sich die Knochendichte dadurch signifikant verbessern würde. Es lohnt sich deshalb, den Wassersport durch Krafttraining im wöchentlichen Fitnessprogramm zu ergänzen.

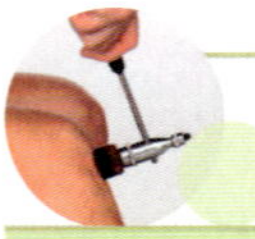

DAS RÄT DER EXPERTE

Schwimmen
- stärkt Herz, Lunge und Durchblutung
- hilft beim Abnehmen
- kräftigt die Muskeln
- verbessert den Bewegungsradius in Schultern und Knien
- schont die Knochen und Gelenke

Der richtige Einstieg

In den meisten öffentlichen Schwimmbädern oder Schwimmbecken in Fitnessclubs finden Anfängerkurse statt. Fortgeschrittene wird vielleicht der soziale

Aspekt eines Schwimmvereins oder eines Kurses ansprechen. In Bädern oder Sportgeschäften ist auch Schwimmzubehör erhältlich.

Wenn Sie nicht fit oder aus der Übung sind, sollten Sie zunächst nur eine Beckenlänge schwimmen und danach eine halbe Minute pausieren. Verringern Sie allmählich über die folgenden Wochen die Intervalle, bis Sie länger durchhalten und es schaffen, in unterschiedlichen Schwimmstilen 20–40 Minuten ohne Unterbrechung zu schwimmen.

So machen Sie's richtig ... Brustschwimmen

Dieser Schwimmstil liefert Ihnen ein gutes Ganzkörper-Training und verbessert die Gelenkmobilität. Da die Betonung auf der Beinarbeit liegt, wird vor allem der Unterkörper geformt.

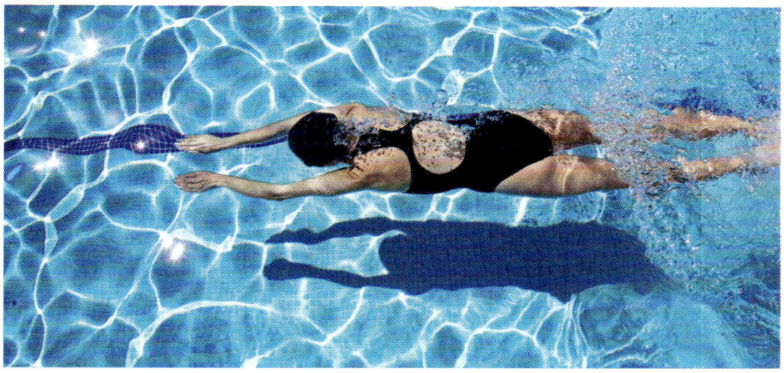

1. Atmen Sie aus, während Sie sich in die Vorwärtsgleitposition mit ausgestreckten Armen und Beinen begeben; das Gesicht ist unter Wasser, die Augen blicken zum Boden.

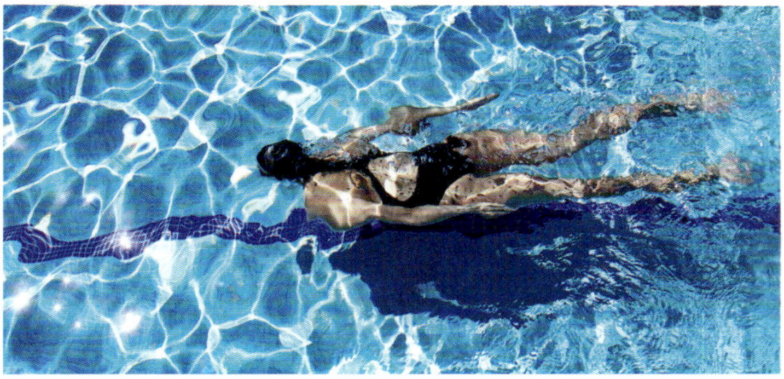

2. Ziehen Sie die Arme in einer Schaufelbewegung in Richtung Brust und etwas darüber hinaus, drehen Sie die Beine auswärts, und ziehen Sie die Fersen zum Gesäß hin. Neigen Sie behutsam den Kopf aus dem Wasser, und atmen Sie ein.

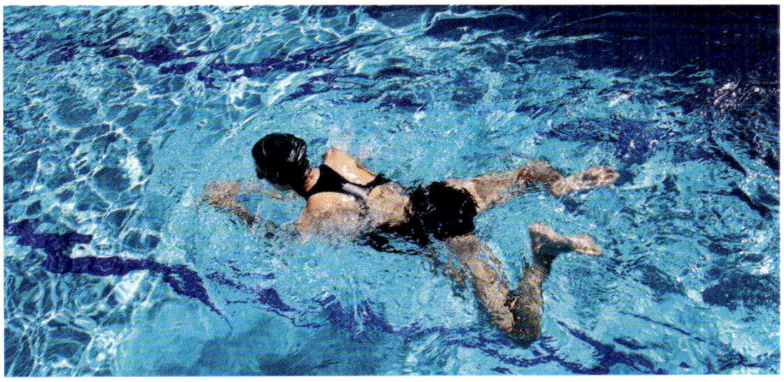

3. Senken Sie den Kopf ins Wasser, und atmen Sie gleichmäßig aus. Stoßen Sie die Beine nach hinten weg, spüren Sie dabei den Wasserdruck gegen die Fußsohlen. Strecken Sie Arme und Beine wieder in die stromlinienförmige Gleitposition.

SPORT MIT SOZIALER KOMPONENTE
Tanzen

Der Schlüssel für jedes erfolgreiche Sportprogramm liegt darin, eine Aktivität zu finden, die Ihnen Spaß und es leicht macht, am Ball zu bleiben; viele Menschen finden am Tanzen Gefallen, weil es sich überhaupt nicht wie Sport anfühlt. Es bringt alle gesundheitlichen Vorteile anderer Sportarten mit sich, ist aber darüber hinaus eine Möglichkeit, sich zu vergnügen und Bekanntschaften zu machen.

Was bringt es Ihnen?

Tanzen bietet ein aerobes Fitnesstraining für Herz und Lunge, mit dem Sie ebenso viele Kalorien verbrennen wie mit Walking oder Radfahren. Für viele Menschen, die sich nur schwerlich für Step-Aerobic oder Gymnastik begeistern können, ist das Tanzen eine wesentlich verlockendere Option. Es existieren Hunderte Tanzformen aus allen Teilen der Erde. Sie betonen verschiedene Bewegungsarten, und jeder Stil kommt dem Körper auf seine ganz eigene Weise zugute.

- Die Taps, Drehungen und Seitwärtsbewegungen in Tänzen wie Jive und Salsa sind förderlich für die Beweglichkeit der Muskeln und Gelenke. Bauchtanz kräftigt besonders die Rücken- sowie Beckenbodenmuskulatur, die von herausragender Bedeutung für die Körperstabilität sind.
- Geführte, anmutige Bewegungen wie im Standardtanz oder im Ballett fördern Koordination, Gleichgewicht und Haltung – wichtige Eigenschaften in späteren Lebensjahren, um Stürze und Knochenbrüche zu vermeiden.
- Reihentänze bieten ein sanftes Herz-Kreislauf-Training mit ähnlichem gesundheitlichem Nutzen wie Step-Aerobic.

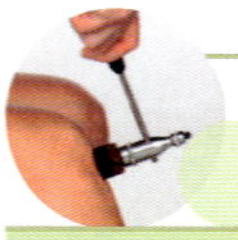

DAS RÄT DER EXPERTE

Tanzen
- stärkt Herz, Lunge und Durchblutung
- hilft beim Abnehmen
- fördert die Muskelkraft im Unterkörper
- verbessert die Knochendichte im Unterkörper
- verbessert Gleichgewicht und Koordination

Für wen ist es geeignet?

Tanzen kann jeder, ungeachtet seines Alters. Reihentänze zeichnen sich meistens durch recht einfache Schrittfolgen aus, die für Anfänger leicht zu erlernen sind; die Beherrschung mancher Gesellschaftstänze dagegen kann Jahre erfordern. Das bedeutet keineswegs, dass Sie in übermäßig guter körperlicher Verfassung sein müssen, die Herausforderung am Anfang liegt vor allem in der Körperstellung und der richtigen Körperhaltung.

Zum Ausprobieren … Modern Jive

Diese Mischung aus Jive und Salsa ist leicht zu erlernen. Tanzkurse in Modern Jive werden vielerorts angeboten. Die gezeigten Schritte stammen von einer Figur namens „Körbchen“.

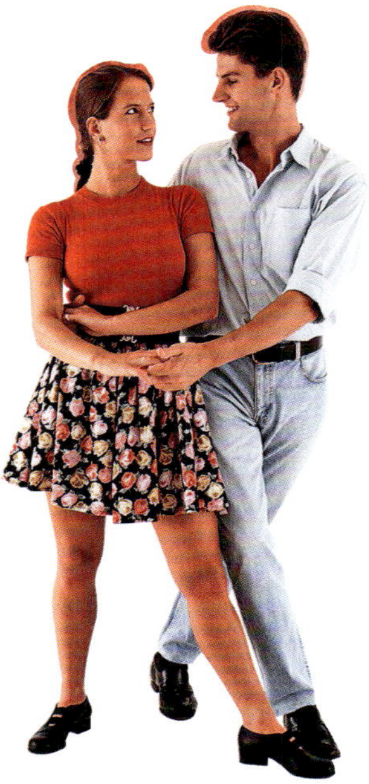

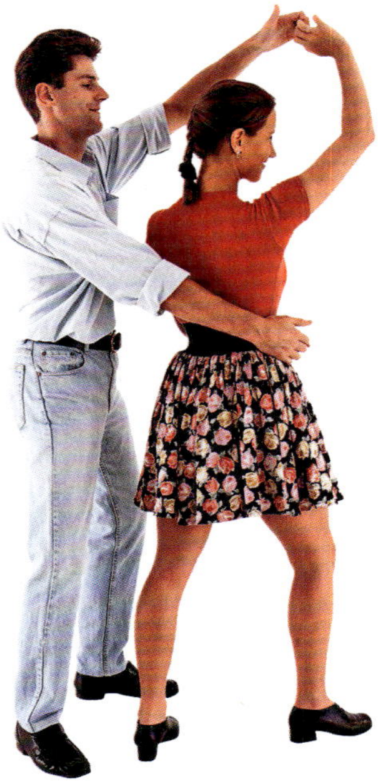

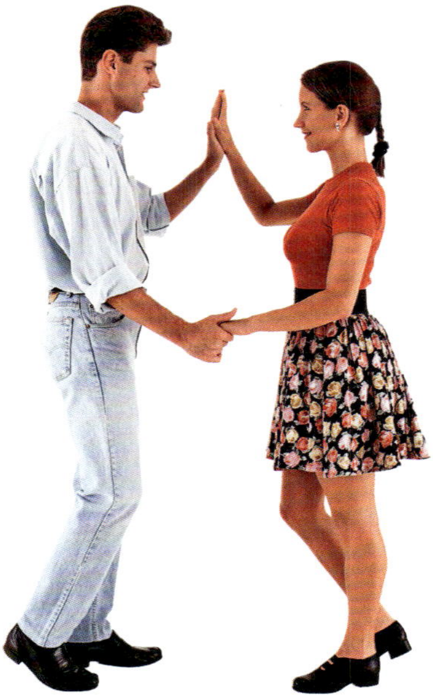

1. Auf den ersten Taktschlag dreht der Herr die Dame in einem Halbkreis an seine rechte Seite, seine linke Hand hält ihre rechte Hand auf Taillenhöhe.

2. Auf den nächsten Schlag hebt der Herr die linke Hand und führt die Dame in einer Vierteldrehung darunter hindurch, während sie einen Schritt nach vorn macht.

3. Auf den dritten Schlag setzt die Dame die Drehung fort, löst die linke Hand, tritt einen Schritt zurück, um wieder ihrem Partner gegenüberzustehen, und ergreift dann seine rechte Hand mit ihrer linken.

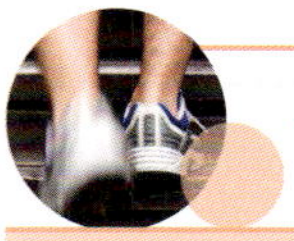

TANZEN BRINGT AUCH DEN GEIST AUF TRAB

Einem Bericht im *New England Journal of Medicine* aus dem Jahr 2003 zufolge tut Tanzen nicht nur dem Körper gut, sondern auch dem Geist.
Bei einem Vergleich von elf Aktivitäten konnte es als einzige Tätigkeit mit einer signifikanten Abnahme beim Auftreten von Demenzerkrankungen, z. B. Alzheimer, in Verbindung gebracht werden. Von den sportlichen Aspekten abgesehen, mag das auch daran liegen, dass komplexe Schrittfolgen erlernt werden müssen. Auch der positive soziale Einfluss kann hierfür eine Rolle spielen.

SANFTE TRENDSPORTART
Walking

Walking eignet sich hervorragend zur Steigerung der Fitness und des allgemeinen Wohlbefindens. Es ist gesundheitlich unbedenklich, schont Knochen und Gelenke und kann von fast jedem betrieben werden. Trotzdem bringt es ähnliche Vorteile wie viele anstrengendere Sportarten. Zudem lässt es sich leicht in den Alltag einbauen.

Und so geht es

Organisationen wie die Deutsche Herzstiftung raten zu fast täglichem 30-minütigem Gehen in raschem Tempo – aber auch schon zehn Minuten täglich steigern Ihre Fitness. Wählen Sie ein Tempo, bei dem Sie sich unterhalten können, ohne außer Atem zu kommen. Ein verbreiteter Fehler bei schnellem Gehen ist, den Fuß zu weit nach vorn zu setzen. Das kann zu Knöchel- und Knieverletzungen führen und Schmerzen entlang der Schienbeinmuskeln verursachen. Machen Sie deshalb kleinere und dafür raschere Schritte. Konzentrieren Sie sich bei jedem Schritt auf das Abstoßen mit dem hinteren Bein und Fuß, um Energie beim Gehen zu entwickeln.

Noch einen Schritt weiter

Wenn Sie bereits ein begeisterter Walker sind, können Sie sich nach und nach an längere Strecken wagen oder in unebeneres Gelände. Um Ihre Muskeln stärker zu trainieren, müssen Sie nicht unbedingt schneller gehen, denn auch beim Bergaufgehen oder beim Walking auf weichem Untergrund, wie beispielsweise Sand, werden die Muskeln mehr gefordert.

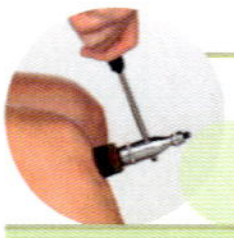

DAS RÄT DER EXPERTE

Walking

- stärkt Herz, Lunge und Durchblutung
- verbessert die Knochendichte im Unterkörper
- trägt zur Gewichtsreduzierung bei
- verbessert den Muskeltonus im Unterkörper

Nordic Walking

Bei dieser in Skandinavien entwickelten Sportart verwendet man zusätzlich zwei Wanderstöcke. Bei jedem Schritt mit dem linken Fuß bewegen Sie den rechten Stock nach vorn und umgekehrt. Durch den Einsatz der Stöcke können Sie das Tempo erhöhen und verbrennen mehr Kalorien. Infolge des Armschwingens und der Rumpfbewegungen wird zudem der Oberkörper stärker einbezogen. Die Stöcke entlasten Knie und Hüftgelenk.

So machen Sie's richtig ... Laufbandtraining

Wind und Wetter und eine verkehrsreiche Umgebung sind Faktoren, die gegen das Laufen an der frischen Luft sprechen können. Auf dem Laufband bleiben Sie trocken, und es gibt Ihnen viele Zusatzinformationen, durch die Sie Ihren Erfolg kontrollieren können. Zu Beginn sollten Sie 20 bis 30 Minuten an zwei bis drei Tagen pro Woche trainieren. Im Lauf der Zeit können Sie dann etwas häufiger, länger und schneller laufen.

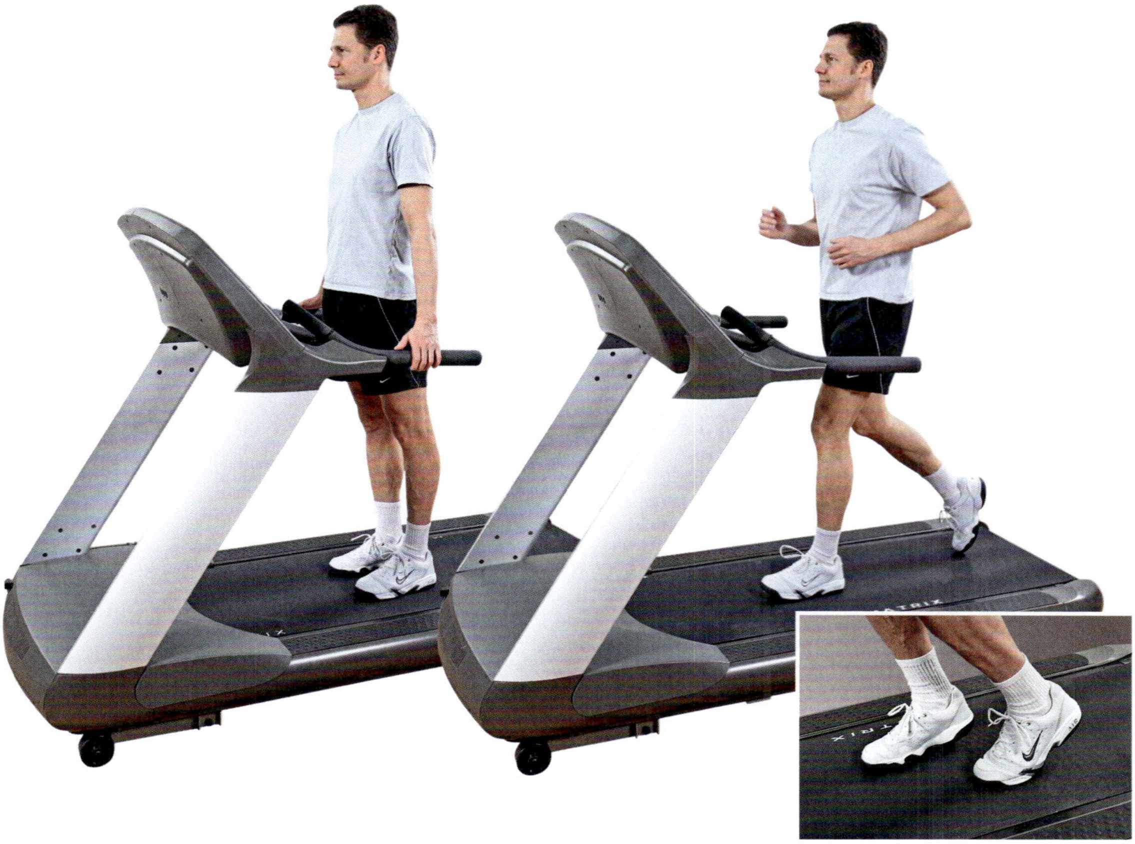

1. Zu Beginn stellen Sie sich auf das Laufband. Kopf und Kinn sind gerade, Brustkorb angehoben. Sie können die Armstützen zwar berühren, halten sich aber nicht an ihnen fest. Sie stehen locker, aber konzentriert.

2. Schalten Sie das Gerät auf langsamer Stufe ein. Rollen Sie beim Gehen Ihren Fuß von der Ferse zum Ballen ab, stoßen Sie sich dann mit den Zehen ab, während Sie das andere Bein nach vorn führen. Die Arme sind leicht angewinkelt und schwingen natürlich mit.

3. Steigern Sie langsam das Tempo. Ihr Atem sollte sich leicht beschleunigen. Wenn Sie sich an den Seitenstangen festhalten müssen, laufen Sie wohl zu schnell. Verringern Sie zum Ende des Trainings die Geschwindigkeit. Behalten Sie ein ruhiges Gehtempo zum Abkühlen 5 Minuten bei.

FERNÖSTLICHE GYMNASTIK

Yoga

Als Yoga bezeichnet man eine Lehre, die körperliche und geistige Übungen umfasst und sich über Tausende von Jahren in Indien entwickelt hat. Inzwischen praktizieren auch im Westen viele Menschen Yoga, um den Körper zu entspannen, zu formen und seine Beweglichkeit zu fördern. Die verschiedenen Techniken und Körperhaltungen lindern Stress und steigern das Wohlbefinden.

Was bringt es Ihnen?

Die meisten Yoga-Richtungen stützen sich auf drei Grundpfeiler:

- **Übungen:** Sie sorgen für eine langsame, sanfte Dehnung der Muskeln und Bänder, wodurch Durchblutung und Beweglichkeit verbessert sowie Schmerz und Steifheit reduziert werden. Zudem formen sie die Muskulatur.
- **Atmung:** Das richtige Atmen fokussiert Ihre Gedanken und hilft Ihnen, sich zu konzentrieren. Es steigert zudem die Sauerstoffzufuhr zu den Muskeln und senkt die Herzfrequenz.
- **Meditation:** Diese Methode zur Tiefenentspannung verfolgt das Ziel, den Geist von Stress und alltäglichen Sorgen zu reinigen.

Ein ganzheitlicher Ansatz

Yoga verbessert nicht nur generell die körperliche Verfassung, sondern gilt auch als eigenständige Therapieform: Die Bewegungen tragen zur Linderung chronischer Schmerzen durch Rückenprobleme oder Erkrankungen wie Arthritis bei. Yoga wirkt außerdem vorbeugend. In dem Maß, wie die Muskeln und Bänder durch die Übungen elastischer werden, sind sie auch weniger anfällig für Verletzungen.

DAS RÄT DER EXPERTE

Mit Yoga-Lehrer

Die gezeigte Kobra-Übung kann ein Einstieg ins Yoga sein. Wenn Sie sich entschließen, Yoga zu erlernen, sollten Sie sich zu Anfang von einem Yoga-Lehrer anleiten lassen. Nicht korrigierte Fehlhaltungen können Schäden verursachen.

Der richtige Einstieg

Mittlerweile bieten Sportvereine, Volkshochschulen und Fitnessclubs Yoga-Stunden an. Falls Sie lieber zu Hause trainieren, eignen sich als Anleitung Bücher mit Abbildungen und Yoga-DVDs. Welche Yoga-Form Sie auch praktizieren, Sie sollten Ihren Körper nicht überfordern. Versuchen Sie nie, ihn durch Wippen oder mit Gewalt in eine unangenehme Körperhaltung zu zwingen.

Zum Ausprobieren ... Kobra-Übung

Sie kräftigt den Rücken, weitet den Brustkorb und richtet die Wirbelsäule aus. Die Gegenposition, die Stellung des Kindes (Schritt 4), entspannt die Wirbelsäule.

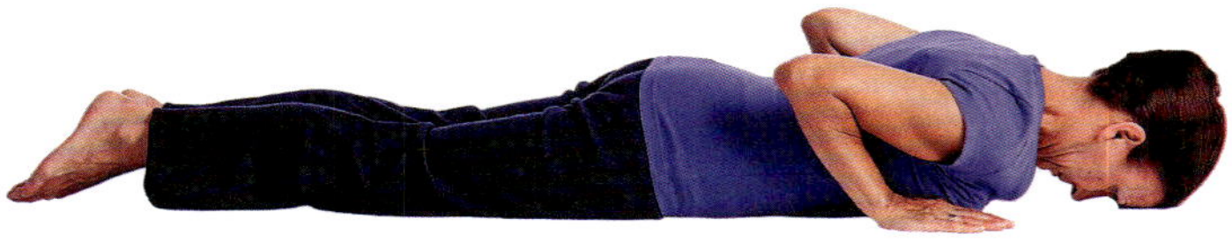

1. Legen Sie sich auf den Bauch, die Hände unter den Schultern, die Stirn ruht am Boden. Atmen Sie ein, und heben Sie mithilfe der Rückenmuskeln den oberen Teil des Rumpfs vom Boden. Diese Position 5 Atemzüge halten.

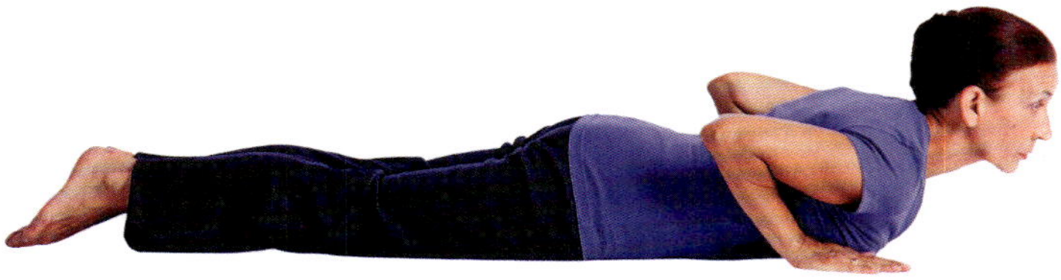

2. Ausatmen, während der Oberkörper wieder in die Ausgangsposition zurücksinkt.

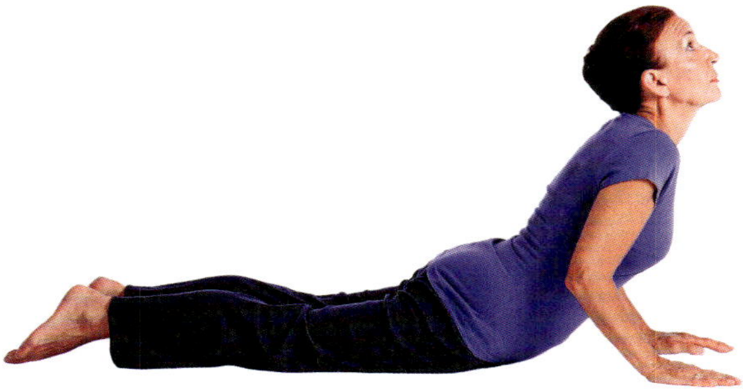

3. Schieben Sie die Hände ein paar Zentimeter in Richtung Taille, und heben Sie den Oberkörper wieder an. Stützen Sie sich diesmal leicht vom Boden ab, um noch höher zu kommen. Der Kopf ist hoch erhoben. 5 Atemzüge halten, dann ausatmen und den Oberkörper langsam zurück in die Ausgangsposition senken.

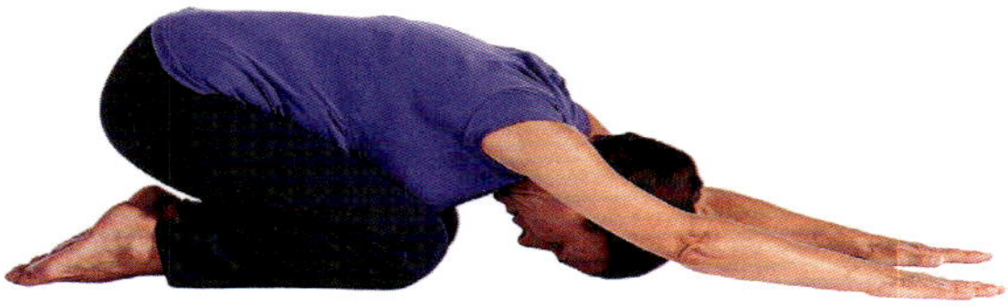

4. Aus dem Vierfüßerstand auf die Fersen setzen, nach vorn neigen, bis die Stirn den Boden berührt, Arme ausstrecken. 5 Atemzüge so bleiben.

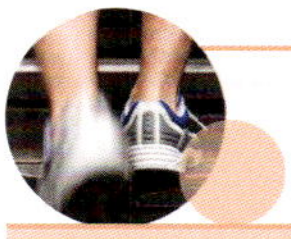

HILFE FÜR DIE HAND

Einem Bericht (1994) zufolge kann ein 10-wöchiges Yoga-Programm für den Oberkörper die Symptome von Arthrose in den Händen signifikant senken. Eine Studie (1998) ergab, dass Yoga-Übungen die Symptome des Karpaltunnelsyndroms lindern können.

NATÜRLICHE BEWEGUNGEN
Pilates

Die Sportart Pilates beinhaltet langsame, kontrolliert durchgeführte Übungen, die die Stützmuskulatur des Körpers stärken und gleichzeitig ihre natürliche Elastizität verbessern sollen. Pilates wurde Anfang des 20. Jahrhunderts von dem Körpertrainer Joseph Pilates entwickelt und wird inzwischen von zahlreichen Tänzern und Sportlern praktiziert.

Was bringt es Ihnen?

Die Muskeln werden kräftiger und in gleichmäßiger Ausformung länger. Besondere Betonung liegt auf dem Bauch-, Rücken- und Beckengürtelbereich, also auf den Halte- und Stützmuskeln des Körpers. Hüfte und Wirbelsäule werden geschmeidig. Das Fehlen von Aufprallbewegungen oder Stößen macht diese Art des Trainings ideal für Personen mit Gelenkproblemen.

Die Prinzipien von Pilates

- **Zentrierung:** Die Stützmuskulatur des Rumpfs (die Muskeln von Bauch, Gesäß, Beckenboden und im unteren Rücken) bildet die Körpermitte, um die alle Bewegungen stattfinden.
- **Präzision und Kontrolle:** Pilates legt Wert auf kontrollierte Bewegungsführung und Koordination.
- **Konzentration:** Eine gute Ausführung ist abhängig von Fokussierung, Visualisierung und Muskelwahrnehmung. Versuchen Sie, aufmerksam dafür zu werden, wie Ihr Geist Ihre Muskeln steuert.
- **Bewegungsfluss:** Jede Übung sollte anmutig fließend in die nächste übergehen, in einer – wie Pilates es nannte – „kraftvollen Dynamik". Darin spiegelt sich wider, dass auch Ihre Körperhaltung dynamisch ist, da sie ständig den auf sie einwirkenden Kräften entgegenwirkt. Die fließenden Bewegungen geben eher die Art und Weise wieder, wie wir unseren Körper gebrauchen, als es statische Stellungen tun würden.
- **Atmung:** Tiefes, gleichmäßiges Atmen ist wesentlich für die bewusste Ausführung jeder einzelnen Übung sowie für die Koordination des Bewegungsflusses.

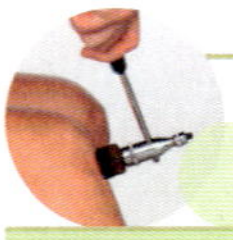

DAS RÄT DER EXPERTE

Krankenkasse fragen

Wenn Sie sich für das Pilates-Training interessieren und gerne einen Kurs absolvieren würden, fragen Sie bei Ihrer Krankenkasse nach, ob und unter welchen Umständen sie die Kosten übernehmen würde. Viele Kassen zahlen einen Pilates-Kurs.

Zum Ausprobieren … Rücken und Hals lösen

Diese Übung verlängert die Muskeln, die entlang der Wirbelsäule verlaufen, und weitet so den Rücken. Da diese Muskeln bis zum Schädelansatz reichen, lösen sich dadurch auch Spannungen und Druck im Nacken.

Achten Sie darauf, bequem auf einer guten Trainingsmatte zu liegen. Machen Sie nicht mehr als 10 Wiederholungen: Sie sollten beim Pressen des unteren Rückens auf den Boden keine Schmerzen haben. Bei Missempfindungen suchen Sie sich eine geeignetere Unterlage, oder konsultieren Sie Ihren Arzt.

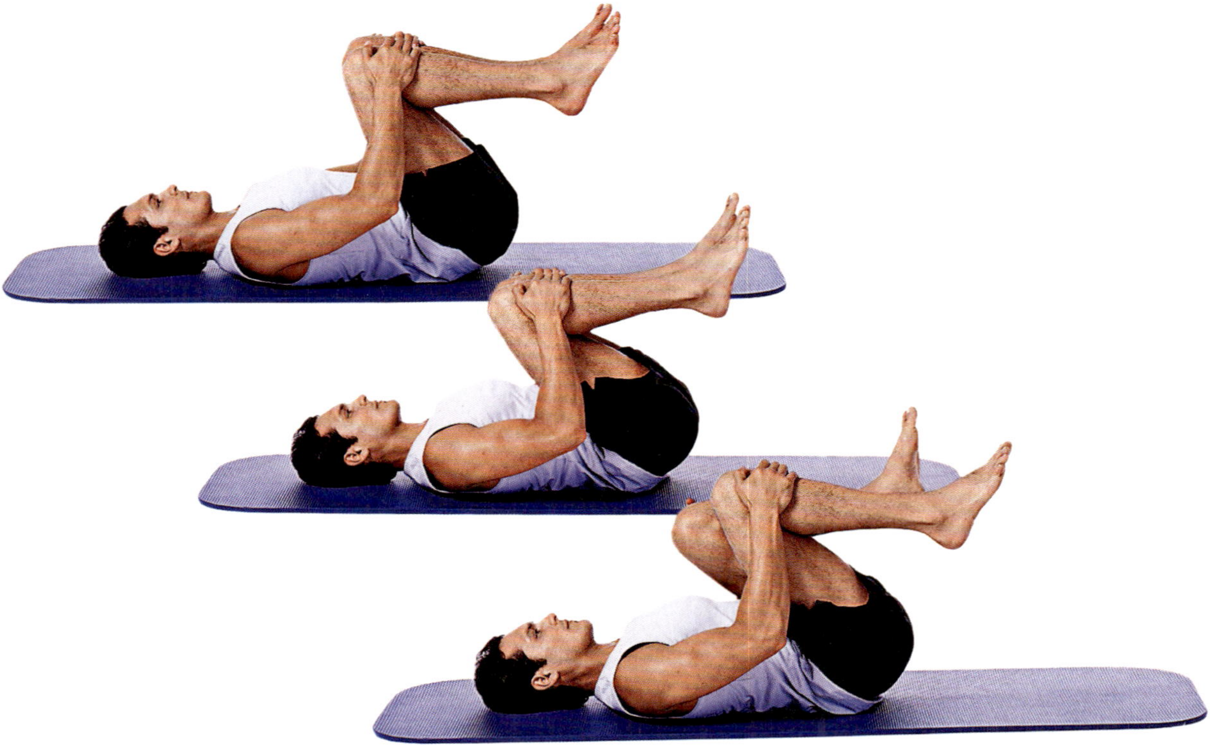

1. Legen Sie sich auf den Rücken, und umfassen Sie sanft mit den Händen die Knie. Halten Sie diese leicht auseinander und in einer Linie mit Ihrer Hüfte. Pressen Sie den unteren Rücken flach auf den Boden. Ziehen Sie den Bauch in Richtung Wirbelsäule ein, und spannen Sie die Bauchmuskeln an.

2. Atmen Sie ein. Ziehen Sie dann beim Ausatmen die Knie behutsam zur Brust. Die Arme und Ellbogen sollten entspannt bleiben. Halten Sie die Wirbelsäule flach am Boden. Spüren Sie, wie Brust und Rücken anfangen, sich zu öffnen.

3. Atmen Sie ein. Ziehen Sie beim Ausatmen langsam das rechte Bein ein wenig weiter an die Brust. Einatmen und das Bein loslassen, sodass es in die Ausgangsposition zurückgleitet. Ziehen Sie beim nächsten Ausatmen langsam das linke Bein weiter zur Brust hin. Wiederholen Sie die gesamte Bewegungsabfolge 10-mal.

DEN KÖRPER KENNENLERNEN
Tai-Chi

Die jahrhundertealte chinesische Kunst der Bewegung, Tai-Chi, wird manchmal auch als „Meditation in Bewegung" beschrieben. Sie wirkt nicht nur beruhigend und konzentrationsfördernd, sondern steigert darüber hinaus auch Gelenkigkeit, Gleichgewicht und Muskeltonus.

Tai-Chi ist eine kontinuierliche Abfolge fließender Bewegungen, die zusammen als Sequenz, die sogenannte Form, geübt werden. Diese Bewegungen sollen bewirken, dass das „Qi" (die innere Energie) im Körper frei fließen kann.

Was bringt es Ihnen?

Mit Tai-Chi schärfen Sie die eigene Körperwahrnehmung. Die präzisen, sich wiederholenden Bewegungen mit ihrer Betonung auf der bewussten Anwendung von langsamer Anspannung und Entspannung helfen Ihnen, ein stärkeres Gefühl dafür zu entwickeln, wie sich Ihr ganzer Körper bewegt. Dadurch verbessern sich Haltung, Koordination und Gleichgewicht; Muskelverspannungen lösen sich. Die langsame, kontrollierte Bewegung trägt auch zu einer förderlichen Belastung der Knochen bei und bearbeitet häufig vernachlässigte Muskeln. Tai-Chi eignet sich gut für ältere Menschen. Die sanften Bewegungen lindern Steifheit und verbessern die Beweglichkeit und das Gleichgewicht.

Langsam, aber sicher

Über Jahrzehnte hinweg haben sich viele verschiedene Tai-Chi-Stile herausgebildet. Wenn Sie eine Tai-Chi-Form einstudieren, sollten Sie sich zunächst mit nur ein oder zwei Bewegungen der Sequenz vertraut machen und diese regelmäßig üben. Fügen Sie allmählich mehr Bewegungen hinzu, und lassen Sie sich Zeit, jede neue Bewegung auch gründlich zu lernen. Selbst wenn das Durchführen der kompletten Sequenz nicht länger als 10 Minuten in Anspruch nimmt, kann es doch mehrere Monate dauern, bis man alle Bewegungen tatsächlich beherrscht. Je langsamer Sie sich durch die Bewegungen arbeiten, desto besser werden Sie sie verstehen und von ihnen profitieren.

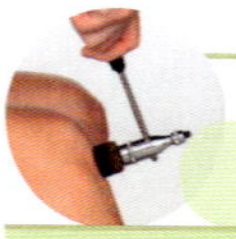

DAS RÄT DER EXPERTE

Der richtige Tai-Chi-Stil

Am stärksten ist in westlichen Ländern heute der Yang-Stil verbreitet, den hauptsächlich senkrechte Haltungen und entspannte Bewegungen kennzeichnen, die langsam ausgeführt und von ruhigen, gleichmäßigen Atemzügen begleitet werden.

„Zurückschreiten und den Affen vertreiben"

Diese Übung lässt sich relativ einfach erlernen. Dennoch wird es nicht auf Anhieb ein geschmeidiger Bewegungsablauf sein. Gehen Sie die Bewegungen immer wieder durch, bis Sie sie, ohne nachzudenken, ausführen können.

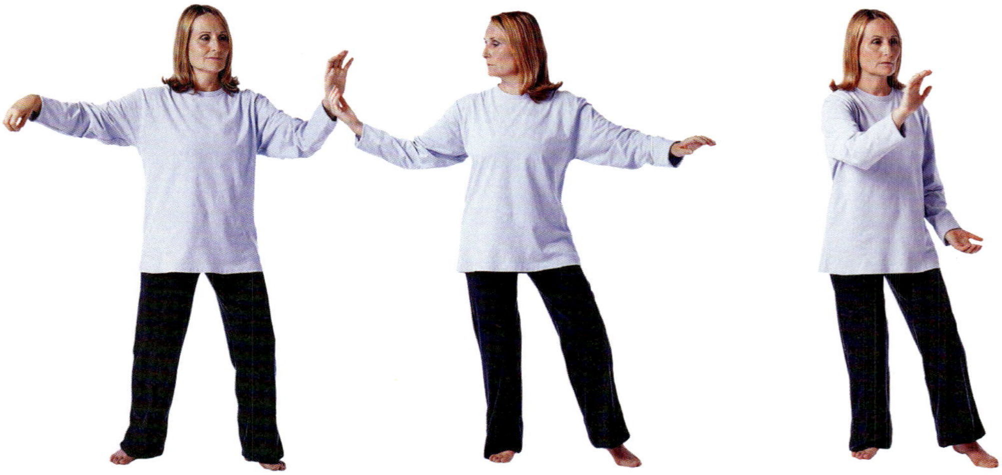

1. Stellen Sie sich hin, die Füße hüftbreit auseinander. Der linke Fuß zeigt direkt geradeaus, mit dem rechten machen Sie einen Schritt zurück und drehen ihn leicht auswärts – das ist die klassische „Bogenstellung". Führen Sie die Fingerspitzen der rechten Hand nach unten zusammen, und strecken Sie den Arm vom Körper weg. Der linke Arm macht eine Schiebebewegung vom Körper weg, die Handfläche zeigt nach vorn.

2. Ziehen Sie nun den linken Fuß mit angehobener Ferse nach hinten. Bewegen Sie den rechten Arm noch ein wenig etwas weiter nach rechts, und drehen Sie dabei die Hand nach oben, und öffnen Sie sie. Drehen Sie dagegen Ihre linke Handfläche nach unten. Der Blick geht mit einer Kopfwendung zur rechten Hand.

3. Blicken Sie nun wieder geradeaus. Den rechten Arm führen Sie etwa auf Brusthöhe am Körper vorbei nach vorn, bis er beinahe gestreckt ist, die Handfläche dreht sich währenddessen nach unten. Führen Sie danach die linke Hand an die Hüfte, und drehen Sie die Handfläche langsam nach oben. Die Ferse des linken Beins bleibt angehoben.

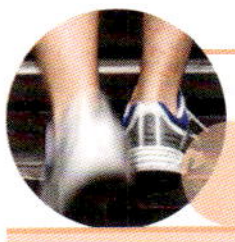

SANFTE POWER

Eine Studie des nationalen taiwanesischen Universitätskrankenhauses ergab, dass täglich 30 Minuten Tai-Chi über einen Zeitraum von 6 Monaten die Beinmuskelkraft bei Personen im Alter von 50–60 Jahren um bis zu 20 % steigerte.

ÜBUNGEN FÜR ALLE GELEGENHEITEN

Bleiben Sie aktiv

Regelmäßige Bewegung lindert Schmerzen und steigert die Gelenkigkeit bei Menschen mit Kniearthrose, das haben Studien ergeben. Das mag durchaus auch auf andere Gelenke zutreffen, weshalb Sport als wichtiger Teil des Behandlungsprogramms betrachtet wird. Aktivität verbessert zudem das Gleichgewichtsvermögen und trägt damit zur Vorbeugung von Stürzen bei.

Ein angemessenes Trainingsprogramm sollte die Gelenke nicht übermäßig belasten. Manche Sportarten eignen sich besonders gut für Arthrosepatienten. Schwimmen ist ein Sport, der die Gelenke in Bewegung hält und zugleich die Fitness steigert. Für Menschen mit Arthrose empfehlen sich sowohl Ausdauer- als auch kräftigende Übungen, Dehnübungen sind ebenfalls förderlich. Bevor Sie jedoch ein Trainingsprogramm starten, sollten Sie mit Ihrem Arzt Rücksprache halten und sich beraten lassen.

Ausdauerübungen

Ausdauerübungen (aerobes Training) erhöhen den Herzschlag und steigern so die körperliche Leistungsfähigkeit. Welche Sportart am besten für Sie geeignet ist, hängt auch von Ihren Vorlieben ab – Schwimmen, Walking oder Radfahren sind jedenfalls alles gute Optionen.

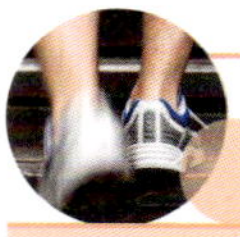

VIER TIPPS FÜR EINE BESSERE FITNESS

1. Trainieren Sie häufig, aber anfangs nur kurz, am besten mehrmals täglich nur wenige Minuten lang.
2. Steigern Sie langsam. Wenn möglich, sollten Sie die Dauer Ihres Trainings jede Woche um etwa 10 % verlängern.
3. Übertreiben Sie es nicht. Aerobes Training soll den Herzschlag beschleunigen; wenn Sie jedoch so sehr außer Atem sind, dass Sie nicht mehr sprechen können, trainieren Sie womöglich zu hart.
4. Setzen Sie sich realistische Ziele. Im Idealfall sollten Sie an den meisten Tagen 30 Minuten trainieren. Das ist jedoch eine Faustregel – wie viel Sie Ihrem Körper zumuten dürfen, wird Ihnen Ihr Arzt oder Physiotherapeut sagen können, unter Berücksichtigung Ihrer Fitness, des Schweregrads der Arthrose und anderer eventueller Erkrankungen.

Probieren Sie diese Übungen aus, um die Muskeln zu kräftigen, welche die arthrotischen Gelenke bewegen und stützen. Sie können sie leicht überall ausführen, Sie brauchen nur einen guten, bequemen Stuhl und eine Trainingsmatte. Führen Sie jede Übung möglichst 5-mal aus, und wiederholen Sie sie 2-mal täglich.

Knie

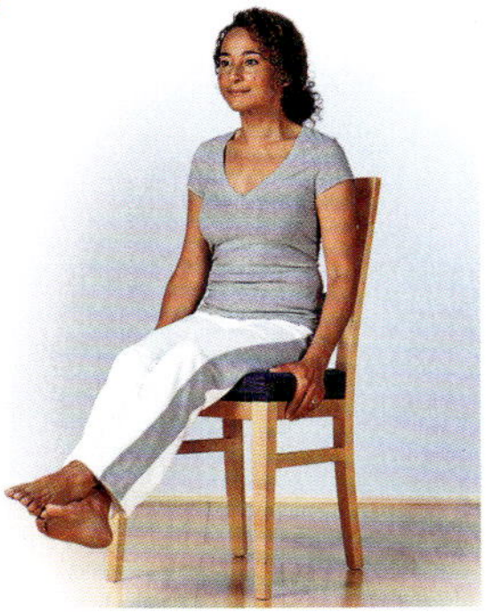

1. Setzen Sie sich auf einen Stuhl, und kreuzen Sie die Beine an den Fußknöcheln. Strecken Sie die Beine aus dem Knie heraus, und heben Sie dabei die Füße vom Boden. Drücken Sie das weiter oben liegende Bein nach unten und das weiter unten liegende Bein nach oben, sodass sie gegeneinanderpressen und Sie spüren können, wie sich die Muskeln an der Vorderseite der Oberschenkel zusammenziehen.

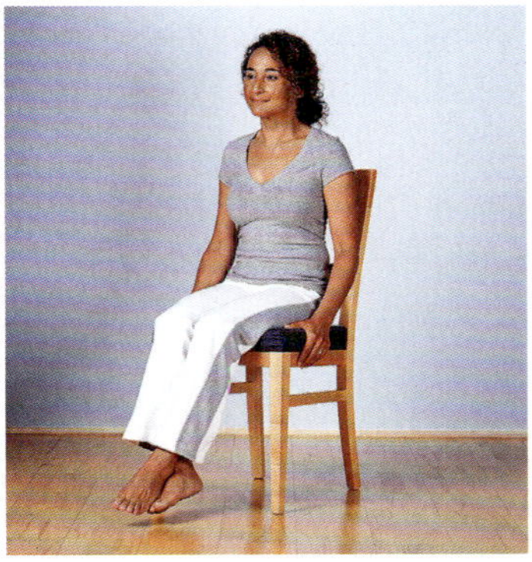

2. Zählen Sie bis 10, und lösen Sie dann die Spannung. Wechseln Sie die Beine, und wiederholen Sie die Übung.

Hüfte

1. Legen Sie sich flach auf den Bauch. Heben Sie ein Bein ein wenig vom Boden, und zählen Sie bis 3, bevor Sie das Bein langsam wieder sinken lassen. Wiederholen Sie dies mit dem anderen Bein.

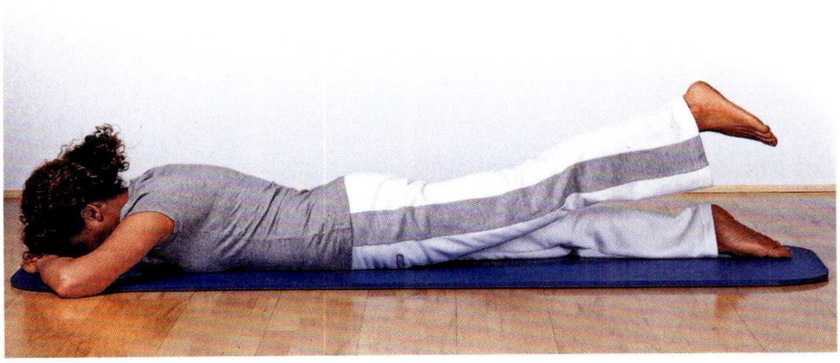

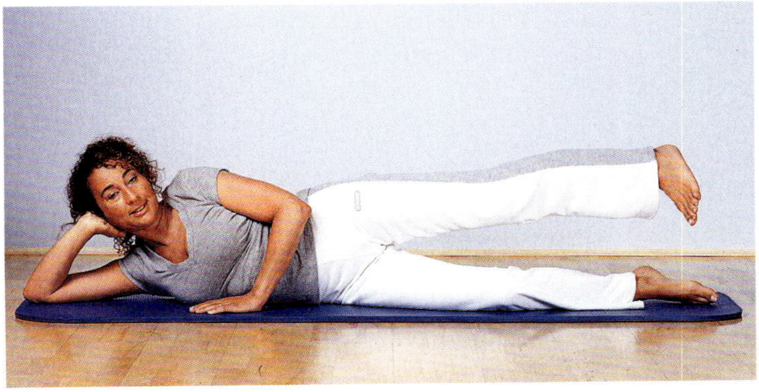

2. Legen Sie sich auf die Seite. Heben Sie langsam das oben liegende Bein, während Sie bis 3 zählen, halten Sie es kurz in dieser Stellung, und senken Sie es dann, während Sie wieder bis 3 zählen. Drehen Sie sich auf die andere Seite, und wiederholen Sie das Ganze.

Rückendehnung

1. Stellen Sie sich aufrecht hin, die Hände an das Becken, die Füße flach auf dem Boden, das Gewicht gleichmäßig verteilt. Halten Sie die Hüftgelenke nach vorn gerichtet, während Sie langsam den Oberkörper erst zur einen Seite und dann zur anderen beugen.

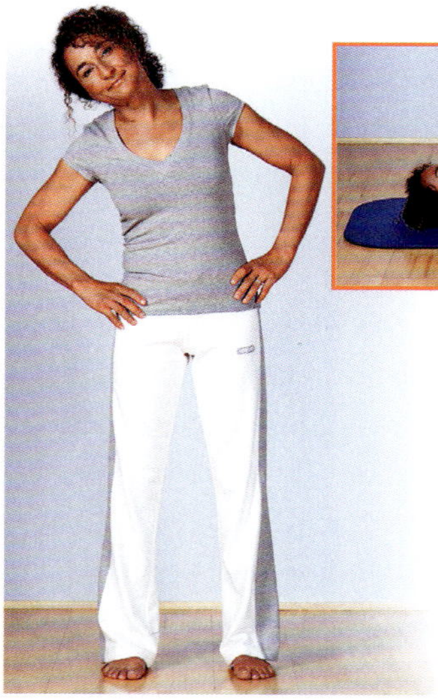

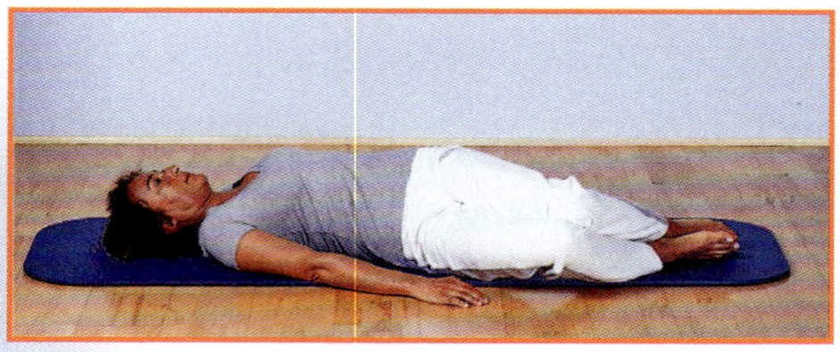

2. Flach auf den Rücken legen, die Arme an den Seiten, die Knie anwinkeln. Schultern am Boden halten, die Knie zur einen Seite zum Boden senken; bis 10 zählen; dann zur anderen Seite und bis 10 zählen. Übung 2-mal täglich 5-mal absolvieren.

Hüftdehnung

1. Legen Sie sich auf den Rücken, und ziehen Sie langsam ein Knie in Richtung Brust. Halten Sie dabei das andere Bein so gerade wie möglich (es wird nicht ganz gerade bleiben). Wiederholen Sie das Ganze mit dem anderen Bein. Pressen Sie das Kreuz auf den Boden, um Ihren Rücken zu dehnen.

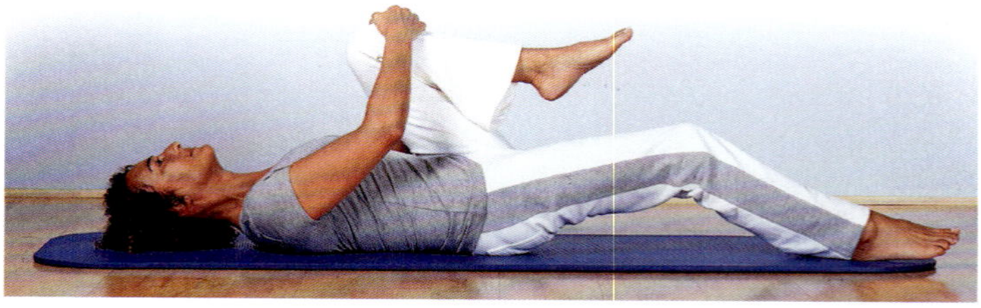

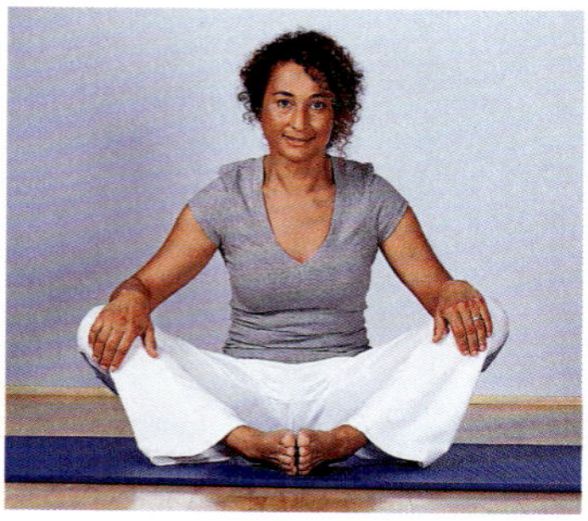

2. Sitzen Sie gerade, legen Sie die Fußsohlen aneinander, und lassen Sie die Knie natürlich auseinanderfallen. Drücken Sie nun die Knie sanft etwas weiter nach unten. Übung 2-mal täglich 5-mal absolvieren.

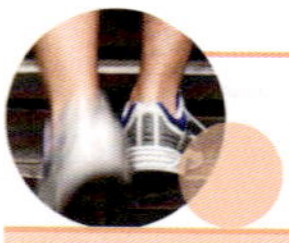

SANFTE POWER

Einer wissenschaftlichen Studie zufolge bewirken Entspannungstechniken bei Patienten mit chronischen Schmerzen sehr häufig eine Abnahme ihrer physischen Leiden und ihrer seelischen Ängste.

Entspannungsübung

1. Legen Sie sich auf den Rücken. Versuchen Sie, Ihre Aufmerksamkeit auf die Muskeln in Ihren Zehen zu richten. Spannen Sie die Zehen an, zählen Sie langsam bis 5 und entspannen dann.

2. Arbeiten Sie sich von Ihren Zehen aus aufwärts, indem Sie sich nacheinander auf alle Bereiche des Körpers konzentrieren. Spannen Sie jede Muskelgruppe an, zählen Sie langsam bis 5, und entspannen Sie sie dann. Gehen Sie so von den Füßen bis zu Ihren Augen vor – reißen Sie diese weit auf, heben Sie die Augenbrauen, und lösen Sie dann die Spannung wieder.

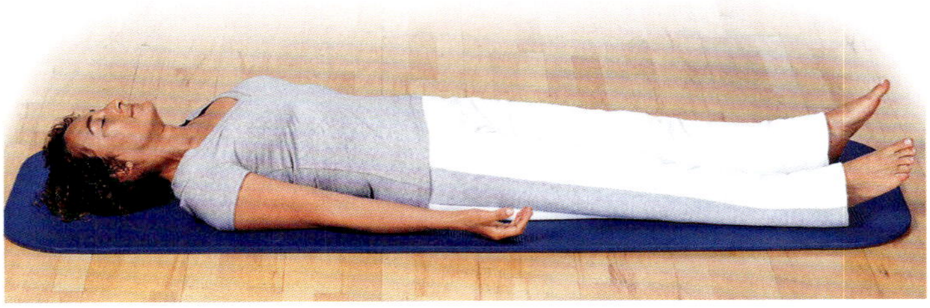

3. Liegen Sie ganz still, atmen Sie langsam, und genießen Sie den Zustand der Gelöstheit. Sie sollten sich wohl und angenehm warm fühlen.

Hydrotherapie

Jedem kommt es zugute, sich täglich etwas Zeit zum Entspannen zu nehmen. Menschen mit Arthrose helfen Entspannungsübungen zudem, den Stress chronischer Schmerzen zu bewältigen. Wassergymnastik ist für Menschen mit Gelenkproblemen besonders förderlich, weil das Wasser die Gelenke schont, während die Muskeln gestärkt und die Beweglichkeit verbessert werden. Auch die Leistungsfähigkeit von Herz und Kreislauf steigert sich.

Hydrotherapie besteht u. a. aus einer Abfolge von speziellen Übungen in einem besonders warmen Wasserbecken. Die Wärme des Wassers entspannt die Muskeln und kann schon auf diese Weise zur Linderung von schmerzenden Gelenken beitragen, zudem reduziert das Wasser das Körpergewicht. Hydrotherapie wird oft als Teil eines Physiotherapie-Programms in Krankenhäusern angeboten. Zu empfehlen ist ein Kurs mit etwa sechs Übungseinheiten; eine Einheit dauert in der Regel 30 Minuten. Zudem tragen gezielte Kaltwasser- bzw. Warmwasserapplikationen auf je unterschiedlichem Wege zur Verbesserung der Durchblutung bei. Unterwasserdruckmassagen durch Wasserstrahle aus speziellen Düsen lockern die Muskulatur.

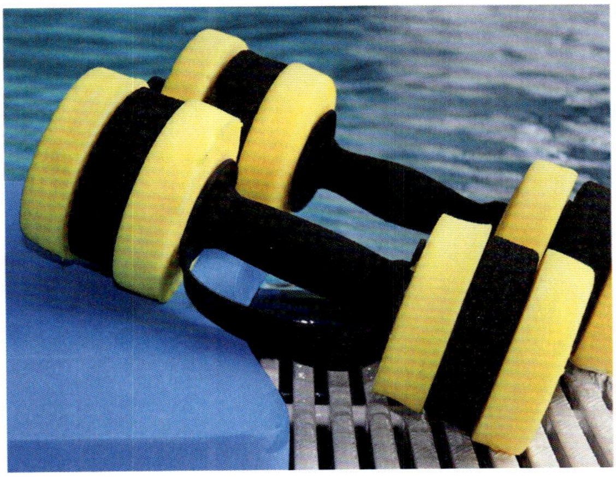

Zur Aqua-Fitness gehören auch schonende Kraftübungen wie z. B. mit den Wasserhanteln.

GEGEN VERSPANNUNGEN
Übungen für den Hals

Die Halswirbelsäule trägt das Gewicht des Kopfes und schützt die Nerven, die vom Kopf in die übrigen Bereiche des Körpers wandern. Wiederholen Sie jede Übung langsam 5-mal mit je einer kurzen Pause. Wenn auch nur eine der beschriebenen Übungen irgendeine Form von Unwohlsein hervorruft, dann legen Sie sich hin, verringern Sie den Dehnungsgrad oder überspringen Sie die Übung.

Ein ganz wichtiger Bereich

Die wichtigsten Ursachen für Hals- und Nackenschmerzen sind Haltungsprobleme, die zu einer chronischen Überlastung einzelner Muskeln führen. Hält die Fehlhaltung längere Zeit an, verkürzen und verhärten sich die Muskeln, es entwickeln sich druckempfindliche Stellen, die sehr schmerzen können. Wenn dann auch noch Stress hinzukommt, entsteht das Gefühl oder wirklich eine Blockade, und „es geht nichts mehr“.

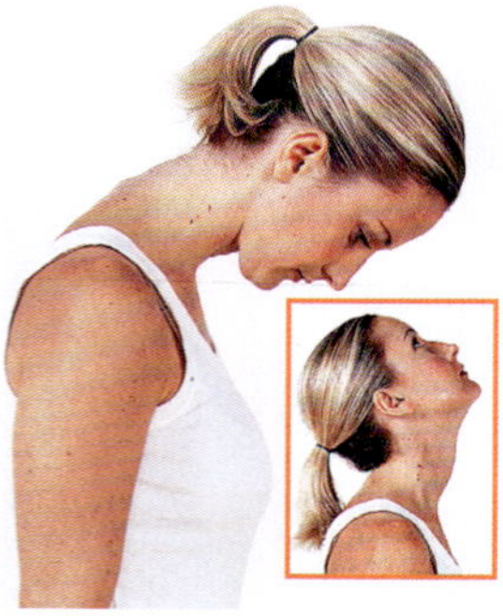

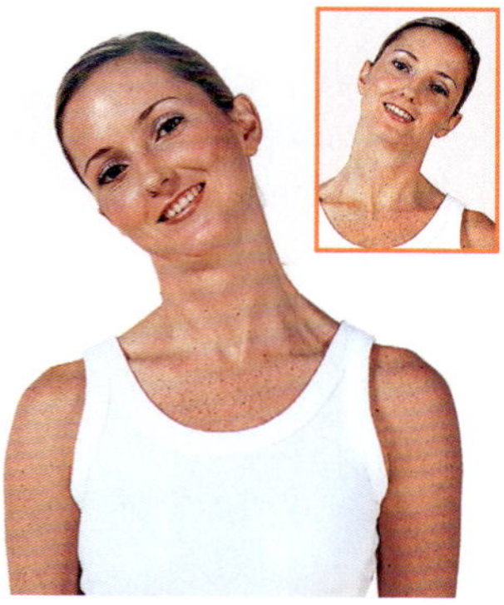

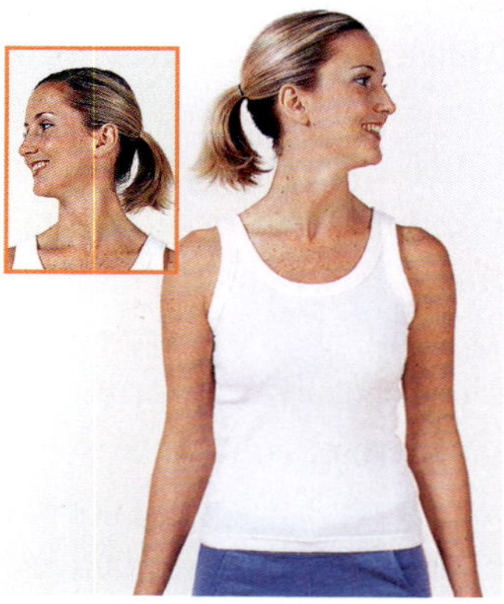

1. Nacken beugen und strecken

Beugen Sie den Kopf vornüber, bis das Kinn die Brust berührt und Ihre Augen gerade auf den Boden blicken. Heben Sie den Kopf wieder, warten Sie kurz, und beugen Sie ihn dann zurück, bis der Blick direkt zur Decke geht.

2. Kopf neigen zu beiden Seiten

Blicken Sie geradeaus, neigen Sie den Kopf zur Schulter, bis Sie eine Dehnung an der anderen Seite des Halses spüren. Kommen Sie mit dem Kopf wieder hoch, warten Sie kurz, und neigen Sie ihn dann zur anderen Seite.

3. Kopf weit zur Seite wenden

Drehen Sie Ihren Kopf möglichst weit zur Seite. Bewegen Sie ihn dann zur Mitte zurück, warten Sie kurz, und drehen Sie ihn in die entgegengesetzte Richtung.

GEGEN RÜCKENSCHMERZEN
Rücken und Schultern trainieren

Schuld an Rückenschmerzen sind in der Regel entweder die Lebensweise, das Älterwerden oder ein Unfall. Vor allem die Lebensgewohnheiten spielen eine entscheidende Rolle dabei, wie gesund Sie altern. Mit der richtigen Körperhaltung, rückenschonenden Hebetechniken und viel Bewegung sinkt die Wahrscheinlichkeit von Rückenproblemen auf ein Minimum.

Am wichtigsten für das Wohl des Rückens ist es, die natürliche Krümmung der Wirbelsäule zu erhalten. Jede Position, welche die normalen Kurven verändert, sei es eine ungünstige Schlafstellung oder Haltung am Lenkrad, erhöht die Wahrscheinlichkeit, Rückenprobleme zu bekommen. Eine gute Haltung bedeutet, dass die richtige Ausrichtung des Körpers gewahrt bleibt. Zwar sollten Sie einen krummen Rücken vermeiden, aber auch ein zu gerader Rücken belastet die Wirbelsäule. Eine schlechte Haltung kann schnell zur Gewohnheit werden: Mit der Zeit dehnen oder verkürzen sich die Muskeln und Bänder im Rücken entsprechend, sodass sich die Fehlhaltung ganz natürlich anfühlt.

Gute Haltung beim Autofahren

Ein häufiger Auslösefaktor von Rückenproblemen ist das Autofahren. Schuld daran ist zum Teil die Haltung, welche die Fahrer einnehmen: die „Bananen“-Haltung, d. h., der Fahrer lehnt sich zu weit nach hinten und streckt die Beine Richtung Gaspedal.

Zudem besteht während des Fahrens wenig Möglichkeit, die Sitzposition zu wechseln oder gar aufzustehen und umherzugehen. Dazu kommen Erschütterungen durch den Bodenbelag, die die Muskeln zusätzlich beanspruchen und die Zwischenwirbelscheiben noch stärker zusammendrücken. Diese Belastungen lassen sich zwar nicht gänzlich vermeiden, aber es gibt Möglichkeiten, den Rücken vor Langzeitschäden zu bewahren.

- **Wählen Sie das richtige Auto.** Wenn Sie bereits Rückenprobleme haben, sollten Sie die Anschaffung eines Autos mit Automatikschaltung erwägen, um nicht so häufig schalten zu müssen, weil dabei die Wirbelsäule stärker beansprucht wird. Ein Auto mit Servolenkung verlangt beim Ein- oder Ausparken weniger ungesunde Schulter- und Rumpfbewegungen. Bezüge aus Stoff bieten mehr Halt als Leder und verhindern so, dass Sie in eine gekrümmte Haltung rutschen.
- **Steigen Sie vorsichtig ein.** Versuchen Sie, den Körper beim Ein- oder Aussteigen nicht zu verdrehen. Setzen Sie sich gegebenenfalls beim Einsteigen

zunächst auf den Sitz, und drehen Sie sich dann mit dem ganzen Körper Richtung Frontscheibe; beim Aussteigen wenden Sie erst den Körper zur Tür, setzen Sie dann die Füße auf den Boden und steigen Sie aus. Eine Drehvorrichtung für den Sitz kann hilfreich sein.
- **Stellen Sie den Sitz richtig ein.** Die Rückenlehne sollte aufrecht oder leicht nach hinten gelehnt sein, damit Sie nicht gebeugt sitzen und die Erschütterungen auf die Wirbelsäule besser abgefedert werden. Sie müssen die Pedale bequem erreichen, Hüftgelenke sollen sich oberhalb der Knie befinden.
- **Richten Sie die Kopfstütze aus.** Um bei einem Unfall einem Schleudertrauma vorzubeugen, sollten Sie sicherstellen, dass die Kopfstütze oben mit Ihrem Kopf abschließt und keinesfalls unter Augenhöhe.
- **Halten Sie das Lenkrad richtig.** Achten Sie darauf, dass Ihre Hände das Lenkrad in der korrekten „10-vor-2“-Position halten und nicht zu fest klammern. Bei einem verstellbaren Steuer können Sie einen für Sie angenehmen Winkel einstellen.
- **Machen Sie regelmäßig Pause.** Wie vorbildlich Ihre Sitzhaltung auch sein mag, Sie müssen sie trotzdem in regelmäßigen Abständen wechseln. Der ADAC empfiehlt mindestens alle 2 Stunden eine Pause von 15 Minuten. Gehen Sie ein paar Schritte, oder machen Sie einige einfache Nacken- und Rückenübungen.

Ein gesunder Schlaf

Obwohl das Gewicht des Oberkörpers auf die Wirbelsäule stark abnimmt, wenn man sich hinlegt, nimmt man im Schlaf nur allzu leicht eine ungünstige Haltung ein, ohne es zu merken. Besonders schädlich für die Wirbelsäule ist es, mit zur Seite gedrehtem Kopf auf dem Bauch zu schlafen.

Da die meisten Menschen 6–8 Stunden täglich im Bett verbringen und der Schlaf den Körper ja erholen soll, lohnt es sich, dafür zu sorgen, dass Matratze und Kissen die bestmögliche Stütze bieten:

- **Wählen Sie Ihre Matratze mit Bedacht.** Kaufen Sie eine Matratze mit mittlerem Härtegrad, die sich Ihren Konturen zwar anpasst, Sie aber nicht einsinken lässt: Die Wirbelsäule sollte ihre natürliche Krümmung beibehalten. Denken Sie daran, die Matratze regelmäßig zu wenden.
- **Entscheiden Sie sich für ein gutes Kissen.** Es sollte den Nacken stützen und dabei eine gute Ausrichtung der restlichen Wirbelsäule gewährleisten. Ein zu hohes Kissen oder auch zu viele Kissen lassen den Kopf zu weit nach vorn kippen; ein zu weiches oder zu flaches Kissen neigt dagegen den Kopf zu weit zurück.
- **Je größer, desto besser.** Ein großzügig geschnittenes Bett wird Sie davon abhalten, die Glieder an den Körper zu pressen. Probieren Sie beim Kauf mehrere Betten aus, bevor Sie eine Entscheidung treffen. Legen Sie sich ein paar Minuten auf ein Bett, und drehen Sie sich ein paarmal hin und her.

GEGEN EINE SCHLECHTE HALTUNG

Übungen für oberen Rücken und Schultern

Gereizte oder stark verspannte Schulter- und Rückenmuskeln können sehr schmerzhaft sein. Besonders durch eine schlechte Körperhaltung und nach vorn fallende Schultern verkürzt sich die Brustmuskulatur, und die Muskeln im oberen Rücken überdehnen. Wiederholen Sie die folgenden Übungen je 5-mal.

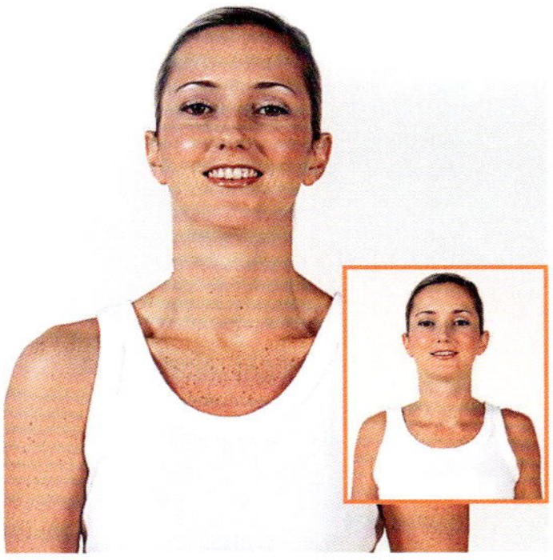

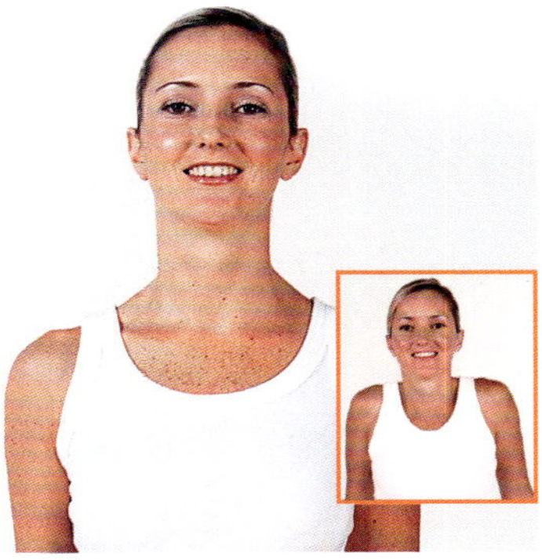

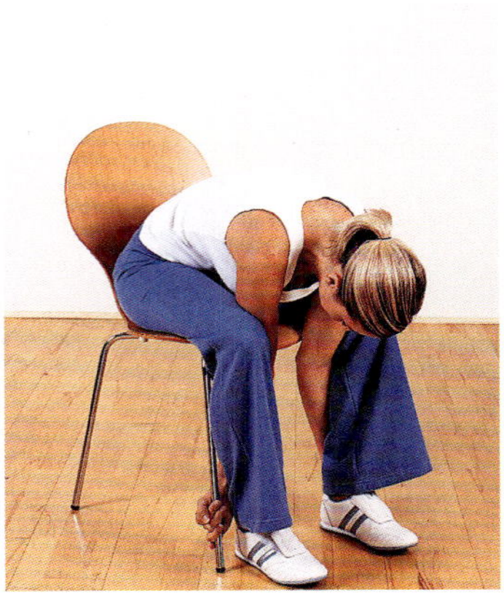

1. Schultern runden

Stellen Sie sich aufrecht hin, die Arme hängen zu den Seiten herab. Die Schultern möglichst weit nach vorn und anschließend weit nach hinten ziehen, dabei Schulterblätter zusammenschieben.

2. Schulterzucken

Stehen Sie aufrecht, die Arme hängen an den Seiten herab. Die Schultern zu den Ohren hochziehen, die Schulterblätter zusammenpressen. Dann nach hinten und unten kreisen. Nie nach vorn kreisen!

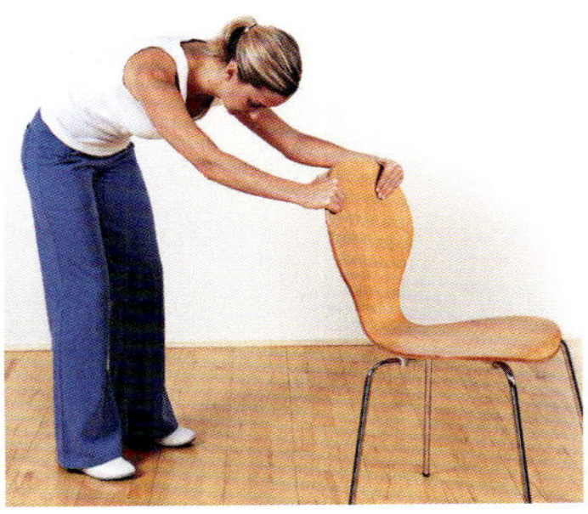

3. Rückenmuskeldehnung

Füße schulterbreit auseinander, Knie sind leicht gebeugt. Aus der Hüfte vorbeugen, an einer Stuhllehne abstützen. Gesäß nach hinten schieben, bis eine Dehnung im oberen Rücken eintritt. Diese 15 Sekunden halten, dann langsam in die Ausgangsposition zurückkehren.

4. Rauf- und Runterrollen

Setzen Sie sich auf einen Stuhl, mit den Füßen flach am Boden. Rollen Sie Wirbel für Wirbel den Oberkörper nach vorne unten. Greifen Sie mit den Händen zwischen Ihren Beinen hindurch zu den Stuhlbeinen. Rollen Sie sich anschließend langsam wieder hoch.

GEGEN DAS VERLETZUNGSRISIKO

Übungen für den unteren Rücken

Im Lendenwirbelbereich treten am häufigsten Verletzungen auf. Das liegt vor allem daran, dass der untere Rücken das volle Gewicht des Rumpfes trägt und eine viel größere Bandbreite an Bewegungen gestattet als der obere Rücken. Kreuzschmerzen (Lumbago) entstehen häufig durch Muskelzerrungen: Rückenmuskeln müssen – wie alle Muskeln – trainiert werden, damit sie stark und beweglich bleiben. Wenn Sie diese Übungen regelmäßig absolvieren, erhalten Sie sich die Kraft und Beweglichkeit der Muskeln im unteren Rücken. Wiederholen Sie jede Übung langsam 5-mal, mit je einer kurzen Pause dazwischen.

1. Kniependel

Legen Sie sich wie abgebildet auf den Rücken. Die Knie zusammenhalten, während Sie sie gleichmäßig von einer Seite zur anderen schwingen.

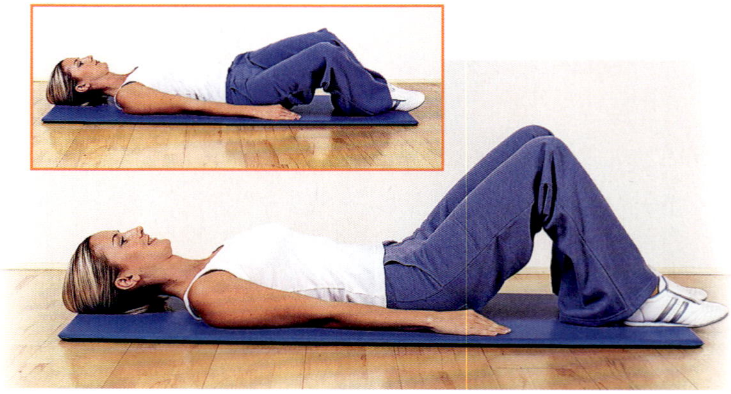

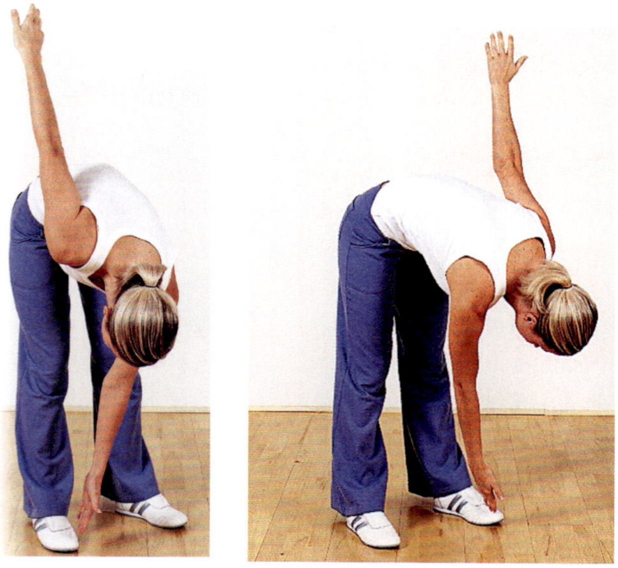

2. Rumpfbeuge

Aufrecht stehen, Füße hüftbreit auseinander. Versuchen Sie, langsam und ohne Wippbewegungen mit der einen Hand den gegenüberliegenden Fuß zu berühren. Der andere Arm schwingt nach hinten. Kehren Sie zurück in den Stand. Keine Sorge, wenn Sie nicht bis an die Zehen hinunterkommen; mit etwas Übung verbessert sich die Beweglichkeit.

3. Beckenschaukel

Legen Sie sich mit angewinkelten Beinen auf den Rücken, die Knie sind in Hüftabstand, die Füße flach auf dem Boden. Den Lendenbereich gegen den Boden pressen, anschließend hochdrücken. Das Gesäß nicht anheben: Das Kreuzbein sollte immer Kontakt zur Matte haben.

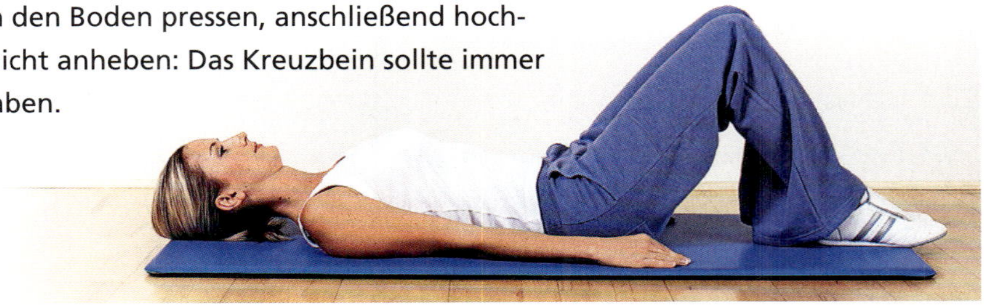

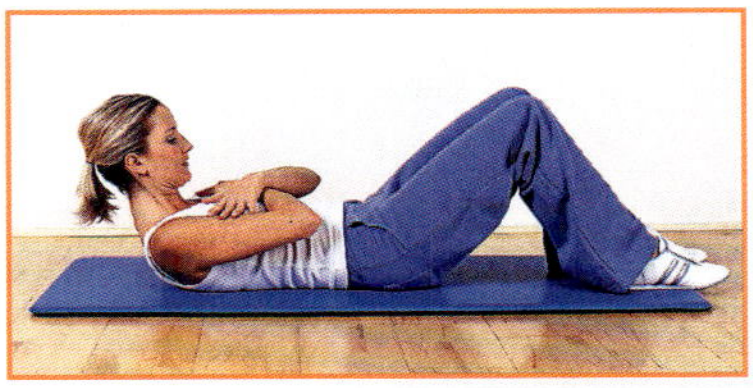

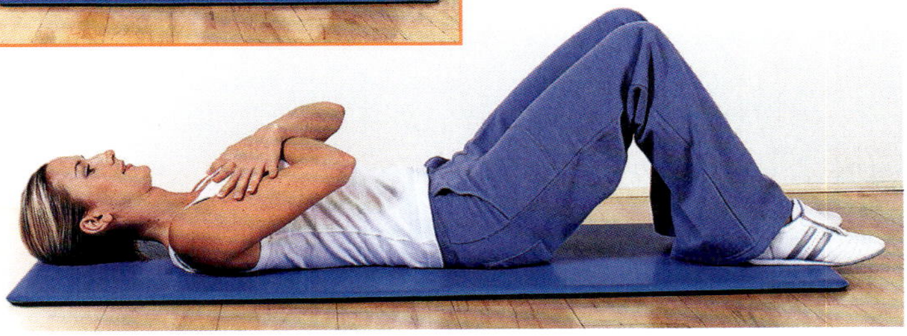

4. Bauchrolle

Legen Sie sich mit angewinkelten Beinen auf den Rücken, die Füße stehen flach auf dem Boden. Arme über der Brust kreuzen, Bauchmuskeln anspannen. Langsam Schultern und oberen Rücken vom Boden hochziehen. Lassen Sie den unteren Rücken am Boden.

5. Rückenstreckung

Legen Sie sich auf den Bauch, die Stirn ruht auf den verschränkten Händen. Mithilfe der unteren Rückenmuskeln langsam Kopf und Schultern etwa 20 cm vom Boden abheben; dabei nicht den Nacken anspannen.

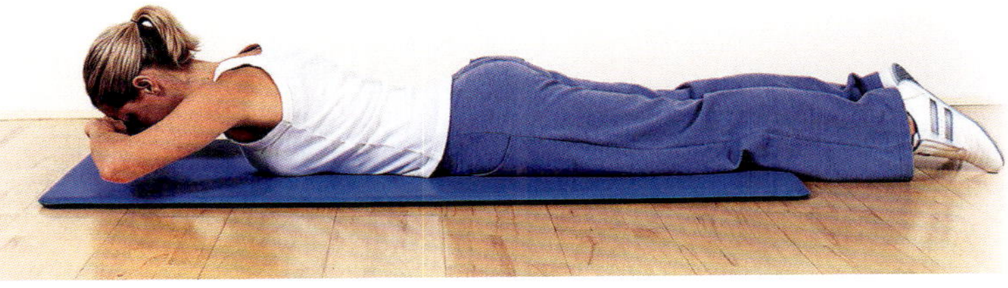

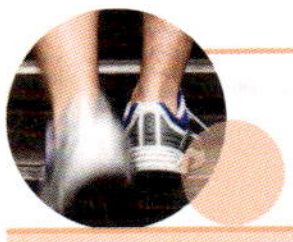

UNFÄLLE SIND ZUMEIST DIE URSACHE

Die häufigste Ursache für Verletzungen im Lendenwirbelbereich sind Verkehrsunfälle. Gut die Hälfte aller solchen Verletzungen entsteht auf diese Weise, zumeist bei Autounfällen mit hoher Geschwindigkeit.

UNFÄLLEN VORBEUGEN
Knie trainieren

Wir ignorieren unsere Knie gern so lange, bis Beschwerden auftreten. Dabei schützen gut trainierte Muskeln die Kniebänder und Menisken vor übermäßiger Beanspruchung und können dabei helfen, Unfällen vorzubeugen.

Sport mit verletzten Knien

Wenn Sie sich das Knie verletzt haben, bedeutet das nicht, dass Sie nicht mehr aktiv sein dürfen, es kann aber zur Folge haben, dass Sie die Sportart wechseln müssen. Vermeiden Sie nach Möglichkeit Aktivitäten mit starkem Aufprall, bei denen die Gelenke Stößen ausgesetzt werden, wie etwa Joggen oder Fußball, oder Sportarten mit plötzlichen Drehungen oder Richtungswechseln. Mit Schwimmen sowie Aqua-Aerobic hingegen können Sie weiterhin ein aerobes Fitnesstraining betreiben, ohne die Knie übermäßig zu beanspruchen.

Kniestrecker

Mit dieser Übung kräftigen Sie den Quadrizeps, indem Sie Ihr Bein gegen einen Widerstand strecken. Dabei wird ein großer Teil des Bewegungsradius im Knie genutzt; Sie sollten aber das Bein nicht ganz durchstrecken. Stimmen Sie das Gewicht auf Ihre Kraft und Fitness ab – wenn Ihre Muskeln schwach oder verletzt sind, sollten Sie die Übungen ohne zusätzliches Gewicht durchführen.

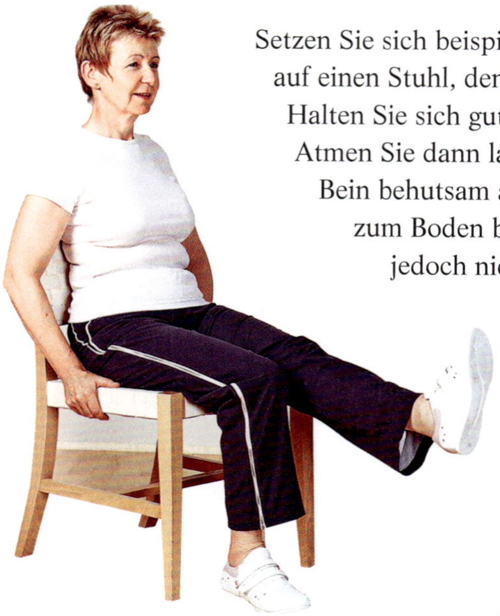

Setzen Sie sich beispielsweise mit geradem Oberkörper auf einen Stuhl, den Rücken gegen die Lehne gepresst. Halten Sie sich gut an den Seiten der Sitzfläche fest. Atmen Sie dann langsam ein, und strecken Sie ein Bein behutsam aus, bis es sich beinahe parallel zum Boden befindet. Strecken Sie das Bein jedoch nicht ganz durch. Halten Sie diese Position eine Sekunde lang. Dann senken Sie das Bein langsam wieder. Mit dem anderen Bein verfahren Sie anschließend ebenso. Mit beiden Beinen sollten Sie dann drei Sätze à zehn Wiederholungen dieser Übung absolvieren.

Beugen der rückwärtigen Oberschenkelmuskeln

Zwischen entgegengesetzt wirkenden Muskelgruppen sollte für ein Kraftgleichgewicht gesorgt werden. Wenn die Muskeln, die das Bein strecken (Quadrizeps), stärker sind als diejenigen, die das Bein beugen (rückwärtige Oberschenkelmuskeln), könnten Letztere überdehnen. Starke rückwärtige Muskeln verhindern, dass das Schienbein bei Schlägen oder Stürzen vorrutscht. Verwenden Sie für die folgende Übung Gewichte um die Knöchel.

Legen Sie sich mit dem Gesicht nach unten auf eine Trainingsmatte. Die Beine liegen locker auf dem Boden. Beugen Sie, während Sie einatmen, langsam ein Knie, und heben Sie den Unterschenkel von der Matte, bis er einen 90°-Winkel zum Boden bildet. Halten Sie Ihr Bein so eine Sekunde lang. Senken Sie nun das Bein langsam wieder auf die Unterlage. Dann wiederholen Sie die ganze Prozedur mit dem anderen Bein. Mit beiden Beinen sollten Sie drei Sätze à zehn Wiederholungen dieser Übung absolvieren.

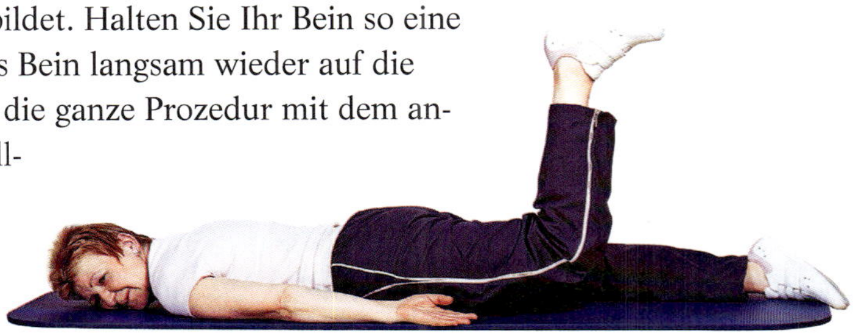

Das gestreckte Bein heben

Die Übung trainiert alle vier Quadrizepsmuskeln um das Knie, besonders den Vastus medialis. Halten Sie das Bein während der Übung gerade, sodass sich der Quadrizeps isometrisch anspannt (ohne Bewegung): Isometrische Muskelkontraktionen helfen, die Gelenke zu stabilisieren. Die Übung kann auch mit einem bandagierten Bein durchgeführt werden.

Legen Sie sich auf den Rücken. Winkeln Sie ein Bein an, und stellen Sie den Fuß flach auf die Matte, um das Becken zu stabilisieren. Halten Sie das andere Bein gerade, aber nicht ganz gestreckt. Atmen Sie ein, während Sie Ihr Bein langsam etwa 25 cm von der Matte heben und dort halten. Zählen Sie dabei langsam bis drei. Senken Sie das Bein behutsam wieder auf die Matte herab. Mit beiden Beinen sollten Sie drei Sätze à zehn Wiederholungen dieser Übung absolvieren.

Die Stärkung der Quadrizepsmuskeln ist auch für alle Freizeit-Jogger von großem Interesse. Das Risiko, Knieschmerzen beim Laufen zu bekommen, ist um das Fünffache erhöht, wenn die Quadrizepsmuskulatur schwach ausgebildet ist.

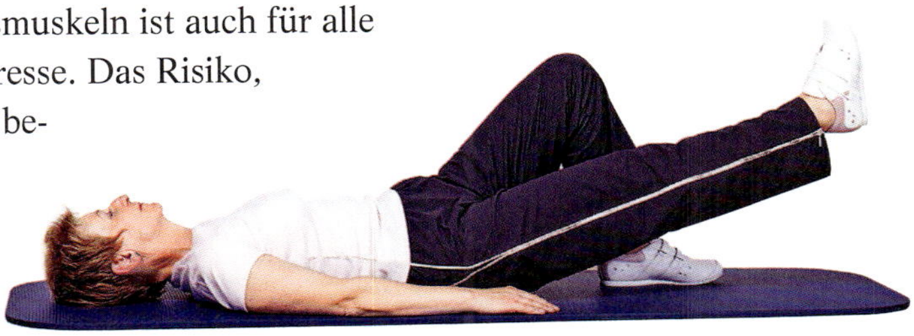

GEGEN DEN VERSCHLEISS
Hüfte trainieren

Manche Folgen des Älterwerdens sind unvermeidlich, und natürlich können Unfälle passieren; dennoch kann man einiges unternehmen, um die Hüfte vor ihren schlimmsten Feinden zu schützen – übermäßige Abnutzung und Verschleiß, mangelnde Bewegung und Knochenbrüche.

Eine der besten Maßnahmen für eine bleibende Gesundheit der Hüfte besteht darin, das Gewicht innerhalb eines für die Größe angemessenen Bereichs zu halten. Jedes zusätzliche Kilo fügt der beim Gehen sowieso auf die Hüfte einwirkenden Kraft schätzungsweise 2 kg hinzu, 5–6 kg beim Treppensteigen und sogar 10–12 kg, wenn Sie rennen oder springen.

Mit jeder zusätzlichen Last nehmen alltägliche Abnutzung und Verschleiß deutlich zu, und Ihr Risiko, später an Arthrose zu erkranken, steigt. Indem Sie Übergewicht abbauen, schützen Sie die Hüfte vor unnötiger Abnutzung. Bemühen Sie sich um einen Body-Mass-Index zwischen 18,5 und 25.

In Bewegung bleiben

Den wichtigsten Schutz der Hüftgelenke vor frühzeitigem Verschleiß bilden die dicken Knorpelschichten, die die gewichttragenden Oberflächen bedecken. Knorpel ist sehr robust, aber zugleich schwammartig, sodass er die in der Gelenkkapselmembran gebildete Synovialflüssigkeit aufsaugen kann, die lebenswichtigen Sauerstoff und Nährstoffe mit sich führt. Bei Druck auf die Hüfte wird die Flüssigkeit aus dem Knorpel heraus- und in den Gelenkspalt gequetscht, wo sie die Funktion eines Schmiermittels übernimmt sowie Abfall- und Giftstoffe abtransportiert. Weil der Knorpel keine Blutgefäße enthält, die Nährstoffe zuführen und Abfallstoffe abführen könnten, ist dieser Prozess des Absorbierens und Austretens von Synovialflüssigkeit von wesentlicher Bedeutung, um Verfall zu verhindern und das Knorpelgewebe geschmeidig zu halten. Da sich im Ruhezustand die Synovialflüssigkeit nicht verteilen kann, müssen Sie den Hüftgelenken regelmäßig Bewegung verschaffen.

Hilfe für geschädigte Hüftgelenke

Stark schmerzende oder arthritische Hüftgelenke machen es einem nicht leicht, sich zu bewegen. Dennoch helfen regelmäßige leichte Aktivitäten wie Walking, weil sie dazu beitragen, die Hüfte mobil zu halten. Sollte Walking zu schmerzhaft sein, versuchen Sie es mit Sportarten wie Schwimmen oder Radfahren, bei denen die Hüfte nicht das gesamte Körpergewicht tragen muss.

Muss Ihre Hüfte eine Zeit lang ruhig gestellt werden, z. B. aufgrund einer Fraktur, werden Sie ein beträchtliches Maß an Steifheit und Muskelschwund feststellen. Sobald Sie die Hüfte wieder bewegen können, sollten Sie ein regelmäßiges Übungsprogramm beginnen.

Übungen für die Beweglichkeit der Hüfte

Diese einfachen Dehnübungen erfordern keine spezielle Ausrüstung und nehmen nur wenige Minuten in Anspruch, tragen aber dazu bei, die Hüftgelenke beweglich zu halten und die umliegenden Muskeln und Bänder zu kräftigen.

Sie können entweder nur diese Übungen machen, um die Hüfte geschmeidig zu halten, oder sie in Ihr normales Dehnprogramm integrieren. In jedem Fall sollten Sie sich vorher gut aufwärmen. Als Teil eines Dehnprogramms steigern diese Übungen den Bewegungsradius der Hüfte auf ein Maximum. Außerdem sorgen Sie durch das Dehnen der Muskeln und Sehnen dafür, dass sich diese während Ihres Fitnesstrainings nicht verletzen. Diese Übungen dehnen die hinteren Oberschenkelmuskeln, den Quadrizeps und die Beugemuskeln der Hüfte. Sie wirken am besten, wenn Sie die Muskeln langsam dehnen und dann die Dehnung 30–60 Sekunden halten.

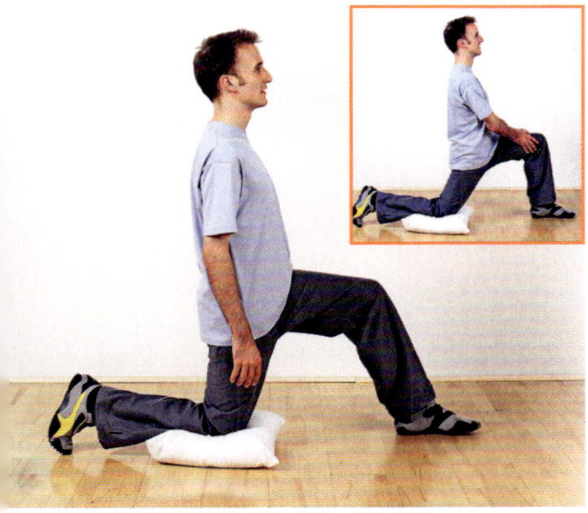

1. Hüftbeuger-Dehnung

Knien Sie sich mit einem Bein auf dem Boden auf ein kleines Kissen, den anderen Fuß in Schrittweite flach auf den Boden setzen. Bewegen Sie bei geradem Körper Ihre Hüfte langsam vor, bis Sie eine Dehnung vorn am Oberschenkel spüren.

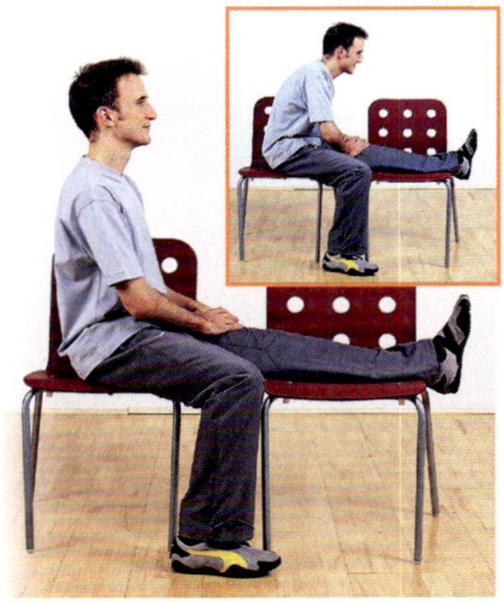

2. Oberschenkel-Dehnung

Setzen Sie sich auf zwei nebeneinandergestellte Stühle, ein Bein ausgestreckt, das andere mit dem Fuß flach auf dem Boden. Rücken und Schultern gerade halten, aus der Hüfte vorbeugen, bis Sie eine Dehnung hinten am Oberschenkel spüren.

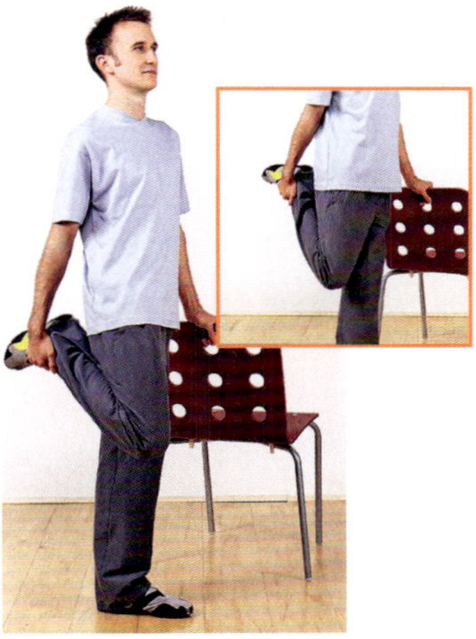

3. Quadrizeps-Dehnung

An einer Lehne abstützen, auf ein Bein stellen, das andere im Kniegelenk beugen, bis Sie die Knöchel zu fassen bekommen. Halten Sie die Knie beieinander, ziehen Sie den Unterschenkel sanft nach oben, bis eine leichte Dehnung vorn am Oberschenkel entsteht.

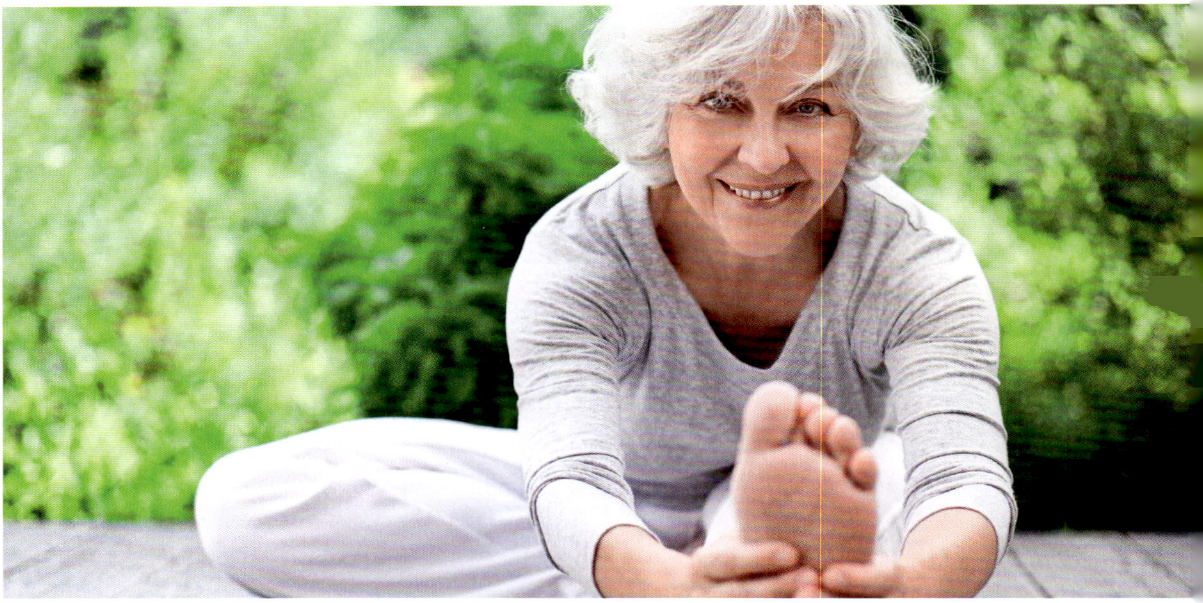

MOBILITÄT IM ALTER
Gleichgewicht und Beweglichkeit bewahren

Mit den Jahren verkürzen sich die Muskeln, und der Bewegungsumfang der Gelenke nimmt ab. Spezielle Dehnungsübungen helfen, die natürliche Beweglichkeit zu erhalten, Muskelkater nach dem Training zu vermeiden sowie Muskel- und Gelenkverletzungen vorzubeugen.

Elemente der Beweglichkeit

- **Mobilitätsübungen:** Dabei führen Sie langsame, kreisförmige Bewegungen aus. Beginnen Sie mit kleinen Kreisen, und steigern Sie diese langsam bis zum maximalen Bewegungsumfang eines Gelenks. Das verbessert die Durchblutung der Gelenke und die Versorgung mit Gelenkflüssigkeit.
- **Dehnungsübungen:** Dehnen (Stretching) verlängert Muskeln, Sehnen und Bänder und lockert so die Gelenke. Durch verkürzte Muskeln verliert der Körper die muskuläre Balance. Dehnen wirkt dem entgegen, verbessert die Haltung und macht Ihren Körper geschmeidiger.

Die Gelenke mobilisieren

Führen Sie diese Übungen immer langsam und kontrolliert durch. Bewegen Sie die Gelenke so weit, wie es ohne Ziehen oder Schmerzen geht, aber überschreiten Sie diesen Punkt nicht. Wenn die Gelenke flexibler werden, verbessert sich der Bewegungsumfang von selbst. Wiederholen Sie jede Übung 20- bis 30-mal, dann gehen Sie zur nächsten über.

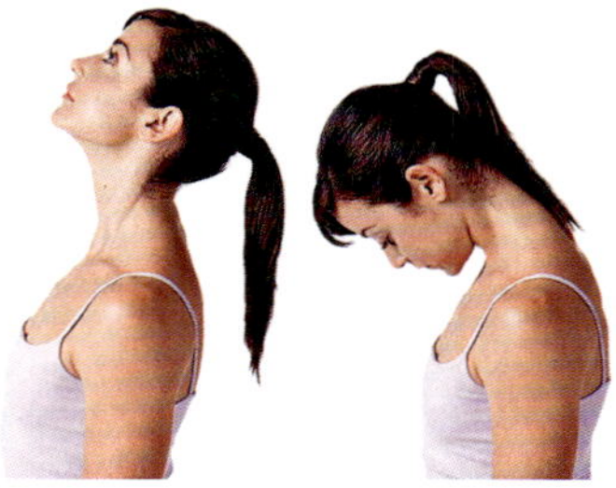

1. Kopf nicken, neigen und drehen

Kopf langsam in den Nacken legen. Dann neigen Sie den Kopf vorsichtig nach vorn, als ob Sie das Kinn auf die Brust legen wollten. Nun neigen Sie den Kopf zur rechten Schulter hin, soweit es bequem geht, anschließend zur linken, dabei die Schulter jedoch nicht hochziehen. Zum Schluss drehen Sie den Kopf nach rechts, dann nach links.

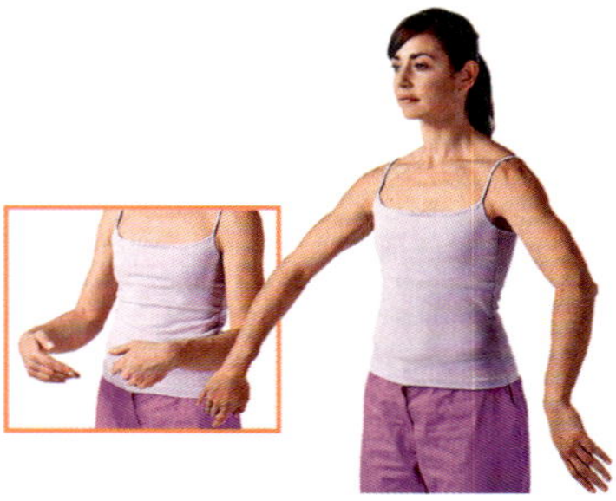

2. Kreisen mit Handgelenk und Ellbogen

Kreisen Sie die Handgelenke 20- bis 30-mal im Uhrzeigersinn, dann in der Gegenrichtung. Die Finger bleiben dabei entspannt. Nun lassen Sie die Arme seitlich herabhängen, und kreisen Sie mit den Unterarmen, wobei die Oberarme möglichst unbewegt bleiben sollen. 20- bis 30-mal im Uhrzeigersinn, dann entgegengesetzt.

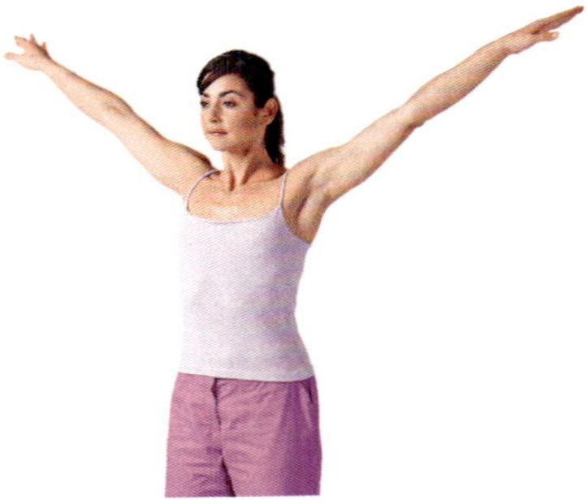

3. Armkreisen

Heben Sie die Arme gestreckt seitlich nach oben. Beginnen Sie mit den Armen zu kreisen, zunächst mit kleinen Kreisen, dann vergrößern Sie langsam den Radius. Führen Sie 20 bis 30 Wiederholungen durch, danach wechseln Sie die Richtung.

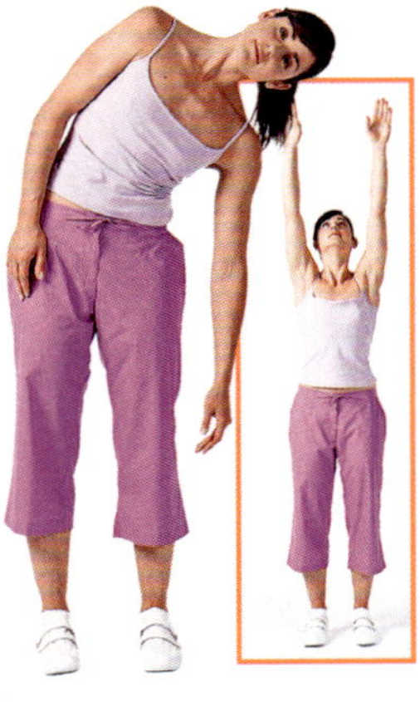

4. Seitenbeuge, Strecken

Oberkörper auf die linke Seite lehnen. Nicht das Becken verdrehen. Aufrichten, dann zur rechten Seite neigen. Hände weit nach oben strecken, auf die Zehenspitzen gehen. 20- bis 30-mal wiederholen.

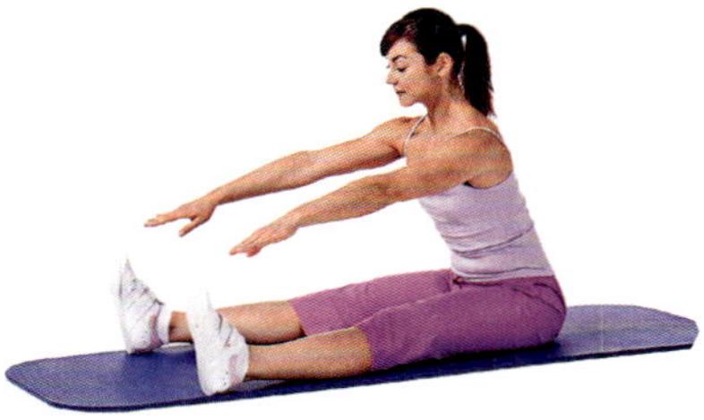

5. Nach vorn strecken

Mit gestreckten, leicht gespreizten Beinen auf den Boden setzen. Knie leicht anbeugen und mit den gestreckten Armen so weit nach vorn greifen, wie es bequem geht. 10-mal wiederholen.

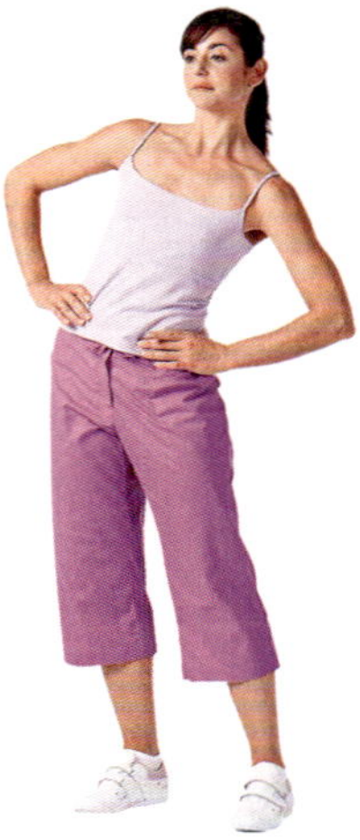

6. Beckenkreisen

Stellen Sie sich mit leicht gespreizten Beinen hin, die Füße schulterbreit auseinandergestellt. Kreisen Sie mit dem Becken, erst 20- bis 30-mal im Uhrzeigersinn, dann gegenläufig. Halten Sie dabei die Schultern so ruhig wie möglich.

Statisches Dehnprogramm

Gutes Dehnen sollte alle größeren Muskelgruppen einbeziehen. Wiederholen Sie die Übungen auf dieser Doppelseite jeweils 3-mal. Sie sollten diese Gymnastik als statische Stretchübungen ausführen, d. h., Sie halten jede Position 15–30 Sekunden lang, ohne zu wippen. Gehen Sie dann langsam wieder aus der Dehnung, entspannen Sie die Glieder kurz, und wiederholen Sie die Übung noch 2-mal. Atmen Sie langsam aus, während Sie zur Dehnung ansetzen, und normal weiter, während Sie die Position halten. Dem Dehnprogramm sollten immer die Übungen für die Gelenkmobilität oder ein anderes Aufwärmtraining vorangehen.

Weitere Dehntechniken

Nicht alle der hier vorgestellten Dehntechniken gelten als sicher. Fragen Sie im Zweifel Ihren Orthopäden, ob sich das jeweilige Dehnprogramm auch für Sie eignet.

- **Partner-Stretching:** Bei diesem statischen Dehnen hilft ein Partner, die richtige Haltung beizubehalten und den Muskel weiter zu dehnen, als es allein möglich wäre. Üben Sie am besten mit einem erfahrenen Trainer, um Überdehnen zu vermeiden.
- **Dynamisch:** Diese Methode verwendet kontrolliert nachfedernde Bewegungen, um Sie an die Grenze Ihrer Beweglichkeit zu bringen. Sie kann als Teil eines Aufwärmprogramms genutzt werden.
- **Muskelenergietechnik (MET):** Der Muskel wird vor der Dehnung mehrere Sekunden lang angespannt, sodass er sich dann weiter als gewöhnlich dehnen lässt.
- **Ballistisch:** Hier dient der Schwung einer Wippbewegung dazu, die Muskeln über ihre normale Beweglichkeit hinaus zu dehnen. Risiken: Überdehnen oder sogar Muskelfaserrisse. Nur unter Aufsicht üben!

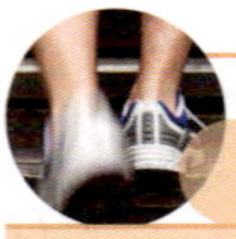

VIER MERKSÄTZE FÜR EFFEKTIVES DEHNEN

- **Sorgen Sie für warme Muskeln.** Wärmen Sie sich vorher auf, oder dehnen Sie sich erst nach dem Kardiotraining. Aufgewärmte Muskeln sind weniger verletzungsanfällig.
- **Finden Sie in eine tägliche Routine.** Die meisten Menschen stellen fest, dass sie am Nachmittag beweglicher sind. Viele dehnen sich jedoch gern morgens, um in Schwung zu kommen. Achten Sie dann aber ganz besonders auf gutes Aufwärmen und sanftes Dehnen.
- **Tragen Sie locker sitzende Kleidung.** Einengende Kleidung stört Sie in Ihrer natürlichen Bewegungsfreiheit und kann die Durchblutung hemmen.
- **Hetzen Sie nicht.** Achten Sie darauf, sich viel Zeit für entspanntes und ruhiges Dehnen zu nehmen. Forcierte oder zu schnelle Bewegungen führen häufiger zu Verletzungen.

1. Dehnen des oberen Rückens

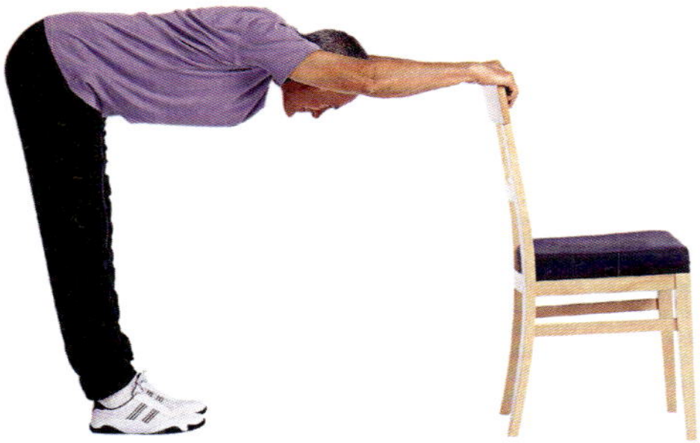

Stellen Sie sich im Abstand von etwa 1 m vor einem Stuhl auf. Beugen Sie sich aus der Hüfte vor, und fassen Sie die Stuhllehne, sodass Ihr Körper ungefähr einen 90°-Winkel bildet. Lehnen Sie langsam den Körper zurück, bis Sie einen Dehnreiz entlang der Rückenmuskeln spüren. Halten, 2-mal wiederholen.

2. Dehnen des Hüftbeugemuskels

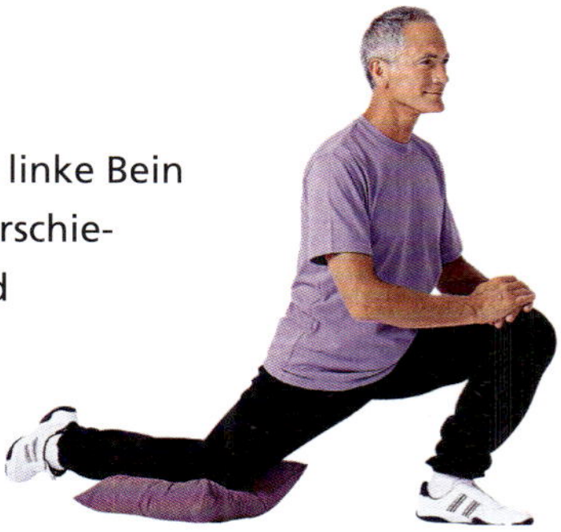

Knien Sie mit dem rechten Knie auf ein Kissen, das linke Bein ist vor dem Körper gebeugt. Langsam die Hüfte vorschieben, bis Sie ein Dehnungsgefühl vorn an Hüfte und Oberschenkel bemerken. Diese Position etwa 15–20 Sekunden halten, kurz entspannen, erneut dehnen. 2-mal wiederholen, dann das andere Bein.

3. Dehnen der Gesäßmuskulatur

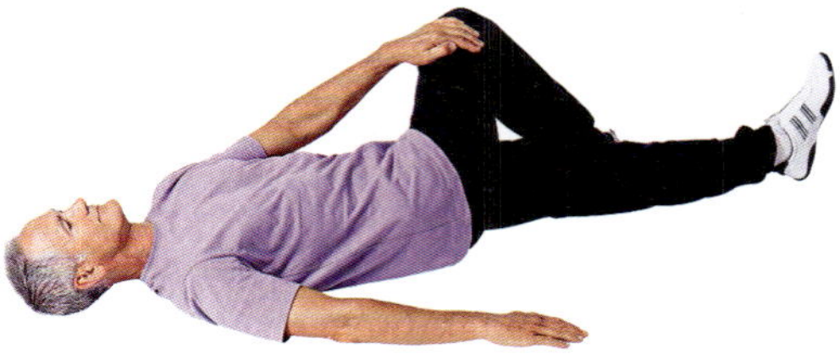

Legen Sie sich auf den Boden, kreuzen Sie das gebeugte rechte Bein so über das linke, dass sich der rechte Fuß an der Außenseite des linken Knies befindet. Ziehen Sie dann das Knie sanft zum Körper hin, bis Sie die Dehnung seitlich am Gesäß spüren. Halten Sie die Position, wiederholen Sie die Übung, wechseln Sie dann zum anderen Bein.

4. Dehnen der Beininnenseite

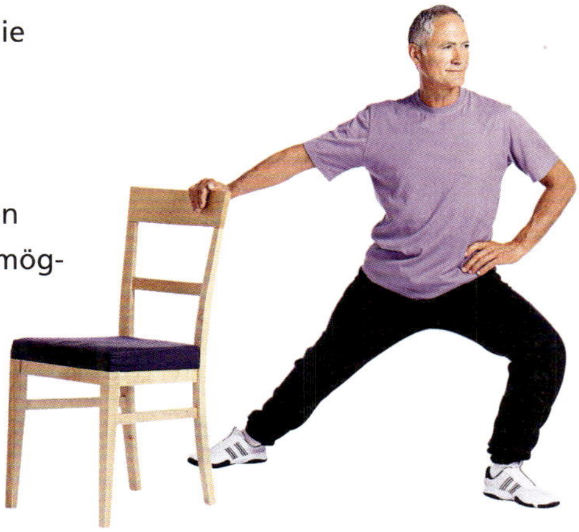

Halten Sie sich an einer Stuhllehne fest, machen Sie einen Schritt so weit nach vorn, wie es ohne Dehnungsgefühl möglich ist. Drehen Sie den rechten hinteren Fuß auswärts. Den Körper gerade halten, langsam tiefer gehen, dabei das linke Bein beugen, bis Sie einen Dehnreiz im rechten Bein spüren. 2-mal wiederholen, dann Seite wechseln.

5. Dehnen der Wirbelsäule

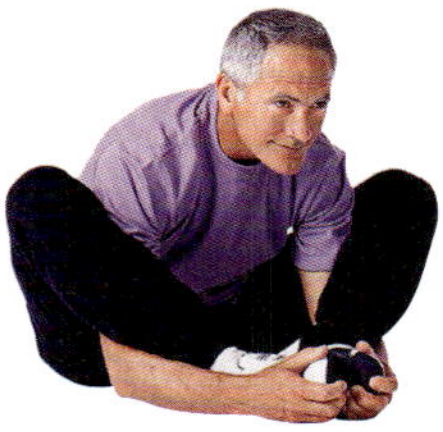

Setzen Sie sich auf den Boden, mit den Fußsohlen aneinander. Die Arme zwischen Oberschenkel und Unterschenkel durchführen, Füße umfassen. Den Körper nach vorn ziehen, bis eine Dehnung entlang der Wirbelsäule spürbar wird; 2-mal wiederholen.

TIPPS FÜR DEN ALLTAG
Auf die individuellen Erfordernisse achten

Bequeme, gut stützende Schuhe sind eine notwendige Anschaffung. Ungeeignetes Schuhwerk schadet nicht nur den Füßen, sondern auch der Körperhaltung, und es belastet Bein- sowie Rückenmuskulatur. Beim Sport ist darauf besonders zu achten. Wer seine Fitness mithilfe von Fitnessgeräten verbessern will, muss wissen, welches Gerät welche Muskel- oder Gelenkgruppen fördert, ob er lieber die Kraft oder Herz und Kreislauf stärken möchte.

Tipps für den Schuhkauf

Zwei Schlüsselfaktoren sind zu beachten: Wählen Sie einen Schuh, der Ihnen den nötigen Halt gibt und gut sitzt. Er sollte der Form des Fußes entsprechen, sich eng um die Ferse schmiegen, ohne beim Gehen zu reiben, und er sollte den Zehen reichlich Platz lassen.

- Mit den Jahren ändert sich die Größe der Füße. Wenn Sie sich Ihrer Schuhgröße nicht ganz sicher sind, sollten Sie die Länge und Breite beider Füße nachmessen lassen.
- Füße schwellen im Lauf des Tages und bei Hitze an, weshalb Sie Schuhe immer gegen Abend kaufen sollten.
- Wählen Sie möglichst Schuhe aus Naturmaterialien wie Leder, die den Fuß atmen lassen.
- Verzichten Sie auf spitze Schuhe. Der Zehenbereich sollte den Zehen genügend Raum zur freien Bewegung lassen.
- Meiden Sie Slipper. Schuhverschlüsse wie Schnürsenkel oder Klettverschlüsse verhindern das Vor- oder Seitwärtsrutschen des Fußes im Schuh.
- Tragen Sie keine Schuhe mit sehr hohen Absätzen. Je höher der Absatz, desto stärker die Auswirkungen auf den Gang; der Körper gerät aus dem Lot, das Risiko von Knie- und Rückenproblemen steigt.

Auf den richtigen Sportschuh kommt es an

Nach etwa 100 Stunden Nutzung sollten Sie sich neue Sportschuhe zulegen – also einmal pro Jahr, wenn Sie 2 Stunden pro Woche trainieren. Um den richtigen Schuh zu finden, müssen Sie die Form Ihres Fußes berücksichtigen, außerdem Ihr Gewicht, den Untergrund, auf dem Sie laufen, und die Sportart, die Sie betreiben möchten. Kaufen Sie lieber in einem Sportfachgeschäft als im Kaufhaus, und lassen Sie sich ausführlich beraten, welcher Schuh sich für Ihre Bedürfnisse eignet.

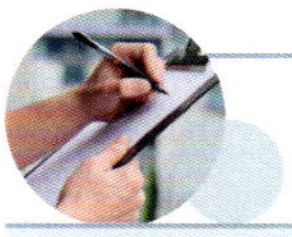

WELCHE ART VON SPORTSCHUH BENÖTIGEN SIE?

Sportschuh	Sportart	Was zeichnet diesen Sportschuh aus?
Tennisschuhe	Ballspiele wie Tennis, Squash oder Korbball, die plötzliche Seitwärtsbewegungen mit sich bringen	Schuhe für Ballsportarten sollten leicht und bequem sein. Sie benötigen eine rutschfeste Außensohle und eine gepolsterte Innensohle, die den Stoß beim Auftreffen auf dem Boden abdämpft. Sie bieten guten Halt für den Knöchel, um Verletzungen durch schnelle Tempo- und Richtungswechsel vorzubeugen.
Fitness-Sportschuhe	Generelle Sportaktivitäten wie leichtes Aerobic und Fitnesstraining, gelegentliches Walking, Jogging, Tennis oder Badminton	Fitness-Sportschuhe sind multifunktionale Sportschuhe. Sie bieten ein vernünftiges Maß an Stabilität, Tragekomfort und Polsterung und sind eine gute Wahl, wenn Sie unterschiedliche Aktivitäten ausprobieren wollen. Allerdings geben sie Ihnen nicht denselben Halt und Schutz wie spezielle Aerobic-, Walking- oder Jogging-Schuhe.
Aerobic-Schuhe	Aerobic-Training, das auch Sequenzen mit Hüpf- oder Springbewegungen beinhaltet	Aerobic-Schuhe zeichnen sich durch eine rutschfeste Sohle sowie gute Flexibilität und Dämpfung aus. Sie bestehen aus einem festen Obermaterial und lassen sich gut verschnüren, sodass der Fuß im Schuh nicht vor- oder seitwärts rutscht. Ein hoher Zehenbereich verhindert Reibung an den Zehen und Zehennägeln.
Laufschuhe	Regelmäßiges Joggen, Langstreckenlauf oder Laufen auf hartem Untergrund	Laufschuhe sollten leicht sein und dennoch guten Halt bieten, über reichlich stoßdämpfende Polsterung verfügen und eine relativ hohe Ferse haben, um übermäßiger Beanspruchung der Achillessehnen und Unterschenkel vorzubeugen. Lassen Sie sich bei der Auswahl am besten in einem Fachgeschäft oder von einem Experten beraten.

Bewahren Sie Haltung

Eine schlechte Körperhaltung verändert in der Regel die drei Hauptkrümmungen der Wirbelsäule: die leichte Krümmung nach vorn an der Halswirbelsäule, die leichte Krümmung nach hinten an der Brustwirbelsäule oder die Vorwärtskrümmung im Lendenbereich. Diese Krümmungen dienen der Abfederung des Körpergewichts gegen die Schwerkraft. Jede Verformung oder seitliche Verkrümmung der Wirbelsäule schadet den Wirbeln und der Muskulatur.

Das richtige Trainingsgerät

Auch wenn die Kardiogeräte in Ihrem Fitnessstudio sehr verschieden aussehen, haben sie doch alle dasselbe Ziel: Herz und Lunge zu trainieren und Kalorien zu verbrennen. Wenn Sie mit der richtigen Intensität und Dauer üben, bietet Ihnen jedes Gerät ein gutes aerobes Training und trainiert die Gelenke. Die Kraftgeräte haben eher den Zweck, Muskeln zu stärken, als Kalorien zu

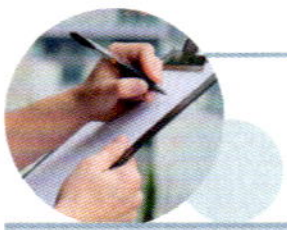

TRAININGSGERÄTE IM ÜBERBLICK

Kardiogeräte			
Name	**Trainierter Körperbereich**	**Weitere Vorteile**	**Sicherheit**
1. Cross-Trainer	Lunge und Herz	Verbrennt Fett, verbessert den Muskeltonus und die Knochendichte in Armen und Beinen.	Bietet ein sicheres, rücken- und gelenkschonendes Training.
2. Rudergerät	Lunge und Herz	Verbrennt Fett, verbessert den Muskeltonus und die Knochendichte in Armen, Rücken und Beinen.	Halten Sie den Rücken gerade, und befolgen Sie die Anweisungen genau, um den Rücken nicht zu überlasten.
3. Fahrradergometer	Lunge und Herz	Verbrennt Fett, verbessert den Muskeltonus und die Knochendichte in den Beinen.	Bietet ein sicheres, rücken- und gelenkschonendes Training.
4. Stepper	Lunge und Herz	Verbrennt Fett, verbessert den Muskeltonus und die Knochendichte in den Beinen.	Bietet ein sicheres, rücken- und gelenkschonendes Training.
5. Laufband	Lunge und Herz	Verbrennt Fett, verbessert den Muskeltonus und die Knochendichte in den Beinen.	Stärkerer Aufprall als beim Training mit anderen Kardiogeräten, was Gelenken schaden kann.

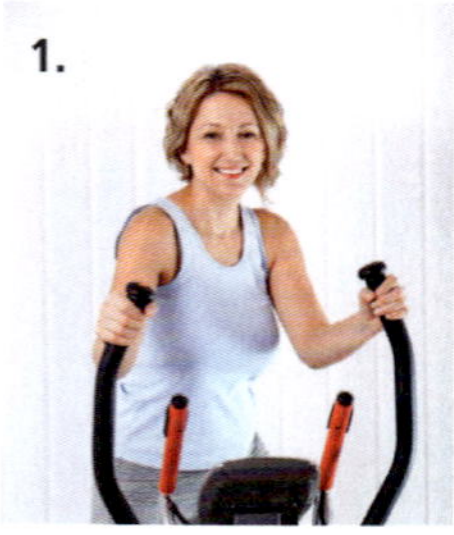

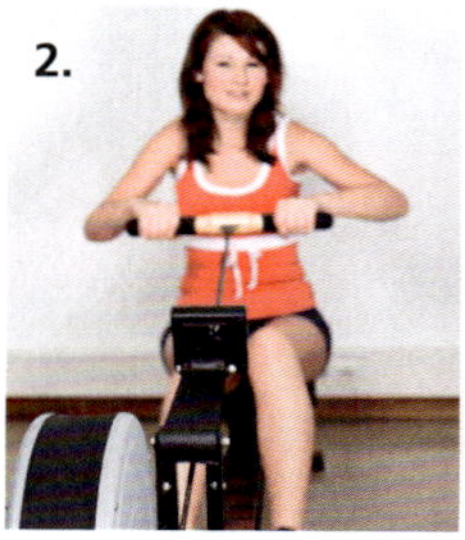

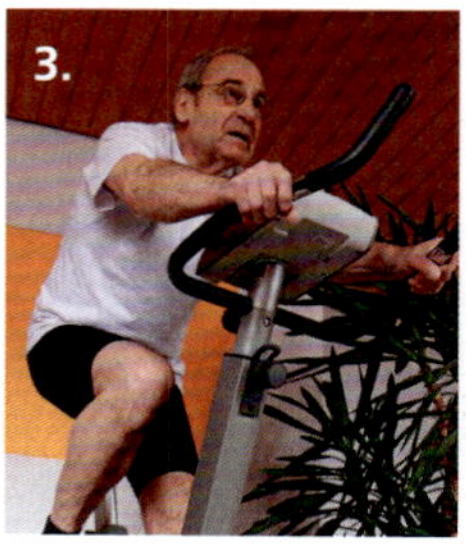

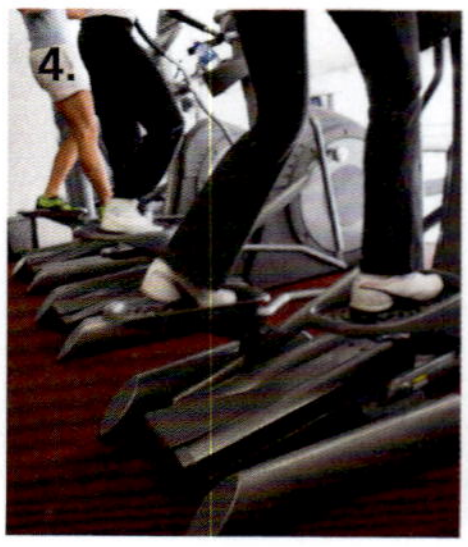

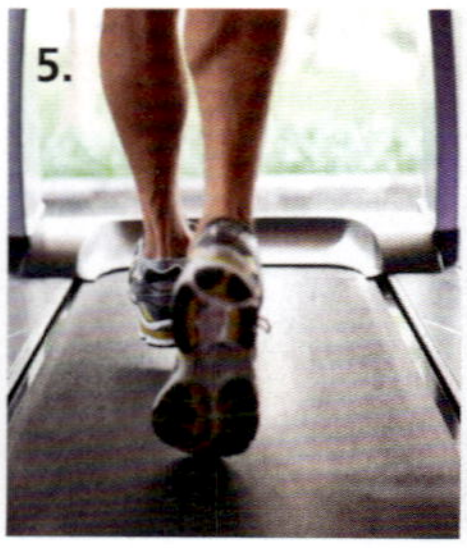

verbrennen. Sie bieten eine Alternative zu freien Gewichten, durch geführte Bewegungen. Die verschiedenen Geräte sprechen unterschiedliche Muskelgruppen an, weswegen Sie immer an mehreren Maschinen trainieren sollten. Trainieren Sie nie einfach „darauf los“, sondern lassen Sie sich im Fitnessstudio zu Beginn gut beraten. Am besten, Sie trainieren ohnehin unter der Aufsicht eines Betreuers.

Kraftgeräte

Name	Trainierter Körperbereich	Weitere Vorteile	Sicherheit
1. Latissimus-Zugstange	Rücken	Stärkt auch Schultermuskeln und Bizeps, verbessert die Knochendichte im Oberkörper.	Ziehen Sie die Stange nie hinter Ihrem Nacken nach unten. Das überlastet die Schulterbänder oder die Muskeln der Rotatorenmanschette.
2. Brustpresse	Brustkorb	Stärkt auch Schultermuskeln und Trizeps, verbessert die Knochendichte im Oberkörper.	Lassen Sie sich vor der Benutzung dieses Gerätes beraten, wenn Sie Probleme mit Schulter oder Ellbogen haben.
3. Schulterpresse	Schulter	Stärkt auch Trizeps und Rückenmuskeln, verbessert die Knochendichte im Oberkörper.	Lassen Sie sich vor der Benutzung dieses Gerätes beraten, wenn Sie Probleme mit Hals, Ellbogen oder unterem Rücken haben.
4. Trizeps-Extension	Trizeps	Stärkt auch Schulter- und Brustmuskeln, verbessert die Knochendichte in den Armen.	Holen Sie vor Benutzung dieses Gerätes Rat ein, wenn Sie Probleme mit den Armen haben.
5. Beinpresse	Gesäß und Oberschenkel	Verbessert die Knochendichte in Beinen und Hüften.	Lassen Sie sich vor der Benutzung dieses Gerätes beraten, wenn Sie Probleme mit Hüfte oder Knien haben.

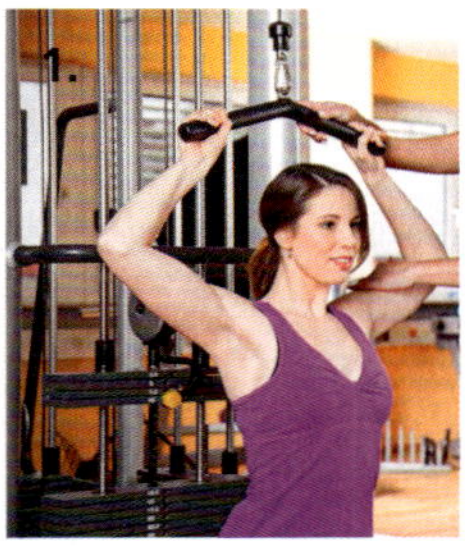

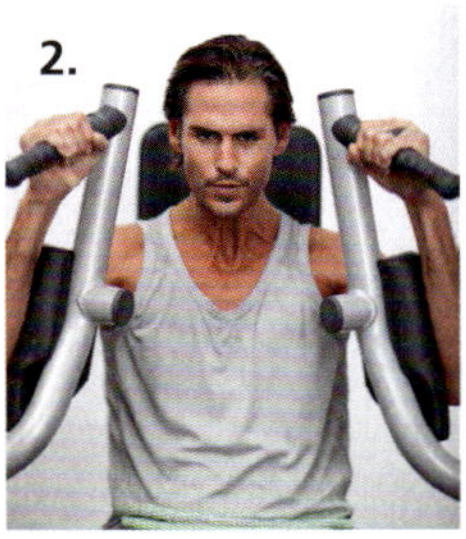

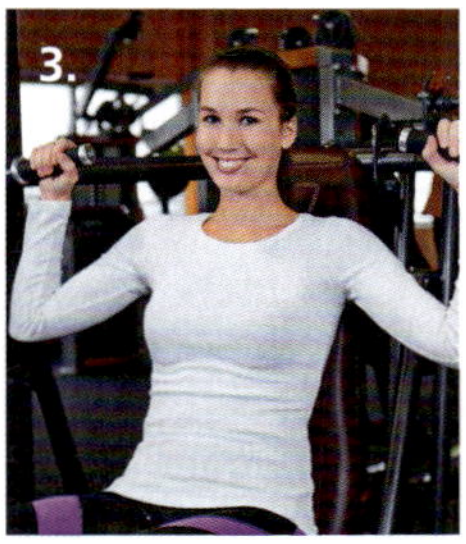

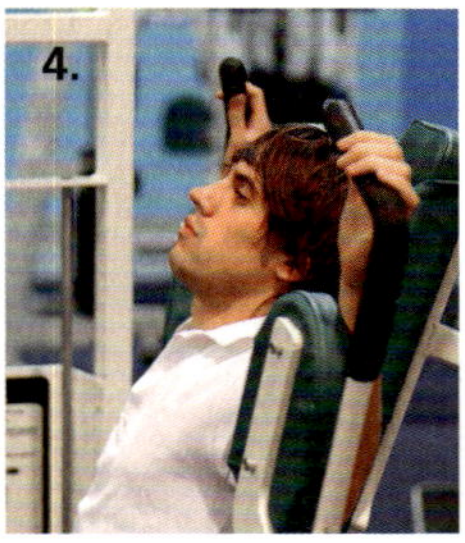

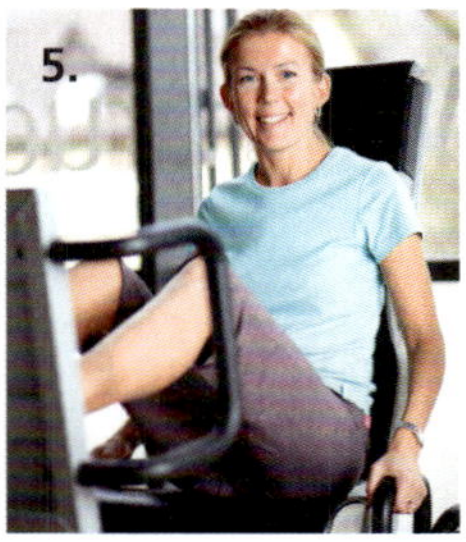

ALLTAGSGEFAHREN FÜR DIE GELENKE

Korrektes Verhalten im Haushalt

Eine schlechte Hebetechnik ist die Hauptursache für akute Rückenschmerzen und kann, weil sie bereits existierende Schwachstellen verschlimmert, auch zu langfristigen Beschwerden führen. Besonders gefährdet sind Menschen, die in ihrem Beruf viel heben und tragen müssen: Am häufigsten verletzen sich Krankenschwestern und Altenpflegerinnen am Rücken.

Anheben und schieben von Gegenständen

Mit den richtigen Hebetechniken kann man das Risiko einer Rückenverletzung jedoch reduzieren. Überprüfen Sie zudem das Gewicht des Gegenstands, bevor Sie ihn hochheben: Wenn er Ihnen zu schwer erscheint, sollten Sie jemanden bitten zu helfen. Aber auch das Schieben oder Ziehen schwerer Lasten kann zu Rückenproblemen führen. Wenn Sie die Wahl haben, sollten Sie jedoch das Schieben vorziehen, da Sie auf diese Weise den unteren Rücken weniger beanspruchen. Gehen Sie beim Heben in die Knie, und holen Sie die Kraft mehr aus den Beinen als aus dem Rücken.

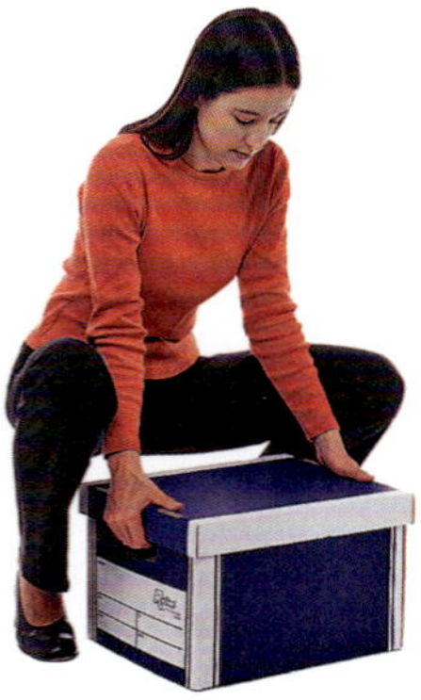

1. Gehen Sie so nah wie möglich an den Gegenstand heran, die Füße stehen hüftbreit auseinander oder seitlich vom Gegenstand und evtl. leicht versetzt. Gehen Sie in die Knie, halten Sie den Rücken gerade, und spannen Sie die Bauchmuskeln an.

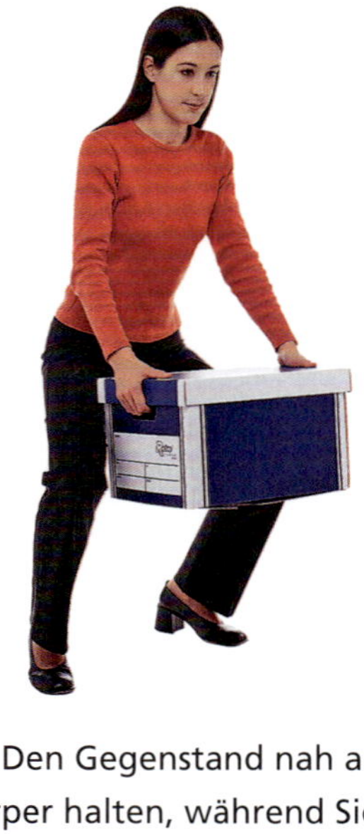

2. Den Gegenstand nah am Körper halten, während Sie sich in den Stand hochdrücken. Halten Sie den Rücken gerade, und holen Sie die Kraft aus den Beinen.

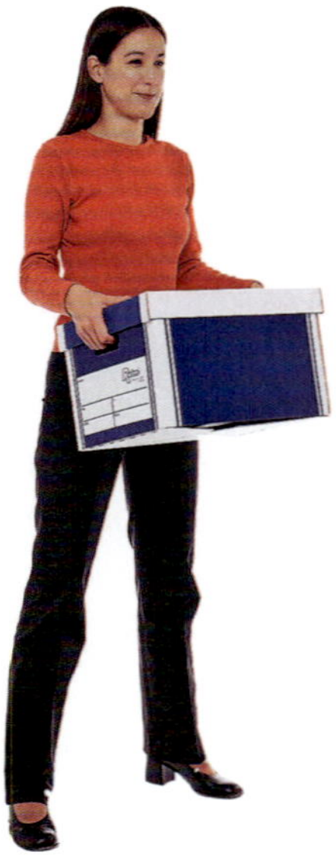

3. Achten Sie darauf, den Körper nicht zu verdrehen, solange Sie nicht aufrecht stehen.

Schwere Gegenstände sicher heben

Mit der richtigen Technik reduzieren Sie die Verletzungsgefahr: Prüfen Sie das Gewicht des Gegenstands, bevor Sie ihn anheben, und halten Sie sich an die folgenden Richtlinien.

Es stehen viele arbeitserleichternde Maßnahmen und Hilfsmittel zur Verfügung. Im Folgenden wird nur eine kleine Auswahl vorgestellt. Ein Ergotherapeut kann Sie gezielt auf Ihre Bedürfnisse hin beraten. Die hier beschriebenen Produkte können Sie in jedem guten Sanitätshaus erstehen. Auch im Internet finden Sie eine große Auswahl an Gerätschaften. Die meisten der hier aufgeführten Hilfsmaßnahmen sind einfach und günstig; wenn Sie jedoch kostenaufwendigere Veränderungen in Ihrem Haus vornehmen müssen, können Sie vielleicht finanzielle Unterstützung beantragen. Weitere Informationen dazu erhalten Sie vom Sozialamt oder Ergotherapeuten.

Die Wohnung anpassen

Ein Korb unter dem Briefschlitz an der Innenseite der Tür nimmt Ihnen das Bücken ab. Durch große Griffe an Haustürschlüsseln lassen sich diese sehr viel leichter handhaben. Türen lassen sich zudem leichter öffnen, wenn sie über Klinken mit speziellen Griffen verfügen. Im Bereich der Elektrik helfen spezielle Stecker mit besseren Haltemöglichkeiten, die sich leichter in die Steckdose stecken und herausziehen lassen. Drück- oder Schiebeschalter erlauben ein angenehmeres An- und Ausschalten der Beleuchtung, und ein Headset erspart Ihnen, den Telefonhörer längere Zeit halten zu müssen.

Im Wohnzimmer

Ein oder mehrere Kissen oder ein Sitzkeil auf dem Stuhl erleichtern das Aufstehen. Mit speziellen Blöcken, die man unter die Stuhlbeine legt, kann man den Stuhl erhöhen. Ein Katapult-Sitz ermöglicht es Ihnen, sich bequem im Stuhl zurückzulehnen, verhilft Ihnen aber auch durch Neigen der Sitzfläche zurück in den Stand. Für Arthroseleidende gibt es tragbare Arthrose-Sitzkissen, mit deren Hilfe sich jeder normale Stuhl in dieser Hinsicht umfunktionieren lässt. Praktisch ist auch eine Greifzange, die Ihnen hilft, Dinge aufzuheben, ohne dafür aufstehen oder sich bücken zu müssen.

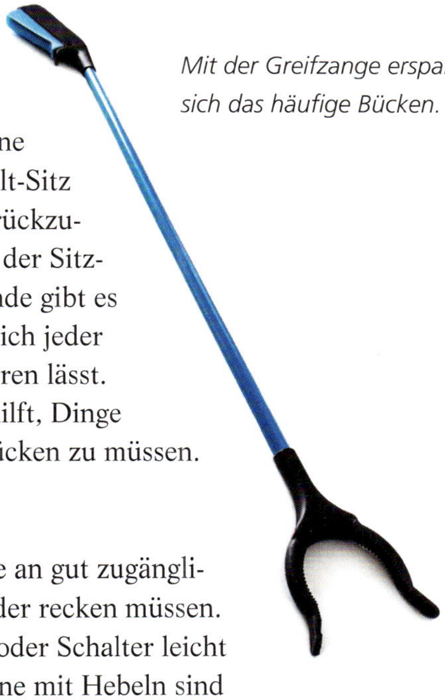

Mit der Greifzange ersparen Sie sich das häufige Bücken.

In der Küche

Verwahren Sie häufig verwendete Gegenstände an gut zugänglichen Stellen, damit Sie sich weniger bücken oder recken müssen. Mit speziellen Drehhebeln lassen sich Knäufe oder Schalter leicht bedienen. Die inzwischen üblichen Wasserhähne mit Hebeln sind

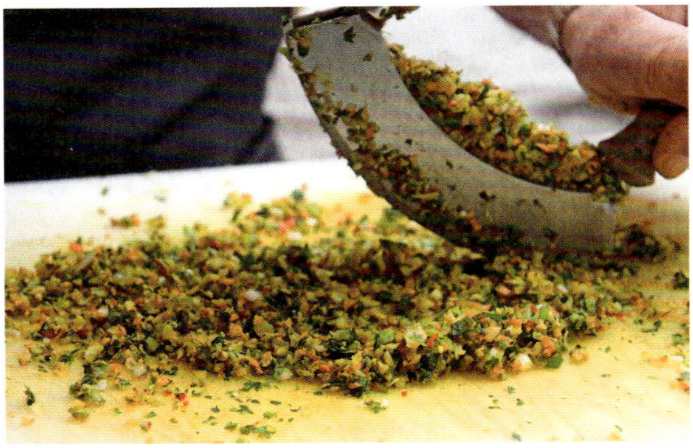

Wiegemesser liegen deutlich besser in der Hand als herkömmliche Messer.

besser zu handhaben als Dreh-Wasserhähne; alternativ können Sie auch spezielle Aufsätze anbringen. Verwenden Sie Spezialgeräte für das Öffnen von Gläsern und Flaschen und Ziehhaken für den Ring an Konservendosen. Ein Relikt aus vergangenen Zeiten kommt wieder zu Ehren: Ein Servierwagen erspart das Tragen von schwerem Geschirr.

Kochen und Essen

Küchengeräte mit großen oder passend gewölbten Handgriffen lassen sich mit steifen Fingern viel besser bedienen, auch Wiegemesser liegen gut in der Hand und erleichtern das Schneiden und Zerhacken. Besteck mit großen Griffen, leichtes Geschirr, Tassen mit großen Henkeln lassen sich sicher halten. Leichte Pfannen mit zwei Griffen sind einfacher hochzuheben, ohne dass der Inhalt herausfällt oder verschüttet wird. Spezielle Schneidebretter halten Gemüse an Ort und Stelle, während Sie es zerkleinern.

Im Badezimmer

Statten Sie Wasserhähne mit Einhebelmischern aus. Schwämme und Haarbürsten mit langen Griffen sind eine Hilfe bei steifen Armen und Schultern. Ein dicker Frotteebademantel hilft beim Abtrocknen nach dem Bad oder der Dusche. Bringen Sie Haltestangen neben Toiletten und der Badewanne an. Badewannen mit einem Zugang auf der Höhe des Fußbodens erleichtern den Ein- und Ausstieg, sind aber teuer in der Einrichtung. Eine andere Möglichkeit ist ein Badewannen-Lift.

Im Arbeitszimmer

Handgelenkstützen oder Schaumstoffpolster vor der Tastatur schonen die Handgelenke. Durch häufige Pausen verringern Sie die Belastung für Ihre Hände und Handgelenke. Wenn die Hände stark betroffen sind, kann eine Software zum Bedienen des Computers mittels Spracheingabe die Arbeit beträchtlich erleichtern und weniger schmerzhaft gestalten.

Im Auto

Ein Panorama-Rückspiegel und Spiegel für die toten Winkel schonen einen steifen Hals. Ein Drehsitz erleichtert das Ein- und Aussteigen. Auch für die Gurte sind leicht zu bedienende Verschlüsse und andere Vorrichtungen erhältlich. Erwägen Sie den Kauf eines Autos mit Servolenkung und Automatikschaltung.

SITZEN WILL GELERNT SEIN

Korrekte Haltung am Schreibtisch

Schlechte Sitzhaltung ist eine Hauptursache für Beschwerden im unteren Rücken. Eine sitzende Haltung bedeutet schon grundsätzlich eine viel stärkere Belastung für die Wirbelsäule als Gehen oder Stehen.

Selbst wenn Sie aufrecht sitzen, übt das Gewicht des Oberkörpers rund 50 % mehr Druck auf die Lendenwirbelsäule aus als beim Stehen. Wenn Sie vornübergebeugt sitzen, ist der Druck auf die Wirbelsäule sogar um bis zu 150 % stärker als im Stehen. Eine gute Sitzhaltung ist besonders dann wichtig, wenn Sie viel Zeit am Schreibtisch oder vor dem Computer verbringen müssen. Versuchen Sie, möglichst etwa alle 20 Minuten aufzustehen und etwas umherzugehen.

Machen Sie ein paar Dehnungsübungen für den Hals, lassen Sie Kopf und Schultern kreisen, zucken Sie mit den Schultern, strecken Sie die Arme und den Rücken, um die Wirbelsäule zu lockern. Über kurze Zeiträume können Sie auch andere Haltungen beim Sitzen einnehmen; achten Sie aber darauf, die meiste Zeit in der optimalen Position, wie sie in der Abbildung unten dargestellt wird, zu verbringen.

Sitzen am Schreibtisch

- **Augen:** Der obere Rand des Bildschirms sollte sich auf Augenhöhe befinden – stellen Sie den Monitor notfalls auf ein paar dicke Bücher.
- **Rumpf:** Hängen Sie nicht über dem Schreibtisch, halten Sie das Becken gerade. Ihr Stuhl muss den Lendenbereich gut stützen. Richten Sie den Monitor Ihres Computers und die Tastatur so aus, dass Sie nicht das Becken oder den Hals verdrehen müssen.
- **Arme und Handgelenke:** Die Arbeitsfläche sollte sich knapp unterhalb der Ellbogen befinden. Hände und Handgelenke sind beim Tippen auf einer Höhe – verwenden Sie notfalls Handgelenkpolsterkissen.
- **Beine und Füße:** Die Beine sollten im rechten Winkel gebeugt sein, der ganze Fuß Bodenkontakt haben. Die Beine finden unter dem Arbeitstisch Platz, sodass Sie sich nicht nach vorn beugen müssen.

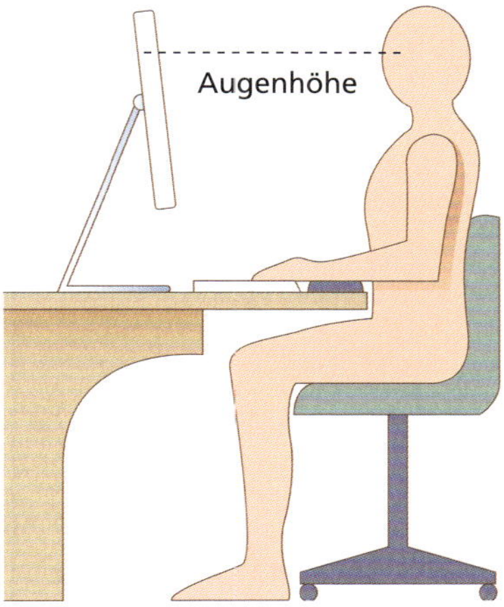

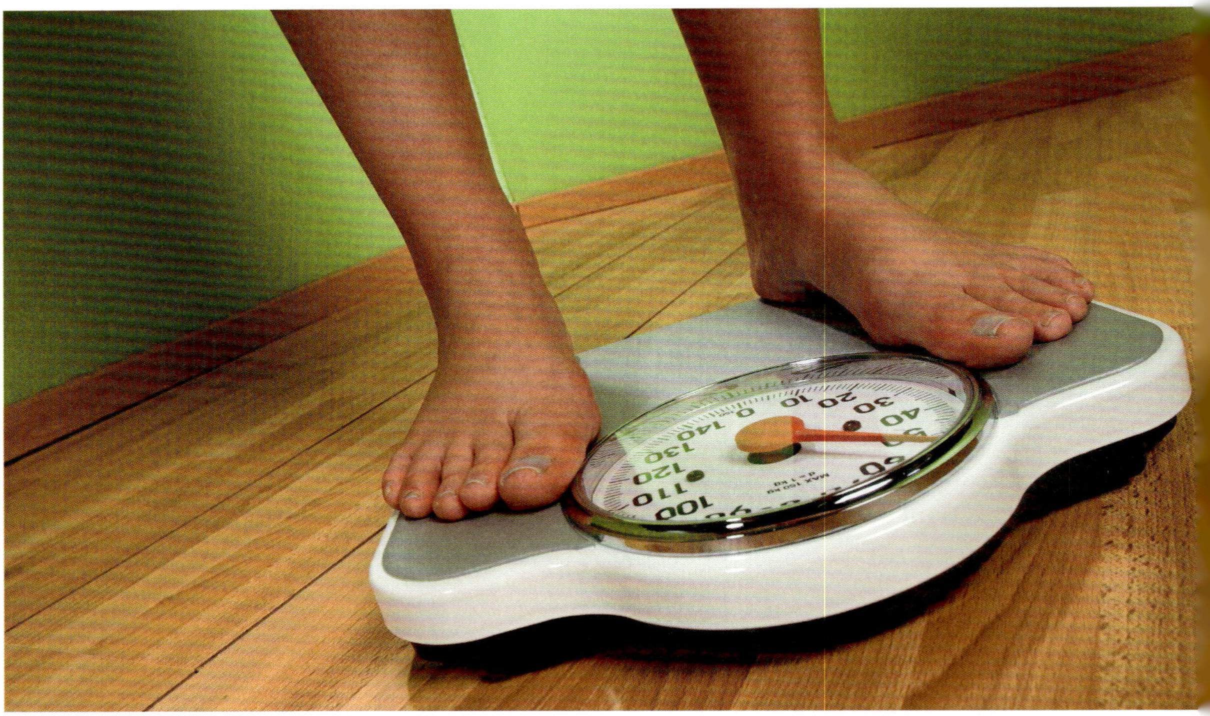

GEWICHTSREDUKTION
Ein Segen für die Gelenke

Auf ein normales Gewicht zu achten ist bei Patienten mit Gelenkerkrankungen besonders wichtig, denn jedes Kilo weniger entlastet die Gelenke. Allerdings fällt das Abnehmen Menschen mit rheumatischen Erkrankungen oft sehr schwer, weil sie aufgrund ihrer Schmerzen nicht immer für die nötige unterstützende sportliche Bewegung sorgen können.

Die meisten übergewichtigen Menschen haben schon einmal oder sogar mehrmals versucht, abzunehmen – und es irgendwann frustriert aufgegeben, weil es einfach nicht funktionierte. Drei Hürden machen Menschen mit zu hohem Gewicht das Leben schwer. Zum einen ist die Neigung zum Übergewicht genetisch bedingt: Der eine kann beim Essen richtig zuschlagen, ohne zuzunehmen, während sich beim anderen schon drei Tage Schlemmen an Weihnachten unliebsam auf der Waage bemerkbar machen.

Die zweite Hürde ist die Ernährungs- und Lebensweise: Viele übergewichtige Menschen bewegen sich zu wenig und machen bei ihrer Ernährung Fehler, die ihnen oft selbst nicht bewusst sind. Kommen dann auch noch Stress und Arbeitsüberlastung – oder Langeweile und Unausgefülltheit – hinzu, so führt das meistens dazu, dass man sich noch weniger bewegt oder aus Frust regelmäßig den Kühlschrank plündert; und dann ist eine Gewichtszunahme fast schon vorprogrammiert.

Über die dritte Hürde stolpern Übergewichtige, wenn sie irgendwann ihren inneren Schweinehund überwinden und abzunehmen versuchen. Das ist der berüchtigte Jo-Jo-Effekt: Kaum hat man die Gewichtsreduktionsdiät beendet und ernährt sich wieder „normal" (d.h., so wie vorher), schnellt der Waagezeiger erneut nach oben. Oft nimmt man dann sogar noch mehr zu, als man vorher gewogen hat.

Auf die richtige Energiebilanz kommt es an

Wer abnehmen möchte, braucht eigentlich nur ein ganz einfaches Prinzip zu beachten: die Energiebilanz. Damit ist das Verhältnis zwischen Energiezufuhr und Energieverbrauch gemeint. Wenn wir ebenso viele Kalorien zu uns nehmen, wie wir verbrauchen, bleibt unser Gewicht konstant. Nehmen wir mehr Kalorien auf, als unser Körper benötigt, so werden diese überschüssigen Kalorien in Form von Fettgewebe gespeichert: Wir nehmen zu.

Wer abnehmen möchte, muss also weniger Kalorien zu sich nehmen, als er verbraucht. Die zwei wichtigsten Faktoren, die man beeinflussen kann, um sein Gewicht zu verändern, sind:

- Ernährung (die Kalorien, die wir aufnehmen)
- Bewegung (die Kalorien, die wir verbrauchen).

Ein gutes Gewichtsreduktionsprogramm sollte also sowohl Änderungen im Ernährungsverhalten umfassen als auch ein konsequent durchgeführtes Bewegungsprogramm beinhalten.

Wie findet man die richtige Diät?

Grundsätzlich eignen sich Diäten durchaus für die Gewichtsreduktion – aber nur, wenn sie ausgewogen und langfristig angelegt sind. Denn idealerweise sollten Sie in der Lage sein, das neue Ernährungsverhalten auch nach dem Ende der eigentlichen Diät ein Leben lang fortzuführen. Die im Rahmen der Diät empfohlene Kost muss also ausgewogen und abwechslungsreich sein. Finger weg von Gewichtsreduktionsdiäten, bei denen man nur einige wenige Lebensmittel zu sich nehmen darf! Solche Diäten lassen sich normalerweise nicht langfristig durchhalten und können aufgrund ihrer Einseitigkeit sogar zu gefährlichen Mangelerscheinungen führen.

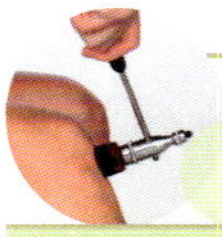

DAS RÄT DER EXPERTE

Der Body-Mass-Index

Wer abnehmen möchte, sollte sein Gewicht regelmäßig kontrollieren. Zur Definition von Normalgewicht dient der Body-Mass-Index (BMI), der sich so errechnet:

$$\text{BMI} = \frac{\text{Körpergewicht (in kg)}}{\text{Körpergröße (in m) im Quadrat}}$$

Bei einem Wert von 20–25 oder 26 spricht man von Normalgewicht, bei 26–30 von Übergewicht, darüber von gesundheitsgefährdender Fettleibigkeit (Adipositas).

Aus dem gleichen Grund sollte Ihre Diät auch keine „verbotenen“ Lebensmittel enthalten. Und: Sie sollten während der Diät nicht sehr hungern müssen. Auch das ruft nämlich den Jo-Jo-Effekt auf den Plan, weil Sie Ihrem Körper damit signalisieren, dass ein Mangelzustand oder eine Art „Hungersnot“ herrscht.

Warum Kalorienzählen allein nicht zum Ziel führt

Es gibt jede Menge Menschen, die ständig Kalorien zählen und sogar mit der Kalorientabelle einkaufen gehen – aber trotzdem nicht schlank werden. Eine ausschließliche Fixierung auf den Energiegehalt (Kalorien) eines Lebensmittels ist zu einseitig; man muss auch berücksichtigen, welche Nahrungsbausteine oder Grundnährstoffe (Eiweiß, Kohlenhydrate, Fett) ein Lebensmittel enthält. Fett-, Kohlenhydrat- und Eiweißkalorien werden vom Körper nämlich sehr unterschiedlich verstoffwechselt und verwertet.

Fett macht auch fett, da 98 % einer fettreichen Mahlzeit unmittelbar vom Körper aufgenommen werden. Deshalb bleibt jede Bratwurst sofort an Bauch und Hüfte kleben. Kohlenhydratreiche Lebensmittel dagegen werden nur zu 75 % sofort verarbeitet, während 25 % in Muskulatur und Leber gespeichert werden.

DAS RÄT DER EXPERTE

Wenig Auswahl

Wer sich beim Abnehmen durch Medikamente unterstützen lassen will, dem stehen kaum noch Möglichkeiten offen. Viele „Abnehmpillen“ wurden nämlich inzwischen wegen zu hoher Risiken und Nebenwirkungen vom Markt genommen. Zugelassen ist zurzeit nur noch Orlistat (Xenical®). Dieses Mittel hemmt ein Enzym im Darm, das Fett aufspaltet. Dadurch kann etwa die Hälfte des Fetts nicht mehr vom Körper aufgenommen werden, sondern wird über den Darm wieder ausgeschieden. Wer Xenical® einnimmt, muss sich allerdings fettarm ernähren; sonst kommt es durch die hohe Menge unverdauten Fetts zu unangenehmen Blähungen und stinkenden „Fettstühlen“.

Fettarm oder kohlenhydratarm?

Damit ist auch schon die Frage beantwortet, ob man lieber mit einer fettarmen oder einer kohlenhydratarmen Diät abnehmen sollte. Schon seit Langem wird darum heftig diskutiert; jede Richtung hat ihre Verfechter. Tatsächlich nimmt man mit einer kohlenhydratarmen, eiweißreichen Kost (Low-Carb-Diät) stark ab – unter Umständen sogar schneller als bei einer fettarmen und kohlenhydratreichen Ernährung. Dennoch ist eine solche Kost mit Vorsicht zu genießen, vor allem für ältere Menschen, die oft bereits eine eingeschränkte Nierenfunktion haben – bei ihnen kann der relativ hohe Eiweißgehalt einer solchen Diät den Nieren schaden, vor allem, wenn man sie langfristig praktiziert. Außerdem haben Low-Carb-Diäten zwangsläufig einen hohen Gehalt an tierischen Fetten, was sich negativ auf die Blutfettwerte auswirken kann und bei

Menschen mit Gelenkerkrankungen ohnehin kontraproduktiv ist. Und nicht zuletzt sind sie sehr einseitig: Man ernährt sich hauptsächlich von Fleisch, Fisch, Eiern und ein paar kohlenhydratarmen Gemüsearten. An einem so eingeschränkten Speiseplan wird man keine Freude haben und sich entsprechend auch nicht lange daran halten können. Zu diesen Low-Carb-Diäten, von denen man also lieber die Finger lassen sollte, gehören z. B. die Atkins-Diät und die Logi-Diät. Die Dukan-Diät basiert auf proteinreicher Kost.

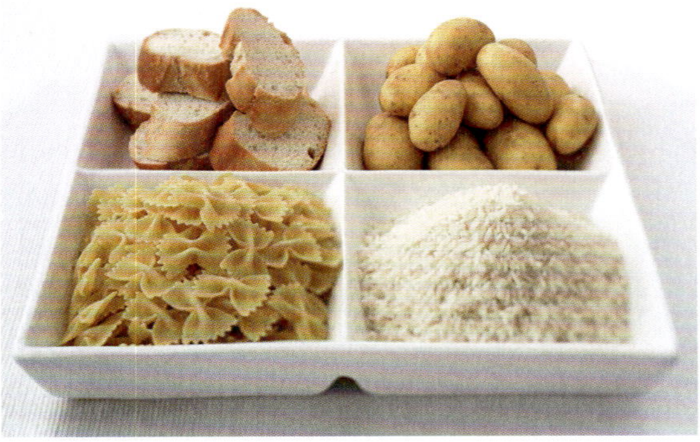

Typische Lebensmittel mit hohem Kohlehydratanteil: Weißbrot, Kartoffeln, Nudeln und Reis.

Vorzuziehen ist eine Gewichtsreduktionsdiät, die weniger Fett und mehr Kohlenhydrate enthält: Ernährungsexperten empfehlen eine sogenannte „kalorienreduzierte Mischkost", die ausgewogen und abwechslungsreich ist und alle wichtigen Nährstoffe beinhaltet. Im Rahmen einer solchen Kost nimmt man viele Ballaststoffe, genügend Eiweiß und wenig Fett zu sich. Zu diesen Diäten gehören beispielsweise die Brigitte-Diät, die Fit-for-fun-Diät und das Weight-Watchers-Programm.

Um so eine Diät durchzuführen, muss man allerdings schon ein bisschen Geduld mitbringen: Sich dreimal am Tag eine Mahlzeit nach den Speiseplänen der Brigitte- oder Fit-for-fun-Diät zuzubereiten kostet Zeit und ist nichts für Kochmuffel. Bei der Weight-Watchers-Diät wiederum ist das Punktezählen ziemlich zeitaufwendig; man sollte nämlich eine bestimmte Anzahl an „Ernährungspunkten" pro Tag nicht überschreiten. Es gehört also eine gehörige Portion von Energie dazu, eine sinnvolle Diät durchzuhalten.

So hab ich's erlebt

Im Lauf der Zeit litt ich immer mehr unter Schmerzen, in der Hüfte, aber auch in den Knien und Fußgelenken. Ich las, dass ich mich einfach mehr bewegen sollte, z. B. walken oder joggen. Das fiel mir mit 112 kg aber sehr schwer. Mein Hausarzt überzeugte mich, konsequent an meinem Gewicht zu arbeiten. Ich schrieb mich für das Ernährungsprogramm einer Krankenkasse ein. Zweimal die Woche musste ich zur Ernährungsberatung und zur Bewegungstherapie in der Gruppe gehen. Das machte sogar Spaß! Nach einem Dreivierteljahr hatte ich 18 kg abgenommen und fühlte mich sehr viel besser. Auch die Gelenkprobleme verschwanden.

Rolf Heidemann

Abnehmen wie die Astronauten

Wer mehr und schneller abnehmen möchte, weil er unter stärkerem Übergewicht leidet, für den ist vielleicht eine Formuladiät (auch als bilanzierte Diät oder „Astronautenkost“ bezeichnet) das Richtige. Sie kostet nicht viel Zeit, ist allerdings ein wenig gewöhnungsbedürftig; denn dabei ernährt man sich von industriell hergestellten Nährstoffgemischen, die den Tagesbedarf an Eiweiß, Fett, Kohlenhydraten, Vitaminen, Mineralstoffen und Spurenelementen genau decken. Die Auswahl an Geschmacksrichtungen ist nicht überwältigend: Die Nahrung besteht aus Pulvern, aus denen man sich mit Wasser oder Magermilch einen Schoko-, Beeren- oder Vanilledrink anrühren kann, und ein paar Suppen, ebenfalls in Pulverform.

Formuladiät-Produkte verschiedener Firmen sind in der Apotheke erhältlich und ermöglichen eine sehr flexible Vorgehensweise: Je nachdem, wie viel und wie schnell man Gewicht verlieren möchte, kann man entweder nur einzelne Mahlzeiten durch einen Formuladrink ersetzen oder sich eine Zeit lang ausschließlich von diesen Drinks ernähren. In letzterem Fall sollte man seine Gewichtsreduktionsdiät aber auf jeden Fall ärztlich begleiten und kontrollieren lassen; denn nicht jeder verträgt eine so radikale Diät. Vor allem ältere Menschen halten sie oft nicht über längere Zeit durch.

Ohne Bewegung geht es nicht

Eine Ernährungsumstellung allein reicht meistens nicht aus, um das Wunschgewicht zu erreichen und hinterher auch dauerhaft zu halten. Bewegung gehört unbedingt mit dazu, weil sie gleich einen doppelten Abnehmeffekt hat: Körperliche Aktivität erhöht nämlich nicht nur den Energieverbrauch, sondern vergrößert zusätzlich auch die Muskelmasse; und Muskeln verbrauchen mehr Energie als Fettgewebe. Ein gut durchtrainierter Körper verbrennt also auch im Ruhezustand mehr Kalorien. Wer eine halbe Stunde lang auf dem Heimfahrrad oder Crosstrainer sitzt, ist vielleicht enttäuscht über den auf dem Display angezeigten Energieverbrauch – so viel ist es gar nicht. Aber der Körper verbrennt auch nach der körperlichen Aktivität noch eine Zeit lang mehr Kalorien; tatsächlich geht der erzielte Abnehmeffekt also über die Dauer des Trainings hinaus. Und einen Umstand muss man ebenfalls beachten,

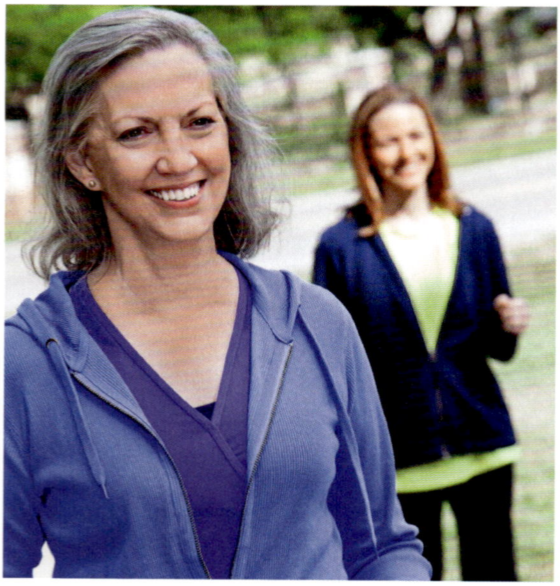

Bewegung ist der Schlüssel zum Normalgewicht: Sie verbraucht Kalorien und verhindert den Jo-Jo-Effekt.

wenn sich der sportlicher Fleiß nicht gleich auf die Waage durchschlägt: Muskelmasse wiegt nämlich mehr als Fett!

Entspannung und Stressbewältigung

Außer körperlicher Aktivität ist auch Entspannung wichtig. Denn wer viel Stress hat und diesen nicht richtig bewältigen kann, neigt eher zu unkontrolliertem Essverhalten („Frustessen"). Deshalb enthalten viele Gewichtsreduktionsprogramme auch gezielte Tipps zur Entspannung und Stressbewältigung. Wenn Sie das Gefühl haben, dass Ihr Stress sich manchmal ungünstig auf Ihr Ernährungsverhalten auswirkt, erlernen Sie doch einfach eine Entspannungsmethode, wie beispielsweise autogenes Training, Progressive Muskelrelaxation, Meditation oder „Fantasiereisen", und praktizieren Sie diese regelmäßig – vor allem dann, wenn wieder einmal eine Heißhungerattacke Ihnen die Sinne zu rauben droht. Oder gönnen Sie sich als Ersatz für die Tafel Schokolade, nach der es Sie vielleicht gerade gelüstet, bewusst etwas Schönes (was aber natürlich nichts mit Essen zu tun haben sollte): ein entspannendes Bad, einen Stadtbummel mit der Freundin, Spielen oder Schmusen mit dem Hund. Dabei vergessen Sie die Lust aufs Essen garantiert.

DAS RÄT DER EXPERTE

Mäßig und regelmäßig

Zum Abnehmen eignen sich am besten gelenkschonende Ausdauersportarten wie Gehen, Walken, Schwimmen oder Radfahren. Falls Sie ein Sportmuffel sind, lassen Sie es langsam angehen: Mäßige, aber regelmäßige körperliche Aktivität reicht völlig aus und ist besser, als sich ein umfangreiches Trainingsprogramm vorzunehmen, das man dann hinterher doch nicht durchhält. Ein paarmal pro Woche mindestens eine halbe Stunde lang in zügigem Tempo spazierenzugehen ist schon ein guter Anfang. Für den Intensitätsgrad der körperlichen Aktivität gilt als Faustregel, dass man dabei leicht ins Schwitzen kommen sollte.

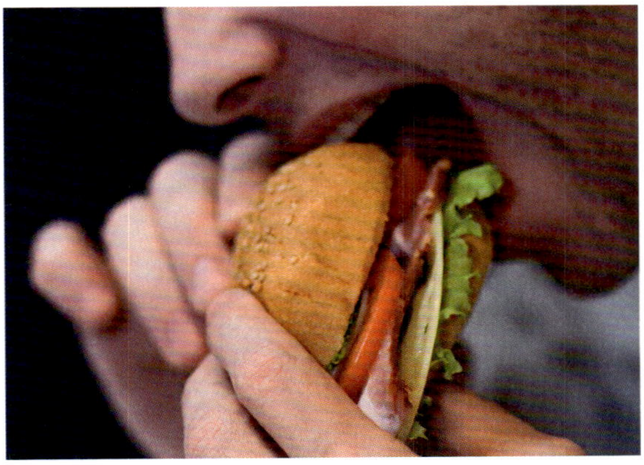

Stress, keine Zeit und keine Ruhe? Die unbedacht zugenommenen Kalorien sind wahre Dickmacher.

Holen Sie sich Hilfe!

Nicht alle Menschen schaffen es, allein abzunehmen – vor allem, wenn viele Pfunde heruntermüssen. Zum Glück gibt es verschiedene Möglichkeiten, sich Hilfe zu holen: Sie können sich z. B. von einem Arzt oder Ernährungsberater betreuen lassen oder einen „Personal Trainer" engagieren, der Ihnen hilft, Ihren „inneren Schweinehund" zu überwinden. Oder treiben Sie doch einfach zu regelmäßigen, genau festgelegten Zeiten Sport in einer Gruppe oder mit Freunden; auf diese Weise fällt es vielen leichter, sich zu motivieren. Sportliche Aktivitäten, die man gut zusammen mit anderen Menschen praktizieren kann, sind Wassergymnastik, Wandern, Radfahren und alle Spiel- und Wettkampfsportarten wie beispielsweise Tennis, Federball oder Golf.

Natürlich gibt es auch diverse kommerzielle Gewichtsreduktionsangebote: Bei den Weight Watchers (www.weightwatchers.de) finden regelmäßige Gruppentreffen statt, bei denen die Teilnehmer sich auf die Waage stellen müssen, aber auch Erfahrungen austauschen und etwas über gesunde Ernährung und sinnvolle körperliche Aktivität lernen. Wer mit einer bilanzierten Diät abnehmen möchte, für den bietet OPTIFAST® (www.optifast.de) zusätzlich zur Pulvernahrung Therapieprogramme an, bei denen ein Spezialistenteam aus Ärzten, Ernährungsfachkräften, Sporttherapeuten und Psychologen sich um die Abnehmwilligen kümmert und sie auch regelmäßig medizinisch untersucht. Solche Programme haben natürlich ihren Preis; doch wer das Gefühl hat, allein nicht die nötige Konsequenz aufzubringen, oder es schon einmal alleine versucht hat und gescheitert ist, für den sind sie eine Überlegung wert.

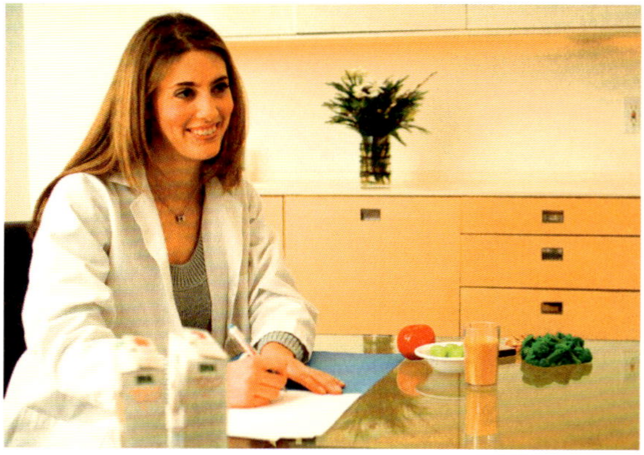

Eine Ernährungsberatung macht einem die Fehler bewusst und motiviert zum Durchhalten.

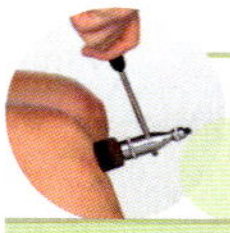

DAS RÄT DER EXPERTE

Achtung beim Fasten

Auch ein kurzzeitiges ärztlich begleitetes Fasten (mit Säften oder Molke) kann beim Abnehmen helfen. Bei Patienten mit rheumatoider Arthritis bringt das oft eine vorübergehende Besserung der Beschwerden, da durch die fehlende Arachidonsäurezufuhr weniger entzündungsfördernde Stoffe im Körper entstehen. Allerdings hält dieser Effekt nicht lange an. Gichtpatienten dagegen dürfen nicht fasten, sondern müssen ihr Gewicht langsam reduzieren: Sie sollten auf jeden Fall weniger als 500 g pro Woche abnehmen. Denn während einer Fastenkur oder bei zu schnellem Abnehmen fällt durch den Fettabbau vermehrt Harnsäure an, was zu schweren Gichtanfällen führen kann.

Abnehmen bei Gelenkerkrankungen sehr wichtig

Übergewicht belastet nicht nur die Gelenke, sondern das Fettgewebe setzt darüber hinaus auch verschiedene entzündungsfördernde biochemische Substanzen frei, die den Knorpelabbau fördern. Bei Gichtpatienten, die oft übergewichtig sind, senkt Abnehmen den Harnsäurespiegel im Blut; schon allein deswegen – kombiniert mit einer purinarmen Ernährung – lassen sich die Beschwerden oft in den Griff bekommen. Deshalb sollten Menschen mit Gelenkerkrankungen sich bemühen, ihr Normalgewicht zu halten bzw. bei Übergewicht abzunehmen.

So überlisten Sie den Jo-Jo-Effekt

Es ist schwierig, überflüssige Pfunde loszuwerden. Noch schwerer aber ist es, hinterher auch dauerhaft schlank zu bleiben: Nur rund 15 % aller Menschen schaffen es, eine erfolgreiche Gewichtsabnahme über mehrere Jahre zu halten. Die meisten nehmen bereits im darauffolgenden Jahr 30 bis 50 % ihres verlorenen Gewichts wieder zu, und nach drei bis fünf Jahren sind sie genauso übergewichtig wie vorher.

Wissenschaftliche Untersuchungen zeigen, dass es ein paar wichtige Spielregeln gibt, die man beachten sollte, um sein Wunschgewicht zu halten: Zunächst einmal muss man lernen, sich beim Essen zu kontrollieren. Zweitens sollte man die einmal erreichten Lebensstiländerungen ständig überprüfen, damit sie einem auch wirklich in „Fleisch und Blut" übergehen. Wie man so etwas anstellt, bleibt jedem selbst überlassen: Manche Leute tragen sich ihre Sporttermine in den Terminkalender ein, um immer daran zu denken und sich für diesen Zeitpunkt nichts anderes vorzunehmen. Wieder andere verabreden sich zum Joggen oder Schwimmen lieber mit Freunden.

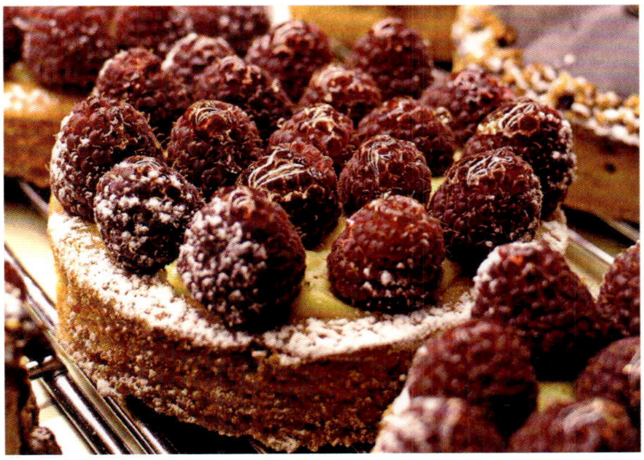

Süße Kuchen im Schaufenster – manchmal fällt es schwer, den Verlockungen im Alltag zu widerstehen.

Zu kontrolliertem Essverhalten gehört, niemals „nebenbei" zu essen und Mahlzeiten oder Snacks nicht als Belohnung oder Trostpflaster bei Frust und Stimmungstiefs einzusetzen. Nachteilig wirkt sich auch ein Essverhalten aus, das sich an externen Reizen (z. B. Uhrzeiten oder Speisenangebot) orientiert. Stattdessen sollte man wieder lernen, auf die Signale seines Körpers (Sättigungsgefühl) zu achten.

Ist man tatsächlich hungrig, oder ist es nicht doch eher Appetit oder etwas anderes, das zum „Zugreifen" verleitet? Ein Beispiel: Sie gehen nach Hause und kommen an einer Bäckerei vorbei. Es riecht so lecker, und Sie kaufen sich ein Stückchen, obwohl Sie gleich zu Hause sind und sich dort ein gesundes Abendbrot zubereiten könnten. Hier geht es also darum, nicht in die Bäckerei zu gehen, sondern zu überlegen, was in Ihnen den Impuls ausgelöst hat, das Stückchen zu kaufen. Statt diesem Impuls nachzugeben, sollte man sich dann bessere Alternativen überlegen (zu Hause essen, denn das ist ausgewogener) oder sich bewusst machen, warum gerade jetzt das Verlangen nach Essen entstanden ist: Vielleicht hat man den ganzen Tag nichts Richtiges gegessen und ist daher jetzt ausgehungert. Oder man isst, weil man tagsüber etwas Frustrierendes erlebt hat. Die Konsequenz daraus wäre, in Zukunft wieder regelmäßiger und ausreichend zu essen und bei Stress andere Maßnahmen zu ergreifen.

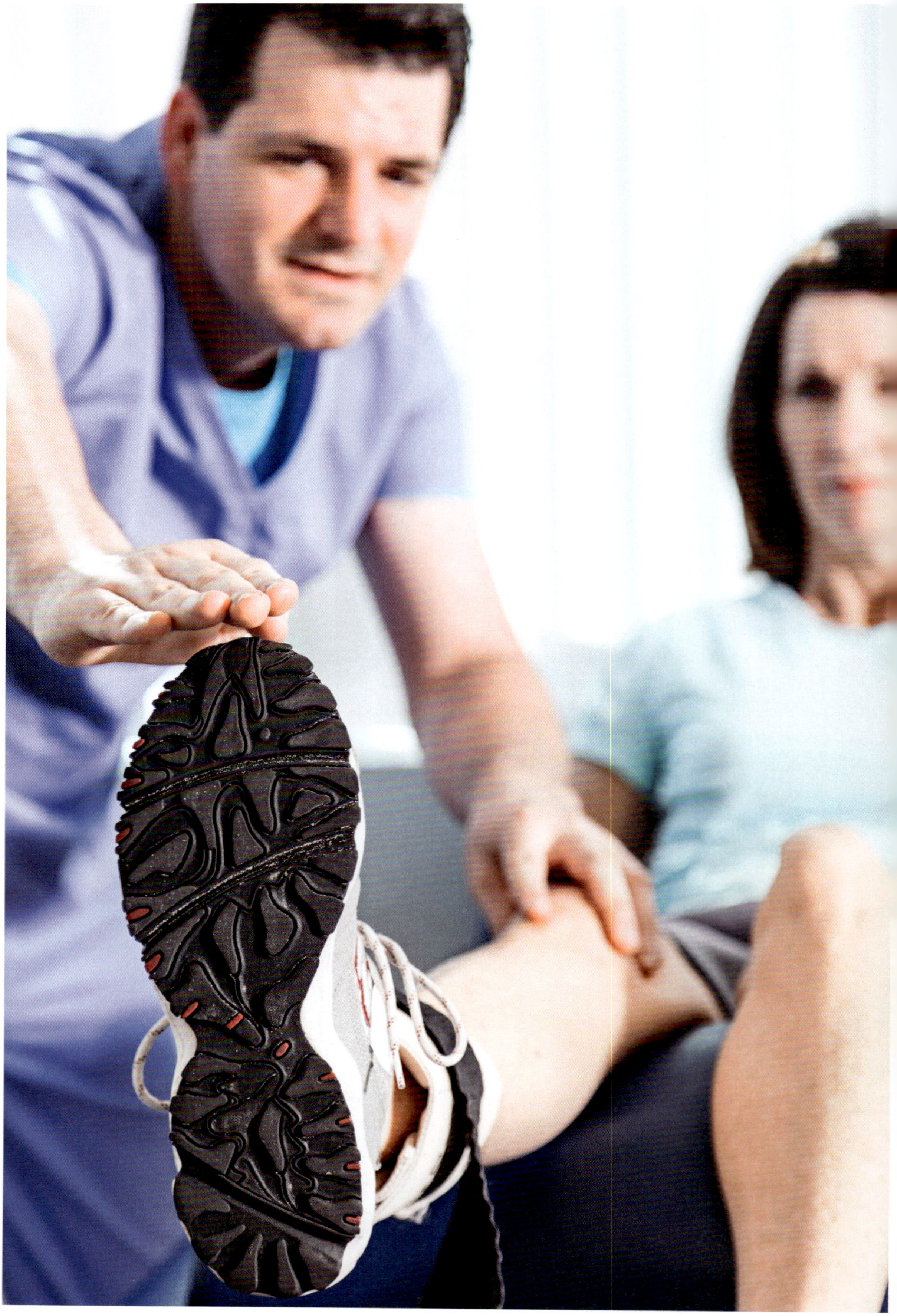

GELENK-ERKRANKUNGEN

Bei den meisten Menschen kommt es im Lauf des Lebens zu Abnutzungserscheinungen, zu Verletzungen oder auch zu Entzündungen an den Gelenken. Die damit verbundenen Schmerzen veranlassen uns unwillkürlich, die Gelenke zu „schonen" und Bewegung zu vermeiden. Dies lindert zwar momentan den Schmerz, ist aber kontraproduktiv: Gelenke müssen immer aktiv sein. Bei Beschwerden sollte man rasch zum Arzt gehen. Je schneller er sie behandelt, desto früher kann man sich wieder schmerzfrei bewegen.

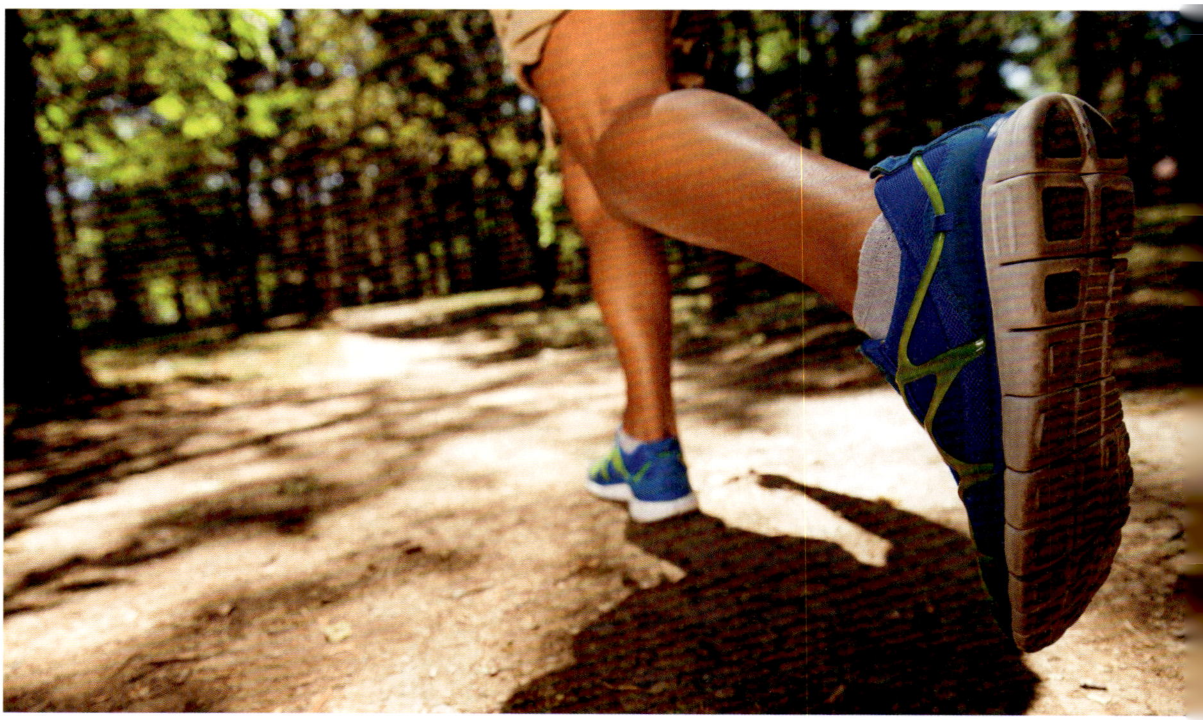

VERLETZUNGEN:
Verstauchung, Verrenkung & Co.

Unsere Gelenke werden fast ständig enorm strapaziert. Selbst wer eine sitzende Tätigkeit ausübt, ist davon nicht ausgenommen: Langes Sitzen, etwa am Schreibtisch, beansprucht u. a. die Wirbelsäule, das Halsgelenk und die Schultergelenke. Sport dagegen hält den Körper fit – doch er kann auch unerwünschte Nebenwirkungen mit sich bringen: Verletzungen. Zu den häufigsten gehören mit Abstand Prellungen, Zerrungen und Verstauchungen.

Die Ursachen für Verletzungen der Gelenke können mannigfach sein: Unfall, unzureichendes Training, mangelhafte Ausrüstung oder einfach nur Pech. Zu Sportverletzungen kommt es vor allem dann, wenn man die Vorbereitungen für das Training ignoriert. Ohne Aufwärmen und Stretchen geht es nicht! Die Gelenke nehmen es einem auch übel, wenn man sich beim Sport übernimmt und sich nicht behutsam und systematisch Kondition antrainiert. Und schließlich kann im Training immer auch etwas schiefgehen.

Treffen kann es jedes Gelenk. Typische Gelenkverletzungen beim Sport treten an den Knien, den Schultern und Ellbogen sowie den Sprunggelenken auf. Die Schulter gilt als eines der anfälligsten Gelenke des Bewegungsapparats.

Eine Schulterverletzung äußert sich durch Rötung, Schwellung, Instabilität oder sogar eingeschränkte Beweglichkeit. Offene Verletzungen sind selten, bedürfen dann jedoch einer sorgfältigen Behandlung, um Infektionen zu vermeiden. Ein Sturz vom Fahrrad, ein Sturz beim Wettlauf oder Stürze bei sogenannten Kontaktsportarten wie Fußball oder Volleyball sind die häufigsten Ursachen.

Verstauchung

Eine kleine Unachtsamkeit beim Fensterputzen, ein kurzes Umknicken auf dem Tennisfeld oder eine ungeschickte Drehung beim hitzigen Ballspiel: Es passiert manchmal ganz schnell. Man tritt mit dem Fuß falsch auf, ein stechender Schmerz, der Knöchel schwillt an, und jedes Mal, wenn man den Fuß belastet, bereitet dies eine fast unerträgliche Qual. Man hat sich „den Fuß verstaucht", heißt es. Bei der Verstauchung (oder Distorsion) eines Gelenks wird dieses ohne Absicht übermäßig gedreht. Knickt man etwa mit dem Fuß um, wird das Sprunggelenk in eine Richtung verdreht, für die es nicht konstruiert ist. Das kann Schmerzen im Gelenk hervorrufen, kann aber auch die Bänder der Gelenkkapsel überdehnen. Meistens lässt der Schmerz sehr schnell nach, und das Gelenk ist wieder normal belastbar.

Verrenkung

Bei einer Verrenkung – der Mediziner spricht von einer Luxation – werden die Flächen eines Gelenks gegeneinander verschoben und bleiben in dieser abnormen Stellung. Man bezeichnet dies oft auch als Auskugelung. Bleibt ein Teil der Gelenkflächen miteinander in Berührung, handelt es sich um eine unvollständige Verrenkung (Subluxation). Sie trifft in der Regel die Gelenke von Schulter, Ellbogen, Fingern oder die Kniescheibe. An einer Verrenkung des Schulter- und Ellbogengelenks ist meist ein Sturz schuld; dabei versucht man instinktiv, den Körper mit den Armen abzufangen, sodass die Wucht des Aufpralls auf Schulter und Ellbogen trifft. Sprünge beim Volleyball können zu einer Luxation der Kniescheibe führen. Auch die Fingergelenke sind beim Ballsport gefährdet. Häufig

DAS RÄT DER EXPERTE

Wenn Sie sich verletzen

Bei Prellungen, Zerrungen oder Verstauchungen gilt die **PECH**-Regel: **P** wie Pause, **E** wie Eis, **C** wie Compression (ein Verband mit einer schmerzlindernden Salbe) und **H** wie Hochlagern.

Unmittelbar nach der Verletzung muss sich der Patient zunächst schonen. Das kann ein paar Stunden dauern; Ungeduld ist hier fehl am Platz. Das verstauchte Bein gehört hochgelagert und gekühlt. Das hilft gegen die Schwellung und den Bluterguss. Beim Kühlen soll die Kälte (etwa eines Kühlkissens) nicht als unangenehm empfunden werden. Anschließend kann eine heilende Salbe aus der Apotheke aufgetragen werden, etwa mit Arnika, damit die Schwellung weiter zurückgeht.

Verschlimmern sich die Schmerzen trotzdem oder lässt die Besserung länger als 2–3 Tage auf sich warten, sollte ein Arzt prüfen, ob nicht ein Bänderriss vorliegt.

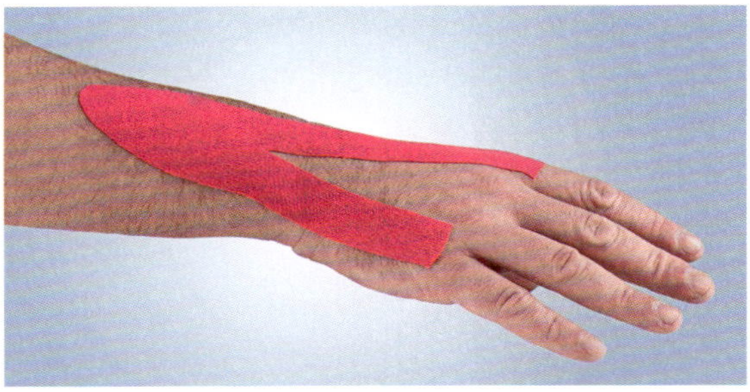

Verstauchungen und Verrenkungen werden auch mit elastischen Tapes aus Baumwolle behandelt.

werden durch die grobe Gewalteinwirkung die Gelenkkapseln und die Bänder ebenfalls in Mitleidenschaft gezogen.

Eine Luxation ist äußerst schmerzhaft. Die betroffenen Gliedmaßen lassen sich nicht mehr bewegen, oft ist eine Fehlstellung sogar von außen erkennbar. Nach einiger Zeit kommt es zur Schwellung. Sind auch Nerven lädiert, können die Empfindung und Funktion gestört sein. Wenn das Gelenk nur teilweise verrenkt ist, rastet es oft von selbst wieder in seine normale Stellung ein. Bleiben die Knochen dagegen verschoben, muss das Gelenk mit ärztlicher Hilfe wieder „eingerenkt werden". Unter keinen Umständen darf man dies selbst versuchen! Die Behandlung beim Arzt wirkt zwar oft etwas brutal – man hört manchmal die Knochen richtiggehend knacken –, sie ist jedoch die einzige Möglichkeit, die Verrenkung zu beseitigen. Danach sollte man das Gelenk eine Woche lang schonen und nur eventuell vorsichtige Bewegungsübungen machen.

Bänderriss

Unnatürliche Bewegungen, Überdrehungen oder Überstreckungen können dazu führen, dass die Fasern überdehnt werden und teilweise oder ganz reißen: Man spricht von einem Bänderriss. Betroffen sind oft das obere Sprunggelenk (Außenbandriss) und die Kreuzbänder des Knies (Kreuzbandriss). Ein akuter Bänderriss verursacht meist starke Schmerzen. Das Gelenk schwillt an, und es kann sich ein Bluterguss bilden. Die wichtigste Erste-Hilfe-Maßnahme ist das Kühlen und Entlasten des Gelenks – dies mindert Schwellung und Schmerzen. Zudem ist eine rasche Untersuchung durch den Arzt wichtig.

So hab ich's erlebt

Als ich mir das Sprunggelenk verstaucht hatte, empfahl mir mein Therapeut das Taping. Er klebte mir etwa 5 cm breite, elastische Bänder aus Baumwolle direkt auf die Haut. Diese Klebestreifen musste ich eine Woche lang dort lassen. Er erklärte mir, dass diese Methode die Hautrezeptoren stimuliere und auf diese Weise die Blut- und Lymphzirkulation erhöhe. Die Wirkung des Taping sei wissenschaftlich nicht bewiesen, erklärte er mir. Doch bei mir hat es tatsächlich geholfen.

Friederike Zorn

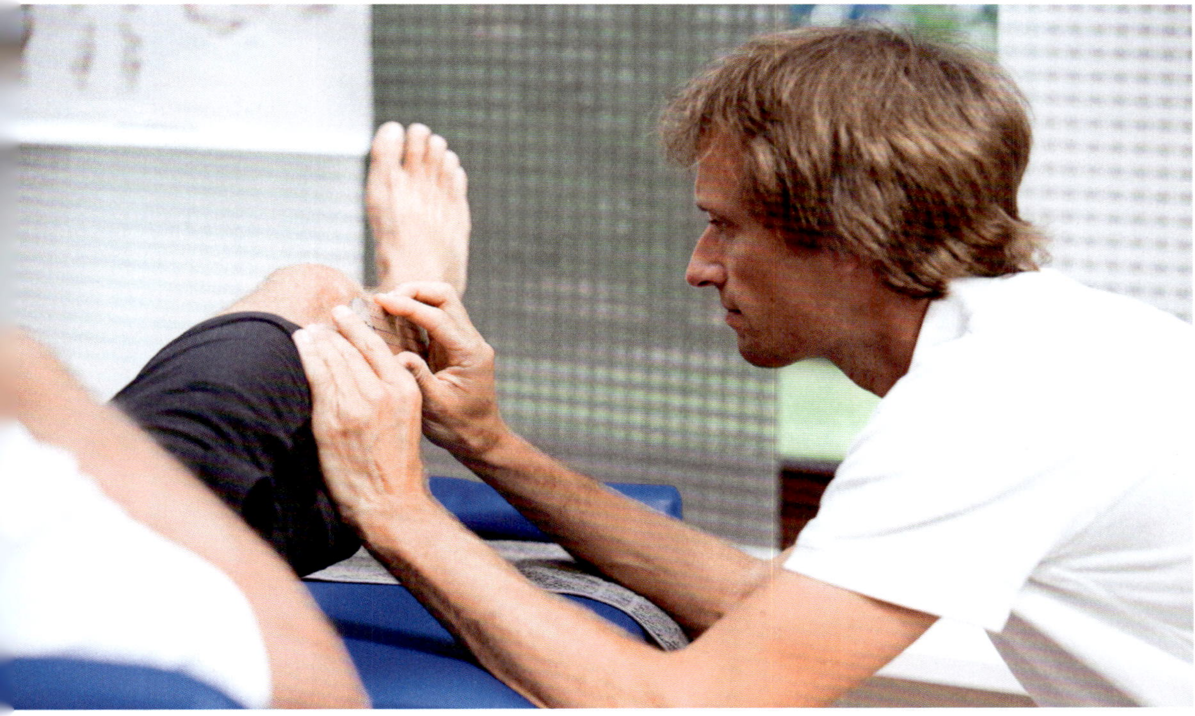

ARTHROSE:
Degenerative Veränderungen der Gelenke

Arthrose bezeichnet ein Krankheitsbild, das durch den Verschleiß der Gelenke bedingt ist. Lange nahm man an, dass nur ältere Menschen davon betroffen sind; tatsächlich jedoch können schon 30-Jährige und sogar Jugendliche und Kinder erkranken. Im Alter gilt Arthrose als eine der wichtigsten Ursachen für Schmerzen und – zusätzlich belastende – Bewegungseinschränkungen.

Mit zunehmendem Alter zeigen die Gelenke Abnutzungserscheinungen; bei rund 80 % aller 65-Jährigen lassen sich solche Veränderungen nachweisen. Dies kann der Beginn einer Arthrose sein. Solange der Knorpel des Gelenks noch nicht geschädigt ist, müssen aber keine Schmerzen auftreten. Sind erstmals welche spürbar, dann ist die Gelenkabnutzung meist schon gefährlich fortgeschritten und lässt sich nicht mehr rückgängig machen. Dies bedeutet jedoch nicht, dass man sich mit den Schmerzen abfinden muss. Trotz Arthrose kann man bis ins hohe Alter weitgehend schmerzfrei und beweglich bleiben.

Doch nicht nur das Altern lässt die Gelenke verschleißen. Wer rastet, der rostet: Für Gelenke ist Bewegung wichtig, denn nur im Wechsel zwischen Belastung und Entlastung kann der Knorpel – einem Schwamm vergleichbar –

Gelenkflüssigkeit und damit Nährsubstanzen aufsaugen und Schlackenstoffe abgeben. So lässt sich schon in jungen Jahren viel für robuste Gelenke tun.

Im Lauf der Zeit trocknet der Knorpel aus und verliert seine Elastizität. Dabei büßt er immer mehr von seiner Stoßdämpfereigenschaft ein. Die Folge: Die Knochen reiben heftiger aufeinander; es kommt zu entzündlichen Prozessen und damit zu Schmerzen. Der Organismus versucht, sich nun selbst zu helfen: Im Rahmen des körpereigenen Reparaturmechanismus bildet er neues Gewebe, um die ursprüngliche Gelenkform wiederherzustellen. Man spricht vom Remodelling der Gelenkform. Das Gelenk erhält jedoch nicht mehr seine ideale Form; es bleibt deformiert.

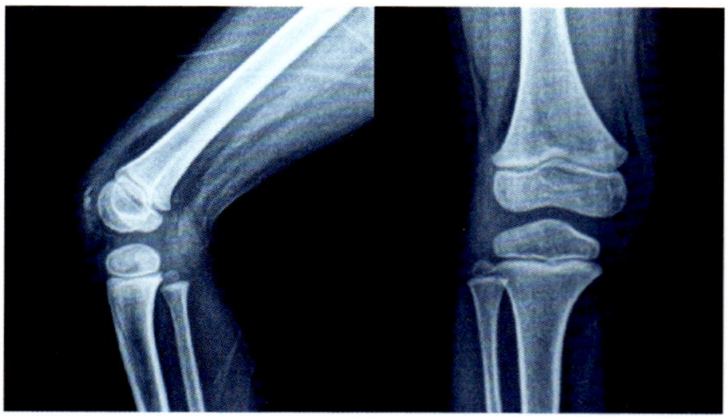

Kniegelenke und auch Hüftgelenke sind besonders häufig von einer Arthrose betroffen.

Von einer Arthrose betroffen sind hauptsächlich die Knie- und Hüftgelenke, doch Finger-, Zehen- und Schlüsselbeingelenke können ebenfalls arthrotisch werden. Auch die seltenere Arthrose der Schulter-, Ellbogen- und oberen Sprunggelenke zählt noch zu den Hauptformen der Arthrose.

Ursachenforschung: Schicksal und Lebensstil

In gewissem Maß kann man einer Arthrose vorbeugen oder sie zumindest um Jahre hinausschieben. Eine erbliche Veranlagung, die auffallend oft bei weiblichen Familienangehörigen vorkommt, lässt sich freilich kaum beeinflussen. Auch seltene Erkrankungen können die Gelenkschädigung in Gang setzen, ebenso Stoffwechselstörungen wie Diabetes mellitus. Wir wissen heute, dass Diabetes Gefäße und Nerven schädigt, aber auch zur Arthroseentstehung beitragen kann. Der gestörte Zuckerstoffwechsel beeinträchtigt nämlich den Nährstofftransport innerhalb des Knorpels. Doch Diabetes lässt sich mit entsprechender Vorsorge verhindern oder später wirksam behandeln.

Früher galt die Arthrose als typische Alterserkrankung. Das hat sich geändert. Natürlich wächst die Wahrscheinlichkeit, daran zu erkranken, mit zunehmendem Alter, doch heute trifft das Leiden auch immer mehr jüngere Menschen. Da Arthrose über Jahre entsteht, sollte man sich Gedanken über die Gründe machen.

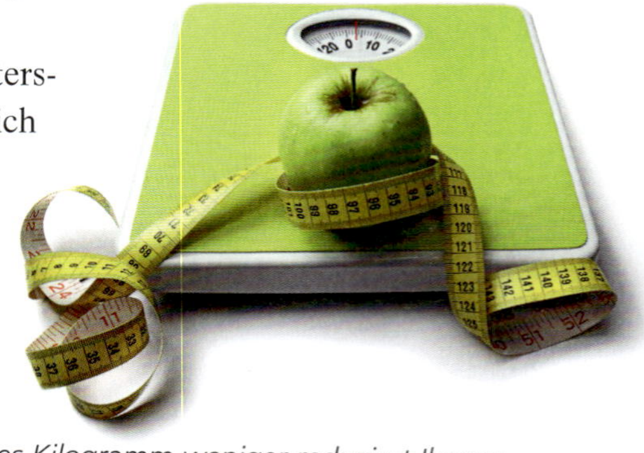

Jedes Kilogramm weniger reduziert Ihr persönliches Risiko, an Arthrose zu erkranken.

Wer beispielsweise grundsätzlich Treppen meidet und lieber den Lift nimmt oder für jeden kurzen Weg ins Auto steigt, der fördert mit Sicherheit die Entstehung einer Gelenkarthrose. Bewegungsmangel, Überbelastung und Übergewicht sind typische Lebensstilsünden, die sich vermeiden lassen.

Für Übergewicht – oder Adipositas, wie die Mediziner sagen – ist unser Gelenkapparat nicht gebaut. Es gilt in den Industriestaaten als Hauptrisikofaktor für viele Gesundheitsprobleme, insbesondere auch Knie- oder Hüftgelenkarthrose. Zu hohes Körpergewicht führt nämlich nicht nur zu einer frühzeitigen Abnutzung der Gelenke, also zu einer schnelleren Zerstörung des Knorpels; die überschüssigen Fettzellen setzen zudem Entzündungsbotenstoffe frei, die sich ebenfalls nachteilig auf die Gelenke auswirken. Besonders hoch ist das Risiko, wenn das Übergewicht lange Zeit besteht. Wer abnimmt, vergrößert mit jedem Tag, an dem er weniger wiegt, seine Chance, eine Arthrose zu vermeiden oder hinauszuzögern.

Einseitige Bewegungen schaden

Sport wirkt sich allgemein schützend auf die Gelenkknorpel aus: Sportmuffel entwickeln häufiger eine Arthrose als Menschen, die sich regelmäßig bewegen. Wer dabei alle Gelenke gleichermaßen strapaziert, wird keine Probleme haben.

Man sollte es jedoch mit der Bewegung auch nicht übertreiben. Zu viel Sport oder gar Extremsport ist problematisch; er kann die Gelenke schädigen und so auch Arthrose begünstigen. Vor allem einseitige Bewegung belastet die Knorpel und schleift sie ab. Reiben die Knochen erst einmal aufeinander, ist die Arthrose perfekt. Auch Verletzungen spielen eine Rolle – selbst solche aus der Jugend. Ein Bänder- oder Meniskusriss oder ein Bruch kann auch das Gelenk in Mitleidenschaft ziehen. Wenn dieses nicht korrekt in seiner ursprünglichen Lage fixiert wurde, kann das später eine arthrotische Entwicklung begünstigen.

Angeborene Fehlbildungen der Gelenke wie schwach ausgebildete Hüftgelenkpfannen (Hüftgelenkdysplasie) können später ebenfalls zur Ursache einer Arthrose werden. Selbst O- oder X-Beine sind nicht nur ein ästhetischer Mangel, sondern begünstigen Gelenkverschleiß.

An den Knieproblemen von Frauen hat die Mode ihren Anteil: Je höher die Absätze der Schuhe sind, desto stärker wird das Sprunggelenk in eine Fehlstellung gezwungen, die im Kniegelenk wieder ausgeglichen werden muss. Wer barfuß läuft, ist besser dran; dabei entsteht 23 % weniger zusätzlicher Druck.

So wird Arthrose diagnostiziert

Eine Röntgenuntersuchung ist nicht unbedingt nötig, kann aber einige typische Merkmale der Arthrose nachweisen, wie die Verengung des Gelenkraums, freie Gelenkkörper oder Deformitäten. Daraus lassen sich dann Schlussfolgerungen auf den Schweregrad der strukturellen Veränderungen der Gelenke ziehen. Blutuntersuchungen sind überflüssig, da bei einer Arthrose in der Regel keine akuten Entzündungsprozesse vorliegen. Stellt der Arzt bei einem jungen Patienten eine Arthrose fest, wird er eine besonders gründliche Untersuchung vornehmen, um auszuschließen, dass eine seltene Erkrankung wie Hämochromatose (Eisenspeicherkrankheit), Akromegalie (Riesenwuchs) oder Neuropathie (Erkrankung des Nervensystems) vorliegt.

Die Formen der Arthrose

Die **allgemeine Arthrose** ist weitverbreitet und beginnt normalerweise im Alter von 45 bis 65 Jahren, Frauen sind häufiger betroffen. Die Erkrankung äußert sich durch Schmerzen, Steifheit und Schwellung einzelner Gelenke. Oft verschwinden die Symptome im Lauf der Zeit wieder, und die Gelenkfunktion bleibt relativ gut erhalten. Die allgemeine Arthrose – bei der die genetische Veranlagung eine wichtige Rolle spielt – beginnt oft mit den Fingergelenken und kann sich später auch auf andere Gelenke ausbreiten. Der Befall der Daumen kann zu einer erheblichen funktionellen Beeinträchtigung führen. In seltenen Fällen geht die Arthrose mit einer Entzündung einher, die das betroffene Gelenk schwer schädigen kann.

Als **Jugendarthrose** wird dieses Krankheitsbild bei Menschen unter 45 Jahren bezeichnet. Normalerweise ist in diesem Alter nur ein Gelenk betroffen, die Arthrose kann hier als Spätfolge einer länger zurückliegenden Verletzung auftreten. Haben jüngere Menschen mit mehreren Gelenken arthrotische Probleme, liegen dem meist andere und sehr seltene Ursachen zugrunde.

Grundsätzlich kann jedes Gelenk von Arthrose befallen werden; jene Gelenke, die das Körpergewicht tragen müssen – also Knie, Hüfte und Sprunggelenke –, sind naturgemäß besonders anfällig. Vor allem die Knie machen den Frauen zu schaffen: Nach US-Studien leiden 18 % aller Frauen über 65 an Kniegelenkarthrosen; bei Männern sind es nur 8,3 %. Männer haben es mit 3,5 % häufiger mit der Hüfte zu tun als Frauen (2,8 %). Eine finnische Studie zeigt, dass Frauen heute 2,6-mal so häufig wie Männer Knieendoprothesen bekommen.

DAS RÄT DER EXPERTE

So äußert sich eine Arthrose

Eine Arthrose entwickelt sich schleichend über Monate oder Jahre. Betroffen sind Menschen zwischen 45 und 65 Jahren, besonders häufig Frauen. Charakteristisch ist eine morgendliche Steifheit. Auch nach Ruhephasen fühlen sich die Gelenke steif an. Schmerzen treten vor allem bei Bewegungen auf, im Ruhezustand bessern sie sich rasch. Sie werden nicht gleichmäßig empfunden, sondern verändern sich in ihrem Schweregrad; oft sind sie für einige Zeit auch völlig verschwunden.

Typische Symptome sind:

- Bewegungseinschränkungen
- Hör- und fühlbares Aneinanderreiben und Knirschen der rauen Gelenkflächen
- Knochenschwellung an den Gelenkrändern
- Deformierung der Gelenke
- Schmerzempfindlichkeit
- Muskelschwäche und Muskelschwund
- seltener: Gelenkerwärmung und Schwellungen

Hüftgelenkarthrose

Mit höherem Lebensalter nehmen Schmerzen und Funktionseinschränkungen der Hüfte zu und schränken die bisher gewohnte Lebensqualität deutlich ein. Zunächst machen sich die Symptome jedoch nur langsam bemerkbar und lassen die Betroffenen nicht an Arthrose denken. Schmerzen treten nur gelegentlich auf und werden als nicht besonders dramatisch empfunden, sodass man sie selten dem Hausarzt gegenüber erwähnt.

Die Schmerzen „stecken" tief in der Leiste und strahlen bis ins Gesäß, in den Rücken und in die Vorderseite der Oberschenkel, die Knie oder sogar die Schienbeine aus. Sie treten auf, wenn man morgens aus dem Bett steigt oder nachdem man länger gesessen hat. Die Hüfte kann auch seitlich wehtun, besonders wenn man auf der arthrotischen Seite liegt. Auch wenn man sich setzt oder bückt, wenn man Treppenstufen hinabsteigt oder einen relativ steilen Weg abwärtsgeht, machen sich Schmerzen bemerkbar, ebenso nach anstrengenden Arbeiten, etwa im Garten, oder wenn man auf eine Leiter steigt, um eine Glühbirne auszuwechseln. Doch selbst das Anziehen von Strümpfen oder das Schnüren der Schuhe kann unangenehm werden.

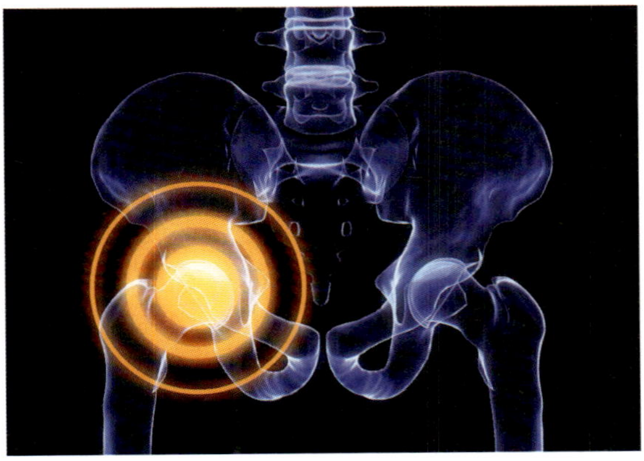

Besonders tückisch ist, dass sich Arthroseschmerzen des Hüftgelenks nicht genau lokalisieren lassen.

Ist der Verschleiß der Hüftgelenke fortgeschritten, so verlassen einen die Schmerzen auch nicht mehr, wenn sich der Körper in Ruhe befindet, etwa beim Mittagsschläfchen. Die Nächte können jetzt zur Qual werden. Auch die Beweglichkeit des Hüftgelenks nimmt merklich ab; es lässt sich immer weniger überstrecken und nach innen drehen. Zur Bewegungseinschränkung ist oft ein ruckartiger, ungleichmäßiger Gang zu beobachten. Im extremsten Fall kann es bei beidseitiger Hüftgelenkarthrose sogar auf der stärker betroffenen Seite zu einer Beinverkürzung kommen.

Kniegelenkarthrose

Die Arthrose der Kniegelenke wird auch als Gonarthrose bezeichnet. Das Kniegelenk ist sehr kompliziert aufgebaut und reagiert empfindlich auf Fehlstellungen und Überlastung. Deshalb findet man dieses Krankheitsbild nicht nur bei älteren Menschen. Häufig ist es auf Sportunfälle wie Bänderrisse im Knie oder auch angeborene Fehlstellungen wie X- oder O-Beine zurückzuführen. Übergewicht ist ein weiterer Risikofaktor.

Dass mit dem Kniegelenk etwas nicht stimmt, merkt der Betroffene ziemlich schnell. Beim Aufstehen oder Treppenabwärtsgehen knirscht und knackt es im Gelenk. Man hat das Gefühl, als sei es buchstäblich eingerostet und man müsse es gegen einen Widerstand zur Bewegung zwingen. Joggen und Radfahren, auch auf dem Hometrainer, bereiten keine Freude mehr, weil sich schnell die lästigen Knieschmerzen einstellen. Längere Wanderungen oder Touren in den Bergen belasten das lädierte Kniegelenk und lassen es anschwellen.

Schulterarthrose

Das Schultergelenk ist unser beweglichstes Gelenk, dessen erstaunliche Funktion das komplizierte Zusammenspiel von Muskeln und Sehnen ermöglicht. Schulterschmerzen sind daher oft auf eine krankhafte Veränderung der Muskeln, Sehnen, Bänder und Schleimbeutel zurückzuführen.

Natürlich kann es auch zu einer Schädigung des Gelenkknorpels der Schulter (Omarthrose) kommen. Sie ist in den meisten Fällen Folge eines Unfalls, etwa eines Oberarmbruchs nahe dem Schultergelenk. Auch Auskugelungen, rheumatische Erkrankungen oder länger andauernde, beruflich oder sportlich bedingte Überbelastung kommen als Ursache infrage. Am häufigsten aber ist die Arthrose am Schultergelenk Folge eines altersbedingten Verschleißprozesses. Anfangs macht sich dies bemerkbar, wenn man auf der Schulter liegt oder den Arm belastet. Erst bei Verschlimmerung des Knorpelschadens wird auch die Beweglichkeit des Gelenks eingeschränkt. Das Gelenk lässt sich dann nur noch mühsam und unter Schmerzen abspreizen und nach außen drehen.

Sprunggelenkarthrose

Das Sprunggelenk ist enorm belastungsfähig und verschleißt selten. Die Gefahr liegt bei sportlichen Aktivitäten und den damit verbundenen Verletzungsrisiken: Bei Ballspielen etwa stoppt der Spieler plötzlich ab und läuft sofort wieder los. Dabei kann das Sprunggelenk umknicken. Werden Bänder-

So hab ich's erlebt

Als ich meine Diagnose kannte – Arthrose –, habe ich mich dazu durchgerungen, meinen Lebensstil zu ändern. Ich bewege mich heute viel mehr als früher. Alles, was in die Gelenke geht, wie Joggen und Tennis, habe ich gestrichen. Dafür gehe ich leidenschaftlich gern spazieren, wandere und schwimme viel. Jeden Morgen mache ich Gymnastik. Auf Süßes, Weißmehlprodukte und rotes Fleisch verzichte ich weitgehend. Dafür esse ich viel Gemüse, Oliven, Rapsöl, Fisch und Geflügel. Aufs Frühstück freue ich mich immer besonders: Vollkornprodukte und Obst. Anfangs glaubte ich nicht recht daran, aber es geht mir seitdem viel besser!

Hannah Arlt

zerrungen, Bänderrisse oder Knochenbrüche nicht richtig auskuriert, kann sich eine Arthrose entwickeln. Die Symptome sind eindeutig: Längeres Gehen bereitet Probleme, weil sich der Fuß nicht mehr abrollen lässt.

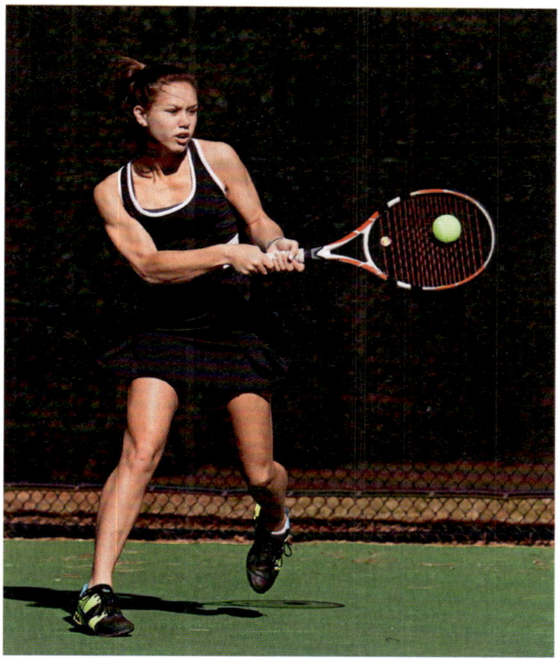

Viele Ballsportarten belasten die Gelenke. Zudem begünstigen Verletzungen eine Arthrose.

Arthrose in Fingern, Hand- und Ellbogengelenken

Frauen, meist im mittleren Lebensalter, leiden am häufigsten unter Fingergelenkarthrose. Offenbar ist eine vererbbare Veranlagung Auslöser der Krankheit. Betroffen sind die Endglieder der Finger, ebenso die Fingermittelgelenke. Die Defekte kommen an beiden Händen symmetrisch vor. An den Gelenken bilden sich Knötchen, die sich auch entzünden können und meist sehr druckempfindlich sind. Die Funktion der Hände ist dabei nicht beeinträchtigt. Der Daumen ist der wichtigste Finger, denn er ermöglicht uns das Greifen und Zupacken. Ist das Daumengelenk arthrotisch, treten in der Daumenwurzel Schmerzen auf, und die Beweglichkeit des Daumens ist sehr eingeschränkt.

Handgelenkarthrose kommt glücklicherweise sehr selten vor. Symptome sind ein deutlicher Kraftverlust in der Hand bei allen Tätigkeiten wie Händeschütteln oder dem Öffnen einer Flasche. Ursachen sind angeborene Fehlstellungen oder frühere Verletzungen wie Knochenbrüche.

Schmerzen im Ellbogengelenk sind nicht immer auf eine Arthrose zurückzuführen. Der berühmte Tennisellbogen – weil man beim Spielen immer die gleichen Armbewegungen ausführt – geht auf eine Überbeanspruchung der Muskeln und Sehnen zurück. Eine Arthrose des Ellbogengelenks ist dagegen die Folge einer Verletzung oder wird durch regelmäßige immense Belastung, etwa beim Gewichtheben, gefördert. Man kann dann die Hand nur noch unter Einschränkungen und Schmerzen zum Gesicht oder in den Nacken führen.

Arthrose der Wirbelsäulengelenke

Die Wirbelkörper nutzen sich kaum ab. Probleme bereiten jedoch abgenutzte Bandscheiben oder eine Lockerung des Bandapparats im Lendenwirbelbereich. Auch junge Menschen können schon davon betroffen sein. Die Symptome sind wohlbekannt: ein stechender und anhaltender Schmerz im Lendenwirbelbereich mit nachfolgender Bewegungseinschränkung. Der Schmerz tritt meist heftig und plötzlich auf, oft ausgelöst durch eine ruckartige oder ungeschickte Bewegung oder eine plötzliche Belastung. Aber auch Kälte oder Zugluft im Lendenwirbelbereich oder ein Unfall können Auslöser sein. Volkstümlich werden diese Beschwerden Hexenschuss genannt.

Liegt aber doch ein seltener Verschleiß eines Wirbelkörpers vor, ist dies mit großen Schmerzen verbunden. Auch Lähmungserscheinungen sind möglich, denn die aus den Wirbelkörpern austretenden Nervenstränge können durch den Prozess des Verschleißes geschädigt werden.

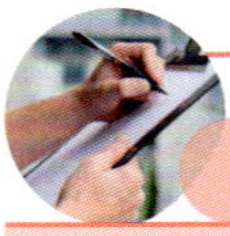

TESTEN SIE IHR ARTHROSERISIKO

Beantworten Sie bitte folgende Fragen mit „Ja" oder „Nein":

- ✗ Üben Sie eine Tätigkeit im Büro aus, die Sie zwingt lange am Stück zu sitzen?
- ✗ Üben Sie regelmäßig Tätigkeiten aus, bei denen Sie länger knien müssen?
- ✗ Bewegen Sie sich in Ihrer Freizeit relativ wenig?
- ✗ Spielen Sie öfter Handball oder Fußball, Tennis oder Squash?
- ✗ Gehen Sie gern an die Grenzen Ihres körperlichen Vermögens, und betreiben Sie auch Extremsportarten wie Klettern oder Bungee-Jumping?
- ✗ Üben Sie eine Tätigkeit aus, bei der Sie Ihre Gelenke regelmäßig und über längere Zeit einseitig belasten?
- ✗ Wenn Sie morgens aufstehen oder wenn Sie längere Zeit gesessen haben, fällt es Ihnen dann schwer, wieder in die Gänge zu kommen?
- ✗ Ist Ihnen aufgefallen, dass Ihre Gelenke hin und wieder bei bestimmten Bewegungen ein krachendes oder knirschendes Geräusch verursachen?
- ✗ Spüren Sie einen Wetterumschwung in Ihren Gelenken?
- ✗ Schmerzen Ihre Gelenke bei feuchter oder kühler Witterung?
- ✗ Hatten Sie schon einmal Gelenkbeschwerden, bei denen Ihre Gelenke angeschwollen sind?
- ✗ Sind in Ihrer Familie öfter Gelenkerkrankungen vorgekommen?
- ✗ Essen Sie gern und regelmäßig Fleisch und Wurst?
- ✗ Nehmen Sie regelmäßig, vielleicht auch übermäßig, alkoholische Getränke zu sich?
- ✗ Leiden Sie unter Übergewicht mit einem BMI deutlich über 25?

Falls Sie mehr als drei Fragen mit „Ja" beantwortet haben, könnte ein Risiko vorliegen, an Arthrose zu erkranken. Informieren Sie beim nächsten Besuch Ihren Hausarzt darüber, und bitten Sie ihn, Ihre Gelenkgesundheit zu überprüfen, um eventuelle Frühschäden rechtzeitig festzustellen.

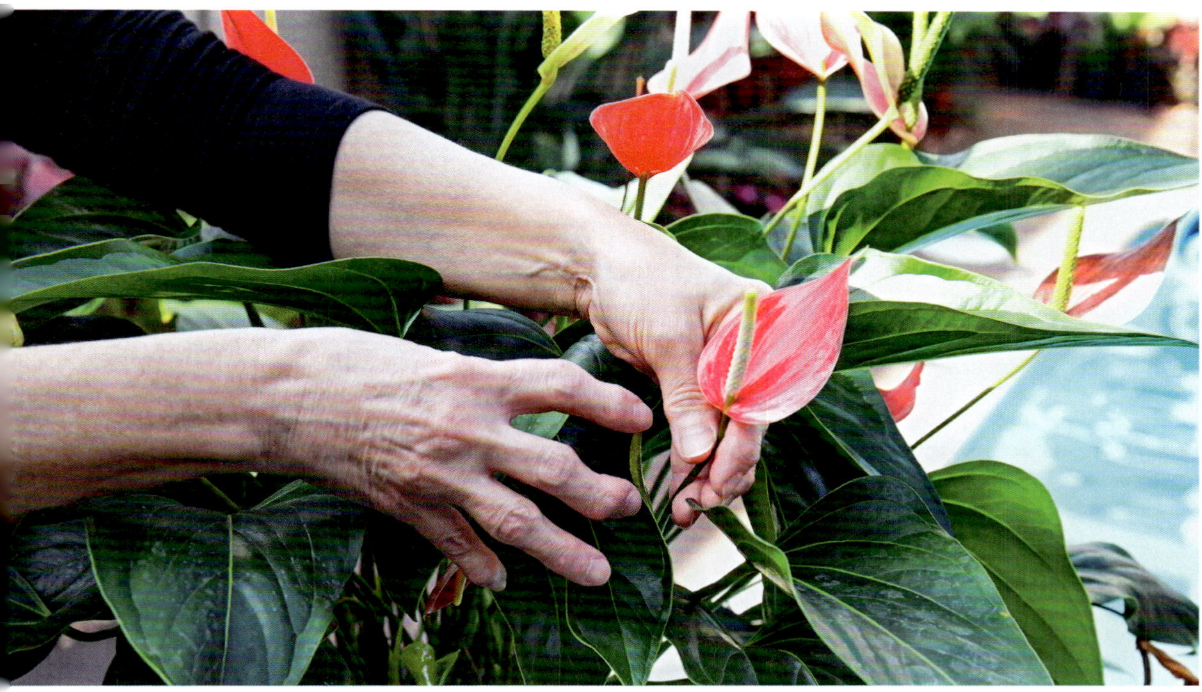

SCHMERZTEUFEL RHEUMA:
Arthritis und Morbus Bechterew

Rheuma ist ein Sammelbegriff für Beschwerden am Stütz- und Bewegungsapparat mit fließenden, reißenden und ziehenden Schmerzen, die mit funktioneller Einschränkung einhergehen. Die Erkrankungen des rheumatischen Formenkreises kommen in allen Altersstufen, Berufsgruppen und sozialen Schichten vor. Die rheumatoide Arthritis ist die häufigste chronisch entzündlich-rheumatische Erkrankung überhaupt. Deutlich seltener tritt die Bechterewsche Erkrankung auf, die jedoch die Forschung noch vor einige Rätsel stellt.

Entzündlicher Rheumatismus kann in über 400 unterschiedlichen Krankheitsformen auftreten. Alle haben aber eines gemeinsam: Sie verursachen Gelenkschmerzen. Die „Vielfalt" der Krankheitserscheinung ist ein Grund dafür, dass Rheuma oft nicht auf Anhieb diagnostiziert wird. Manche Formen entwickeln sich über Jahre hinweg, andere machen sich urplötzlich bemerkbar. Die Symptome treten chronisch, aber auch in periodischen Schüben auf. Rheuma ist eine lebenslange Erkrankung, deren Ausprägungsgrad zwischen leicht und schwer variiert und in deren Verlauf es immer wieder zu Rückfällen kommt.

Rheumatoide Arthritis: eine chronische Gelenkentzündung

Rheumatoide Arthritis wird oft mit Arthrose verwechselt. Während diese aber eine reine Abnutzungserscheinung ohne Entzündungsprozesse ist, ist Arthritis eine chronische Gelenkentzündung. Unbehandelt, zerstört sie mit der Zeit die Gelenke und macht sie funktionsuntüchtig. Es handelt sich um eine Autoimmunerkrankung, bei der das Immunsystem „versehentlich" körpereigenes Gewebe angreift. Zunächst kommt es im entzündeten Gelenk zu einer Schleimhautschwellung; dann beginnt die Gelenkschleimhaut zu wuchern und bildet knorpel- und knochenzerstörende Substanzen. Die Ursachen sind noch nicht bekannt. Frauen sind stärker betroffen, nach einer Geburt und durch Stillen erhöht sich das Risiko offenbar. Zudem gibt es eine genetische Veranlagung; in manchen Familien tritt rheumatoide Arthritis gehäuft auf. Rauchen scheint sich negativ auf Entstehung und Verlauf auszuwirken. Arthritis kann auch Begleiterkrankung zu Psoriasis (Schuppenflechte) sein, einer chronischen, schubweise verlaufenden Hautkrankheit.

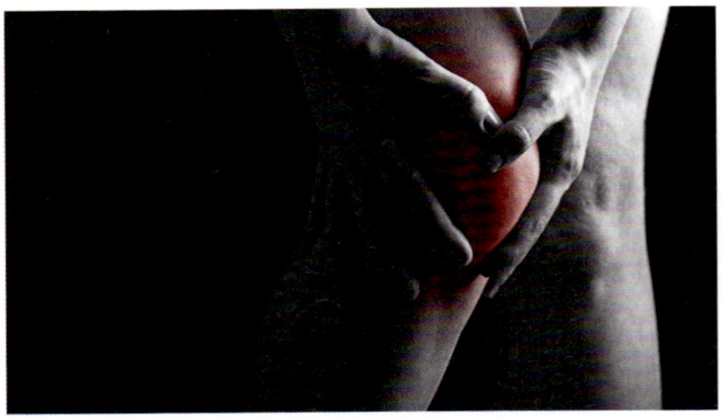

Rheumatoide Arthritis im Kniegelenk geht oft mit Schwellungen und Rötungen einher.

Die ersten Symptome

Als Erstes fallen Schwellungen und Verdickungen der Gelenkhäute mit Gelenkergüssen auf. Der angrenzende Gelenkknorpel wird erodiert und zerstört; angrenzende Muskeln verkümmern. Rheumaknoten können unter der Haut und im Brustfell, in Lunge und Herzbeutel auftreten. Da sich frühzeitig irreversible Schäden entwickeln, müssen Diagnose und Therapie möglichst rasch erfolgen.

Der Befall beginnt allmählich und in symmetrischer Form – normalerweise zuerst an den kleinen Gelenken von Händen, Handgelenken und Füßen. Die Patienten leiden unter Morgensteifigkeit und Inaktivitätssteife; akut entzündete Gelenke sind druckempfindlich und schmerzen bei Bewegung. Zudem treten oft noch begleitende Symptome wie Fieber, Appetitmangel, Gewichtsverlust, Müdigkeit, Blutarmut und andere, komplexere Probleme des Blutes auf. Auch neurologische Beeinträchtigungen in stärkerem oder geringerem Schweregrad werden oft beobachtet. Kurz, die rheumatoide Arthritis ist eine echte Systemerkrankung, die mit vielfältigen Symptomen einhergehen kann.

Die Diagnose ist eine Herausforderung

Viele Betroffene finden erst nach langer Suche einen Arzt, der ihre komplexe Erkrankung versteht. Wenn ein Patient aber jahrelang und ohne zutreffende Diagnose nur Schmerzmittel erhält, können die Gelenke irreversibel Schaden nehmen. Viele spezialisierte Rheumakliniken verfügen nicht über eine Intensivstation, ein qualifiziertes Labor oder Endoskopie-Möglichkeiten. Da aber neben den Gelenken bei Rheuma oft auch Nieren und Lunge beeinträchtigt sind, kann eine Klinik mit qualifizierter Rheumaabteilung und einem Akutkrankenhaus, idealerweise mit Schwerpunkt im Bereich Systemerkrankungen, geeigneter sein.

Am Anfang steht natürlich auch hier die Anamnese, das Gespräch mit dem Patienten. Der Arzt erkundigt sich nach allen Faktoren, die Rheuma auslösen können, etwa nach bestimmten Infekten oder Durchfallerkrankungen. Bildgebende Verfahren sind in der Diagnostik unverzichtbar, vor allem der Ultraschall, aber auch Röntgenaufnahmen. Die Kernspintomografie wird nur bei bestimmten Fragestellungen eingesetzt. Wichtig sind auch Laboruntersuchungen, etwa in Bezug auf Rheumafaktoren und Entzündungswerte.

Die Behandlung

Der Patient benötigt zuallererst eine umfassende Aufklärung über das Wesen seiner Erkrankung. Der Arzt und sein Team vermitteln ihm, wie er einen neuen Krankheitsschub sofort erkennt. Der Schwerpunkt der Schulung liegt auf den Medikamenten: Deren mögliche Nebenwirkungen müssen frühzeitig erkannt und dem Arzt mitgeteilt werden.

Die wichtigsten Behandlungsziele sind die Unterdrückung der Entzündung und der Erhalt der Funktion der Gelenke, außerdem – soweit möglich – Lebensstiländerungen. Schmerz dagegen ist für den Arzt ein Indikator dafür, dass die Erkrankung noch nicht ausreichend behandelt ist. Eine vordergründige Schmerzbehandlung kann die Symptome verschleiern.

Zu Beginn nimmt die funktionelle Kapazität der Gelenke am schnellsten ab; daher ist es wichtig, den Krankheitsprozess so rasch wie möglich unter Kontrolle zu bringen. Bei älteren Patienten ist eine vorhandene Osteoporose ein zusätzliches Problem, auch der Einsatz von Aspirin oder Kortisonpräparaten kann wegen der Nebenwirkungen die Behandlung erschweren. Der Entzündungsprozess sollte so früh wie möglich unterdrückt werden; dazu setzt man neben den seit Langem

DAS RÄT DER EXPERTE

Aufs Herz achten!

Gehen Sie regelmäßig zum Hausarzt oder Kardiologen, und lassen Sie eine Herzvorsorgeuntersuchung inkl. EKG und Ultraschalluntersuchung machen. Wenn Sie wegen der Gelenkschmerzen hoch dosierte Schmerzmittel einnehmen, können Sie nämlich leicht Warnzeichen eines Herzinfarkts wie Brustschmerzen übersehen. Doch ein Herzinfarkt wird oft von weiteren Symptomen angekündigt: von übermäßigem kaltem Schwitzen ohne körperliche Anstrengung oder anderen Ursachen, blasser Gesichtsfarbe, Engegefühl in der Brust, tagelangem zunehmendem Erschöpftsein, Verdauungsstörungen, Übelkeit, Blähungen und Durchfall, Schwindel bis hin zur Bewusstlosigkeit, plötzlichen Stressattacken ohne erkennbaren Anlass. Wenn Sie solche Symptome wahrnehmen, benachrichtigen Sie sofort den Rettungsdienst.

So hab ich's erlebt

Eine Flasche öffnen, eine Überweisung ausstellen, einen Reißverschluss schließen – solche Dinge fielen mir immer schwerer. Die Schmerzen in den Händen machten mich schier wahnsinnig. Schmerzmittel wie Aspirin vertrug ich nicht; das brachte mir sogar eine Magenblutung ein. Eines Tages schlug mir mein Arzt vor, an einer klinischen Studie teilzunehmen, in der ein neues Medikament getestet wurde. Ich war zuerst verunsichert und fühlte mich als Versuchskaninchen. Doch dann sagte ich mir, es ist eine Chance, und machte mit. Die Substanz, um die es ging, sollte den Botenstoff Interleukin-6 hemmen, der eine Schlüsselrolle im Entzündungsprozess spielt. Ich fühlte mich ziemlich rasch besser und konnte wieder alltägliche Handgriffe ausüben. Sogar das Malen, mein früheres Hobby, konnte ich wieder aufnehmen!

Elisabeth zu Mayer-Steug

etablierten NSAR (nicht steroidalen Antirheumatika) und Kortikosteroiden auch Antirheumatika und neue biologische Substanzen ein. Geheilt werden kann die Krankheit nicht, doch häufig lässt sich das Fortschreiten der Entzündung stoppen. Große Hoffnung setzt man auf den Einsatz sogenannter Biologicals – therapeutischer Proteine, die in den molekularen Mechanismus der Entzündungsreaktion eingreifen und die Fehlfunktion des Immunsystems korrigieren. Inzwischen gibt es neben den etablierten Gelenkersatzoperationen im Bereich der großen Gelenke auch die Möglichkeit eines Fingergelenkersatzes.

Krankengymnastik und physikalische Therapie

Während des ersten Krankheitsschubs muss das Gelenk möglichst wieder in den Normalzustand zurückgeführt werden. Ein entzündetes Gelenk ist oft geschwollen, die Kapsel ausgeleiert, und der Patient nimmt eine Schonhaltung ein, was zum Abbau der Muskulatur führt. Mit spezieller Krankengymnastik wird sie gezielt trainiert und die Beweglichkeit des Gelenks wiederhergestellt. Auch eine physikalische Therapie bekommt dem Gelenk, vor allem Kühlung durch Kaltgas oder Moorpackungen. Nach dem ersten Krankheitsschub werden die Patienten angeleitet, selbstständig zu üben oder sich einer Bewegungsgruppe anzuschließen.

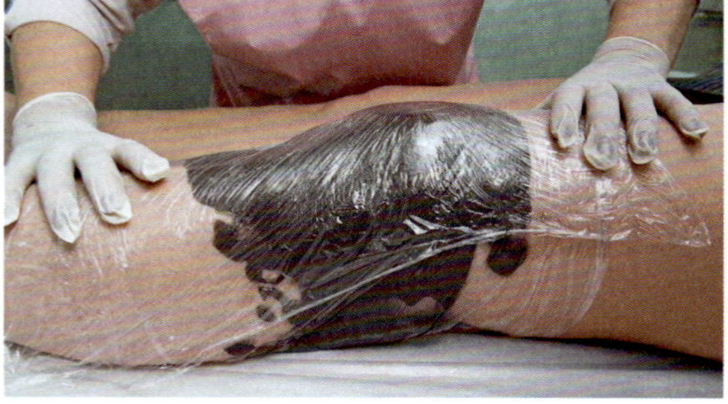

Kühlende Moorpackungen und Krankengymnastik können bei Rheuma für Besserung sorgen.

Morbus Bechterew *(Spondylitis ankylosans)*: chronische Entzündung der Wirbelgelenke

Auch Morbus Bechterew ist eine chronische, meist schubweise verlaufende entzündliche Erkrankung des rheumatischen Formenkreises. Die Wirbelgelenke zwischen Wirbeln und Rippen, aber auch zwischen Kreuz- und Darmbein, entzünden sich. Dies ist mit erheblichen Schmerzen verbunden. Umgebung und Überbrückung der Gelenke verknöchern, was am Ende zur vollständigen Versteifung führt. Charakteristisch ist im Spätstadium die nach vorn gebeugte Haltung der Kranken. Ist auch der Brustkorb versteift, beeinträchtigt dies die Atmung.

Meist beginnt die Krankheit schon zwischen dem 15. und 30. Lebensjahr und äußert sich unterschiedlich. Die Patienten können sich eine Zeit lang gesund fühlen und dann wieder unter großen Schmerzen, Müdigkeit und Abgeschlagenheit, Unlust, oft auch Fieber leiden.

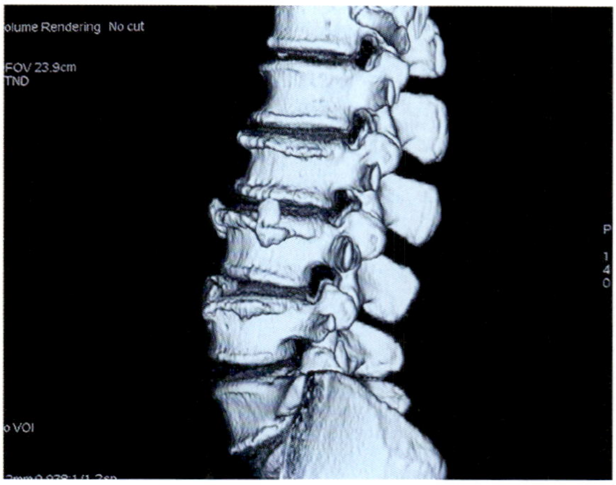

Die Bechterewsche Krankheit führt letztlich zur Verkrümmung der Wirbelsäule.

Unbekannte Ursachen

Die Ursachen sind noch nicht bekannt, die Erkrankung ist mit gängigen Therapien nicht heilbar. Die Behandlung – vor allem eine mehr oder minder wirksame Schmerzbehandlung – wird lebenslang fortgeführt. Zudem sollen Patienten bewusst auf eine aufrechte Haltung achten und sich viel bewegen. Auch Injektionen des radioaktiven Isotops Radium-224 werden versucht, um die Entzündungsaktivität zu bekämpfen; hierfür findet sich jedoch schwer ein Arzt.

Fehlschaltung im Gehirn?

Heute vermutet man, die Erkrankung hängt mit einer Störung des Nervensystems zusammen. Die sogenannte Neurokognitive Therapie, die sich anbietet, wird bislang nur von einem einzigen Arzt durchgeführt, mit erstaunlichem Erfolg. Sie beruht auf der Vorstellung, dass der Patient trainiert werden kann, sich organische Strukturen in seinem Körperinneren bewusst zu machen und sie zu beeinflussen. Angriffspunkt sind aggressiv-vorherrschende Strukturen im Gehirn, die Morbus Bechterew auslösen. Der Erfinder der Therapie, Dr. E. Wüst, meint, man könne diese Fehlsteuerung einem äußeren Ereignis zuordnen, das der Betroffene längst vergessen hat. In konzentrierten Sitzungen wird der Auslöser der Störung identifiziert und die gestörte Funktion des Nervensystems „repariert“. Die Therapie klappt nicht immer, doch zahlreiche Behandlungserfolge machen Hoffnung, dass vielleicht eines Tages allen geholfen werden kann.

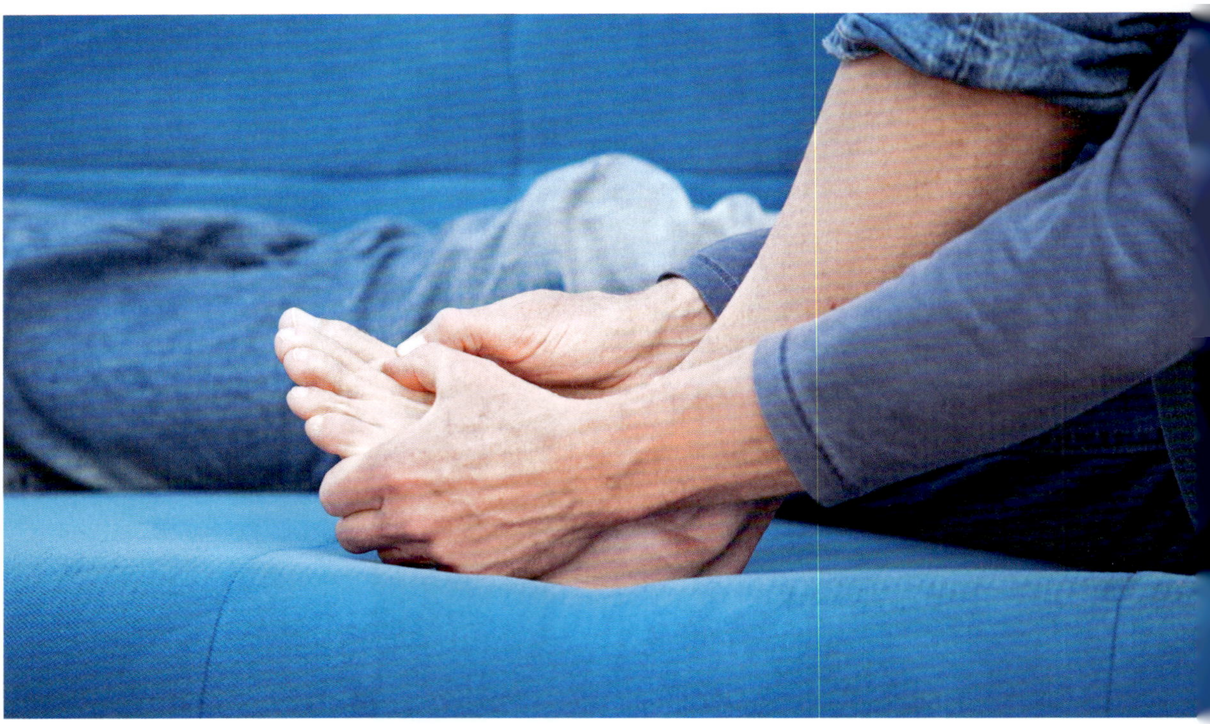

WOHLSTANDSKRANKHEIT GICHT – wenn das Zipperlein zwickt

Diese Gelenkerkrankung nistet sich meist ohne spektakuläre Symptome im Körper ein. Schuld daran ist eine erhöhte Harnsäurekonzentration im Blut, die jedoch zunächst unbemerkt bleibt. Der Beginn der Krankheit – übrigens ein echtes Volksleiden – begrüßt den Patienten mit einem Paukenschlag: dem akuten, äußerst schmerzhaften Gichtanfall.

Immer mehr Menschen in den Industrienationen leiden an Gicht – in Deutschland etwa 2,8 % der Männer und 0,4 % der Frauen zwischen 30 und 59 Jahren. Anfangs macht sich Gicht nicht durch äußerlich sichtbare Gelenkveränderungen bemerkbar. Höchstens an den Ohrmuscheln können Gichtknötchen („Gichtperlen") auftreten, sie werden dort aber leicht übersehen. Ein akuter Gichtanfall tritt meist völlig überraschend nachts auf; in 60 % aller Fälle ist das Großzehengrundgelenk betroffen. Es schwillt sehr schnell an und färbt sich rötlich violett. Das Gelenk fühlt sich heiß an und schmerzt bei der geringsten Bewegung oder Berührung höllisch. Ist der Anfall abgeklungen, ist das Gelenk wieder vollkommen funktionsfähig und belastbar. Auch Sprunggelenk, Kniegelenk, Hand- oder Fingergelenk können die Symptome zeigen.

Was hat Gicht mit dem Harnsäurestoffwechsel zu tun?

Die Bereitschaft für diese unangenehme und gefährliche Stoffwechselerkrankung wird vererbt. Treten die ersten Symptome auf, hilft dem Arzt bei der Diagnose der Hinweis auf eine familiäre Häufung. Gichtpatienten haben jahrelang eine erhöhte Konzentration von Harnsäure im Blut und in anderen Körperflüssigkeiten. Die Mediziner nennen diesen Zustand Hyperurikämie.

Purine sind lebensnotwendige Bausteine aller Zellen und werden vom menschlichen Körper selbst gebildet. Sie werden bei der fortlaufenden Zellerneuerung zu Harnsäure abgebaut und durch die Nieren ausgeschieden. Tierische Lebensmittel sind purinreich, da Haut und Innereien Purine in hoher Konzentration enthalten. Durch die Nahrung nimmt man so zusätzlich Purine auf, was vorübergehend zu einem Anstieg des Harnsäurespiegels führt. Von Gesunden wird dieses Überangebot problemlos ausgeschieden. Bei Menschen mit erblicher Vorbelastung für Gicht hat der Überfluss an Harnsäure jedoch zur Folge, dass sich Harnsäurekristalle bilden. Die Harnsäure kristallisiert, wenn die Konzentration auf 9 mg pro 100 ml Blut steigt. Die Harnsäurekristalle lagern sich an den Gelenken und deren Umgebung ab, in Sehnen und Schleimbeuteln. Zuerst entzündet sich die Gelenkinnenhaut, die Entzündung breitet sich aus – Schmerzen entstehen, und das betroffene Gelenk schwillt an. Oft gehören auch Fieber und Übelkeit zum Krankheitsbild.

Wenn Gicht chronisch wird

Der erste Gichtanfall hat kaum schlimme Folgen – trotzdem sollte man umgehend einen Arzt aufsuchen. Treten nämlich Anfälle in rascher Folge auf, droht die Krankheit chronisch zu werden. Gelenkknorpel, Knochen und Sehen tragen dann dauerhafte Schäden davon. Das bedeutet Bewegungseinschränkungen, eventuell sogar eine Versteifung des Gelenks.

Die Einlagerung der Harnsäurekristalle unter der Haut führt zu den berühmten Gichtknötchen, auch als Hauttophi bezeichnet. Brechen Kristalle durch die Haut nach außen, entstehen kleine Geschwüre. Die Kristalle können sich aber auch in den Nieren ablagern, was zunächst unbemerkt bleibt. Die Folgen sind Bluthochdruck und daraufhin die Entstehung einer Arteriosklerose der Gefäße. Die Harnsäurekristalle in der Niere bilden Nierensteine, welche die ableitenden Harnwege blockieren und Infektionen auslösen können. Auf diese Weise kann es zuerst wie aus heiterem Himmel zu einer Nierenkolik kommen, weil ein Harnsäurestein den Harnleiter verschließt, und

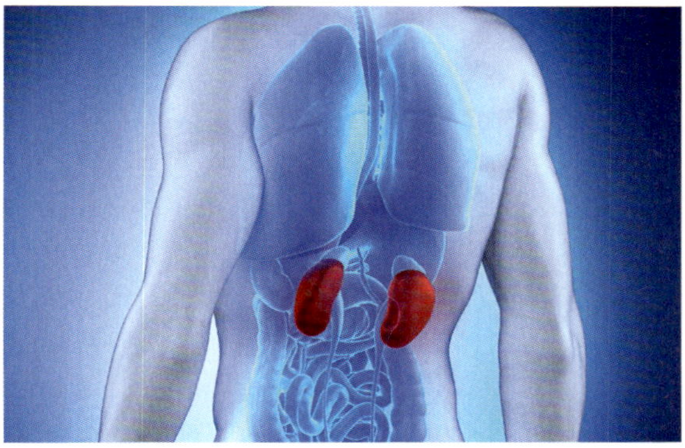

Vorsicht: Bei Gicht können auch Komplikationen auftreten, die die Nieren betreffen.

erst später zu Gelenkproblemen, wenn der Harnsäureüberfluss nicht korrigiert wird. Sogar Nierenversagen droht – eine lebensgefährliche Komplikation.

Was löst einen Gichtanfall aus?

Gut 20 % der Deutschen leiden an überhöhten Harnsäurewerten. Ob diese zu chronischer Gicht führen, hängt neben der vererbten Veranlagung auch von der Ernährung ab: Übermäßig purinreiche Kost und zu viel Alkohol erhöhen das Risiko. Auch Übergewicht kann einen überhöhten Harnsäurespiegel im Blut begünstigen. Doch Gichtanfälle treten nicht nur nach einer zu üppigen Mahlzeit oder zu viel Alkohol auf, sondern auch nach einer Fastenperiode.

Wer zu wenig trinkt oder Flüssigkeit nicht ersetzt, die er durch Schwitzen verloren hat, läuft Gefahr, dass die Harnsäurekonzentration im Blut ansteigt. Auch Fruchtsäfte sind wegen ihres Fruchtzuckers gefährlich: Studien haben gezeigt, dass Frauen, die viel fruktosehaltige Flüssigkeit zu sich nahmen, ein um 74 % höheres Gichtrisiko entwickelten. Orangensaft erhöht den Harnsäurelevel besonders stark. Männer sind insgesamt häufiger betroffen, vor allem im mittleren und höheren Alter; bei Frauen besteht nach den Wechseljahren ein Risiko.

Behandelt wird die Gicht mit Medikamenten, die einerseits die Entzündung bekämpfen, andererseits die Harnsäurekonzentration im Blut senken.

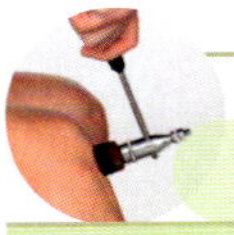

DAS RÄT DER EXPERTE

Die Ernährung umstellen

Bei Gicht muss vor allem auf purinarme Kost geachtet werden. Ideal ist eine mäßige, kalorien- und kohlenhydratreduzierte Diät mit erhöhtem Anteil an Eiweiß und ungesättigten Fettsäuren. Mehr erfahren Sie ab Seite 172.

Seltene Gichterkrankungen

Neben der Gicht kennt man weitere, jedoch sehr seltene stoffwechselbedingte Störungen, die die Gelenkfunktion beeinträchtigen. Alle sind erblich bedingt.

- Bei der **Pseudo-Gicht** lagern sich an den Gelenken keine Harnsäurekristalle ab, sondern der Knorpel verkalkt allmählich; dies führt im Lauf der Zeit ebenfalls zu Bewegungseinschränkungen. Ursache ist eine Überfunktion der Nebenschilddrüsen, die an der Regulierung des Kalziumstoffwechsels beteiligt sind. Auch diese Erkrankung ist mit schmerzhaften Anfällen verbunden.
- Ist aus erblichen Gründen der Eisenstoffwechsel gestört, kommt es zur **idiopathischen Hämochromatose**. Hier sind zunächst die Handgelenke betroffen.
- Bei der **Ochronose** lagern sich schwärzliche Pigmente, Stoffwechselprodukte aus der Eiweißproduktion, im Knorpel der Gelenke und in den Sehnen ab. Die Symptome sind sehr ähnlich, und ohne Behandlung werden auch hier die Gelenke beschädigt und deren Bewegungsfunktion eingeschränkt.
- Auch bei **Fettstoffwechselstörungen** können Substanzen entstehen, die in den Gelenken abgelagert werden und dort Entzündungen hervorrufen.

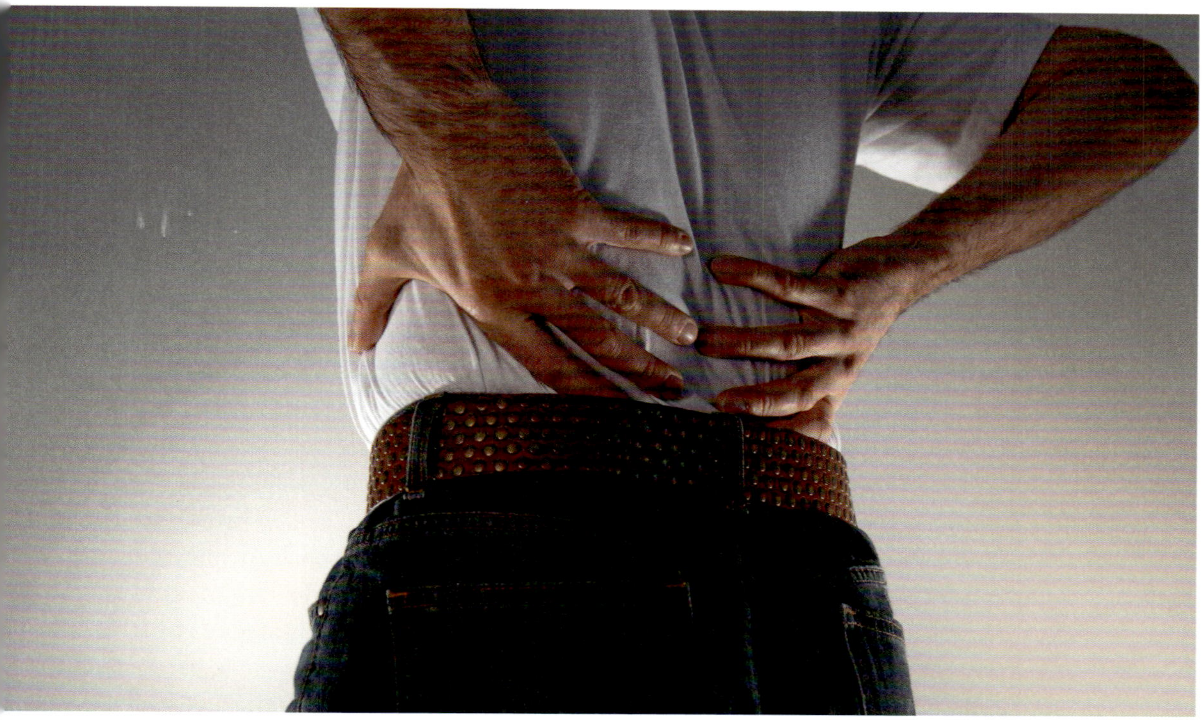

WIRBELSÄULENLEIDEN
und Rückenschmerzen

Rückenschmerzen sind ein wahres Volksleiden und resultieren aus vielfältigen Wirbelsäulenerkrankungen. Deformationen wie Skoliose, Wachstumsstörungen wie die Scheuermann-Krankheit, Verletzungen und Tumorerkrankungen sind eher spezielle Krankheitsbilder, die relativ selten auftreten. Im Gegensatz dazu sind degenerative und entzündliche Erkrankungen leider an der Tagesordnung. Am häufigsten findet man Abnutzungserscheinungen an den Bandscheiben und an den angrenzenden Wirbeln.

Vorab eine Entwarnung: Die allermeisten Rückenschmerzen sind harmlos, auch wenn sie manchmal unerträglich scheinen und unsere Lebensqualität erheblich beeinträchtigen. Man könnte sie mit einem Schnupfen vergleichen, der einem ebenfalls das Leben schwermacht und auch ohne Behandlung wieder abklingt. „Normale" Rückenschmerzen dauern eine Woche. Natürlich kann man sich Massagen oder Fangopackungen verschreiben lassen, doch damit verschwinden die Beschwerden nicht schneller. Manchmal verbergen sich dahinter allerdings ernsthafte Erkrankungen, doch dies ist eher selten der Fall.

Skoliose

Die natürliche Krümmung der Wirbelsäule sorgt dafür, dass der Oberkörper im Gleichgewicht bleibt. Ist die Wirbelsäule stark seitlich gekrümmt, liegt eine Skoliose vor, eine Deformation, die bereits der griechische Arzt Hippokrates beschrieben hat. Ursache ist oft eine angeborene Fehlbildung der Wirbelsäule; doch auch unterschiedliche Beinlängen können im Lauf der körperlichen Entwicklung zu Skoliose führen. Weiterhin können seltene Erkrankungen wie Zerebralparalyse, Spaltwirbel, Muskeldystrophie oder auch Tumore der Skoliose zugrunde liegen. In über 80 % aller Fälle lässt sich keine Ursache finden.

Es gibt eine Reihe von Anhaltspunkten, die auf eine Skoliose hinweisen: wenn etwa die Schultern unterschiedlich hoch sind, der Kopf nicht mittig über dem Becken sitzt, eine Hüfte höher ist und hervorsteht, die beiden Brustkorbseiten unterschiedlich hoch sind oder die Taille schief ist. Je nach Ausprägung der Skoliose bieten sich verschiedene Behandlungsmöglichkeiten an. Als erstes konservatives Mittel kommt ein Korsett infrage, das die Krümmung reduzieren hilft. In schwierigeren Fällen ist ein operativer Eingriff möglich, bei dem die Wirbel versteift werden. Der Erfolg solch einer Operation hängt vom Alter und dem allgemeinen Gesundheitszustand des Patienten ab. Viele Skolioseverkrümmungen sind nicht so extrem, dass sie behandlungsbedürftig wären.

Scheuermann-Krankheit

Fast jeder Hundertste leidet unter Morbus Scheuermann, Mädchen seltener als Jungen. Es handelt sich um eine Wachstumsstörung der Wirbelsäule, die sich in der Pubertät entwickelt und die im jungen Erwachsenenalter wieder verschwindet. Sie verursacht zunächst weder Schmerzen noch andere Einschränkungen. Später stellen sich allmählich Rückenschmerzen ein. Auch optisch macht sie sich bemerkbar: Krümmen sich die Brustwirbel stärker, entsteht ein Rundrücken. Über die Ursache ist sich die Wissenschaft nicht einig. Die Erkrankung wird zwar nicht von den Eltern vererbt, scheint aber doch in den Erbanlagen zu stecken. Behandelt wird mit Krankengymnastik, Medikamenten gegen die Schmerzen oder einem unterstützenden Korsett. In schweren Fällen ist auch ein operativer Eingriff denkbar.

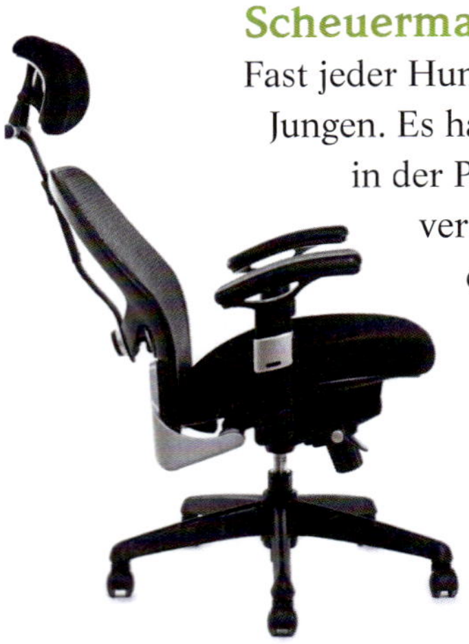

Ein ergonomischer Bürostuhl ist von zentraler Bedeutung, um den Rücken zu schonen.

Wirbelgleiten

Spondylolisthese, so der Fachbegriff, geht auf die Instabilität der Wirbelsäule zurück. Ihr oberes Teilstück gleitet mit dem „Gleitwirbel" über den darunterliegenden Wirbelkörper nach vorn. Der Gleitwirbel tritt fast immer in der Lendenwirbelsäule auf. Meist wird eine Spondylolisthese zufällig entdeckt, weil die Schmerzsymptomatik anfangs sehr gering ist. Allerdings können im

TIPPS FÜR DEN ALLTAG

Achten Sie auf richtiges Sitzen am Schreibtisch! Falsches Sitzen schadet dem Rücken, behindert die Atmung, engt die Organe ein und lässt die Rumpfmuskulatur erschlaffen.

- Beschaffen Sie sich einen ergonomischen Bürostuhl.
- Sitzen Sie aufrecht; die Sitzfläche ist gerade oder leicht nach vorn geneigt.
- Ihre Füße brauchen guten Bodenkontakt. Hängen sie in der Luft, ist dies für die Durchblutung der Beine nachteilig.
- Ihr Stuhl muss Armlehnen haben, auf denen Sie die Arme ab und zu abstützen können, damit sich die Muskulatur im Schulterbereich entspannt.
- Halten Sie die Schultern locker in der Mitte (ziehen Sie sie nicht straff nach hinten, oder lassen Sie sie nicht schlaff nach vorn fallen).
- Sitzen Sie nicht regungslos auf dem Stuhl. Wechseln Sie häufig die Sitzhaltung. Recken und strecken Sie sich zwischendurch. Verlagern Sie Ihr Gewicht; lehnen Sie sich ab und zu auch ganz entspannt nach hinten.

Lauf der Zeit einzelne oder mehrere Nerven im Spinalkanal eingeklemmt und gedehnt werden. Das ist dann ein Problem: Eingeklemmte Nerven werden beschädigt und in ihrer Funktion beeinträchtigt. Unangenehme Folgen können Lähmungen und sogar eine Störung der Blasenfunktion sein.

Wirbelkörperbrüche

Brüche in den Wirbelkörpern einzelner Wirbel treten häufig bei Osteoporose auf. Dabei stellen sich – meist von heute auf morgen – heftige, oft unerträgliche Rückenschmerzen ein, die den Patienten in seiner Lebensführung stark beeinträchtigen. Manche Bewegungen sind gar nicht mehr möglich. Werden Nerven eingeklemmt oder geschädigt, so können – je nach betroffenem Nerv – Stuhl- oder Harninkontinenz oder Beinschwäche hinzukommen.

Doch schon ehe es zum Wirbelkörperbruch kommt, haben die Patienten Schmerzen – meist im Lendenwirbelsäulenbereich, weil dieser Teil der Wirbelsäule aufgrund seiner hohen Belastung am häufigsten von Osteoporose betroffen ist. Auch eine Osteoporose der langen Röhrenknochen äußert sich in Knochenschmerzen. Solche Symptome sollte man nicht auf die leichte Schulter nehmen, sondern eine Knochendichtemessung durchführen lassen. Dies empfiehlt sich ab einem gewissen Alter auch prophylaktisch: Frauen nach den Wechseljahren haben das höchste Osteoporose-Risiko, da ihre Eierstöcke dann die Produktion des Sexualhormons Östrogen einstellen, das für den Erhalt der Knochenmasse wichtig ist. Doch auch bei 20 % aller Männer tritt die Erkrankung etwa ab dem Alter von 50 Jahren auf.

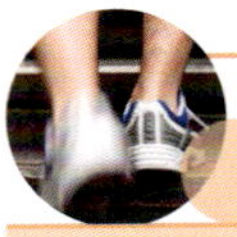

TIPPS FÜR DEN ALLTAG

Besuchen Sie einen Rückenschulkurs! Dort lernen Sie unter Anleitung von Krankengymnasten, Psychologen und Ärzten, wie häufige Bewegungsabläufe des Alltags und Berufslebens möglichst wirbelsäulenschonend ausgeführt werden. Durch konsequentes rückengerechtes Verhalten lassen sich Rückenschmerzen und die fortschreitende Abnutzung von Bandscheiben und Wirbelgelenken vermindern. Solche Kurse werden von Volkshochschulen, Krankenkassen und Physiotherapeuten angeboten und sind für alle Rückenschmerzpatienten sehr zu empfehlen.

Wirbelkörperreparatur nach dem Ballonprinzip

Seit einiger Zeit existiert ein neues Verfahren, das gebrochene Wirbelkörper durch Aufdehnung und Einspritzen von Zement stabilisiert: die Kyphoplastie. Das Verfahren wurde 1998 von amerikanischen Ärzten entwickelt und 1999 erstmals in Kalifornien eingesetzt; inzwischen sind über 300 000 Menschen weltweit damit behandelt worden. Bei dem Eingriff unter Vollnarkose und mit CT-Kontrolle eröffnet der Chirurg einen kleinen Kanal durch Rückenhaut und Wirbelbogen und schiebt eine Arbeitskanüle in den gebrochenen Wirbelkörper vor. Durch diese Kanüle wird ein Ballonkatheter in den Wirbel eingebracht, mit Kontrastmittel gefüllt, und der Wirbel wird aufgedehnt. In den so entstandenen Hohlraum spritzt der Chirurg nach Entfernung des Ballons Knochenzement ein, um den Wirbelkörper wieder zu stabilisieren. Oft sind bei Osteoporose mehrere Wirbel betroffen; pro Wirbel dauert der Eingriff etwa 20 Minuten. Danach kann der Patient sofort aufstehen und sich normal bewegen; er spürt nur noch einige Stunden lang Schmerzen an der Punktionsstelle.

Rasche Schmerzlinderung – geringes Risiko

Die Kyphoplastie bietet etliche Vorteile gegenüber dem Vorläuferverfahren, der seit 1987 durchgeführten Vertebroplastie, bei der zwar auch Zement in den Wirbelkörper gespritzt wird. Der Wirbel wird aber vorher nicht aufgedehnt, sondern der Chirurg punktiert ihn mit Nadeln und spritzt den Zement direkt in die Bruchstellen des gebrochenen Wirbelkörpers ein. Da die Nadeln sehr dünn sind und kein Hohlraum vorliegt, muss der Zement dünnflüssig sein und unter hohem Druck eingespritzt werden. Dabei ist das Risiko relativ hoch, dass Zement aus dem Wirbelkörper austritt, der dann auf Nerven, Bandscheiben oder Rückenmark drücken und Beschwerden verursachen kann.

Bei der Kyphoplastie, bei der der Zement ohne hohen Druck in den Wirbel eingebracht wird, ist diese Gefahr sehr viel geringer. Und selbst wenn es einmal zu einem Zementaustritt kommen sollte, kann der Patient in der Regel problemlos nachoperiert werden, um das Rückenmark zu entlasten. Die Wirkung dieser „Wirbelkörperreparatur“ tritt sehr rasch ein: Schon nach einer Woche sind 68 % der Patienten von den quälenden Schmerzen durch den Wirbelkörperbruch befreit; nach drei bis sechs Monaten sind bereits 86 % der Patienten schmerzfrei. Auch die Beweglichkeit ist rasch wiederhergestellt.

Die Kyphoplastie wird auch bei Knochenkrebs (multiplem Myelom oder Knochenmetastasen) eingesetzt. Wenn der Krebs Wirbelkörper zerstört, droht eine Querschnittslähmung. Den Patienten, die oft nur noch eine begrenzte Lebensdauer haben, ist sehr geholfen, wenn sie ihre letzten Monate nicht im Bett oder Rollstuhl verbringen müssen, sondern sich frei bewegen können.

Das Facettensyndrom

Wenn die Bandscheiben durch Degenerationsprozesse an Flüssigkeit und an Volumen verlieren oder flacher werden, rücken die Wirbelkörper enger zusammen. Dadurch erhöht sich der Druck in den Wirbelgelenken, was bei Belastungen – bestimmten Bewegungen, langem Sitzen, Stehen, Heben oder Tragen – zu dumpfen Kreuzschmerzen führt. Mit der Zeit kommt es durch die Verflachung der Bandscheiben auch zum Verschleiß der Wirbelgelenke: Die Ränder benachbarter Wirbelkörper, die jetzt näher beieinanderliegen, reiben aneinander, was – oft im Hals- oder Lendenwirbelsäulenbereich – schmerzhafte Entzündungen verursacht. Zudem wird die Wirbelsäule instabiler. Man spricht auch von Lockerungssymptomatik. Die Wirbelkörper können sich leichter verschieben, sodass die Beschwerden immer häufiger auftreten. Durch Muskeltraining lässt sich diese alters- und verschleißbedingte Lockerung des komplexen Gefüges zu einem gewissen Grad ausgleichen. Kräftige Muskulatur gibt der Wirbelsäule Halt.

Hexenschuss

Statistisch gesehen, erwischt fast jeden von uns einmal im Leben ein „Hexenschuss“. Gemeint ist der akute Kreuzschmerz, auch Lumbago genannt. Das Krankheitsbild ist sehr dramatisch: Die Betroffenen können sich wegen extrem heftiger Rückenschmerzen kaum aufrichten, geschweige denn fortbewegen.

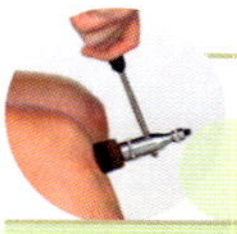

DAS RÄT DER EXPERTE

Salben gegen akute Schmerzen

Sportler- und Rheumasalben aus der Apotheke enthalten meist die Schmerzmittel Diclofenac oder Salicylsäure. Vorsicht ist geboten, wenn man die Salben großflächig aufträgt. Besonders bei Salicylsäurepräparaten kann es zu einer Überdosierung kommen. Es gibt auch Salben und Pflaster, die die Durchblutung fördern und so Muskelverspannungen lockern. Sie enthalten wärmeerzeugende Substanzen wie Capsaicin, das aus Pfefferschoten gewonnen wird. Nach dem Auftragen unbedingt die Hände gründlich waschen, damit nichts davon in die Augen gelangt. Vorsicht: Bei entzündlichen Prozessen – wenn sich ein geschwollenes Gelenk warm anfühlt – ist Wärme falsch; hier sollte man ein Kühlkissen oder kalte Umschläge auflegen.

Normalerweise sind die Beschwerden aber nach einigen Tagen, maximal einer Woche, wieder vorbei. Der Organismus hilft sich selbst, unterstützt durch einfache Behandlungsmaßnahmen wie Wärmepackungen, muskelentspannende Spritzen und Medikamente sowie Schmerzmittel.

Erstaunlicherweise erleiden vor allem jüngere Jahrgänge, meist im Alter von 30 bis 50 Jahren, einen Hexenschuss. Ab dem 60. Lebensjahr kommt er eher seltener vor. Vorsicht: Wenn die Schmerzen länger als drei Monate anhalten oder immer wiederkehren, liegt vielleicht ein Bandscheibenvorfall vor.

Bandscheibenvorfall

Zu einem gewissen Grad ist der altersbedingte Verschleiß unserer Bandscheiben normal; doch durch einseitige Belastung unserer Wirbelsäule wird er beschleunigt. In einer abgenutzten Bandscheibe können sich aufgrund des Austrocknungsprozesses Risse und Spalten bilden. Ist der Faserring erst einmal eingerissen, so hat die in seinem Inneren befindliche weiche Gallertkernmasse keinen ausreichenden Halt mehr: Sie kann sich durch die beschädigte Stelle im Faserring vorwölben – man spricht dann von einer Bandscheibenvorwölbung oder Bandscheibenprotrusion. Es kann aber auch ein Teil der Gallertkernmasse aus dem Riss im Faserring austreten; dann spricht man von einem Bandscheibenvorfall oder Bandscheibenprolaps. Bandscheibengewebe drückt nun – je nach Ort der Vorwölbung bzw. des Vorfalls – auf die aus dem benachbarten Zwischenwirbelloch austretende Nervenwurzel und verursacht Schmerzen, oft auch Lähmungen in dem von dem betreffenden Nerv versorgten Körperbereich.

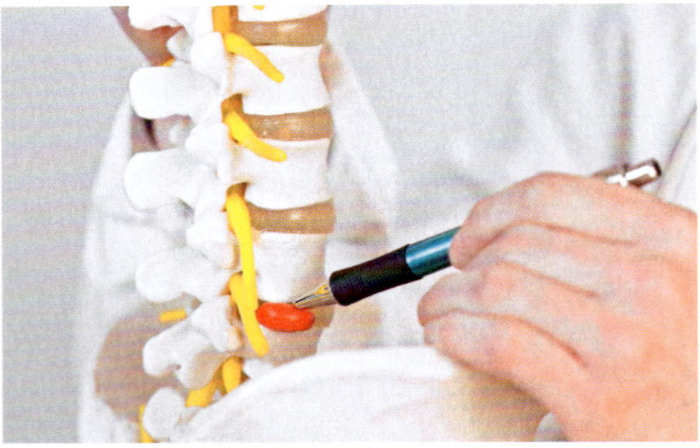

Wölbt sich eine Bandscheibe vor, ist das in der Regel mit großen Schmerzen verbunden.

Häufig tritt ein Bandscheibenvorfall bzw. eine -vorwölbung als Folge einer besonderen Belastung oder plötzlichen Bewegung auf: Beim Bücken oder Heben einer schweren Tasche „fährt es einem plötzlich ins Kreuz“, man hat dann so große Schmerzen, dass man sich nicht mehr gerade aufrichten kann. Was dabei geschieht, lässt sich leicht ausmalen: Der bereits vorgeschädigte Faserring der Bandscheibe reißt durch die plötzliche oder zu starke Belastung ein, die Gallertkernmasse tritt aus und reizt die betroffene Nervenwurzel. Meist schwillt die Nervenwurzel als Reaktion auf den auf sie ausgeübten Druck an und entwickelt einen entzündlichen Reizzustand.

Typisch für einen Bandscheibenvorfall im Lendenwirbelsäulenbereich sind – je nach Lage des vorgefallenen Bandscheibengewebes – starke Kreuz- oder Ischiasschmerzen: Der Schmerz strahlt bis ins Bein der betroffenen Seite aus.

So hab ich's erlebt

Kurz vor meinem 50. Geburtstag bekam ich starke Rückenschmerzen. Ich ignorierte sie zuerst, doch sie traten immer öfter auf, besonders beim Autofahren. Mein Arzt ließ mich röntgen und meinte, es sei ein Bandscheibenvorfall, den man über kurz oder lang operieren müsse. Er verschrieb ein muskelentspannendes Medikament und Schmerzmittel. Ein Bekannter, der als Fachberater in einem Bettengeschäft arbeitet, riet mir, im Auto einen körpergerechten Spezialsitz einbauen zu lassen. Zuerst erschienen mir die Kosten zu hoch, doch dann wagte ich die Anschaffung. Das Ergebnis war verrückt: Die Schmerzen waren wie weggeblasen.

Erwin Waldner

Durch die unwillkürliche Schonhaltung verspannen sich die Muskeln, was den Schmerz weiter verstärkt. Drückt das Bandscheibengewebe noch stärker auf den Nerv, treten Ausfallerscheinungen auf: ein taubes Gefühl oder gar Muskelausfälle im Bein oder Fuß. Vielleicht empfindet man dort ein Schwächegefühl, kann den Fuß nicht mehr richtig heben, sich nicht mehr auf die Zehen oder die Ferse stellen, stolpert leicht oder knickt beim Treppensteigen ein.

Tritt der Bandscheibenvorfall im Bereich der Halswirbel auf, äußert er sich durch Schmerzen an der betroffenen Stelle. In schweren Fällen kommt es sogar zu unangenehmen Gefühls- und Bewegungsstörungen in Armen und Händen. Die Ursache: Das vorgefallene Bandscheibengewebe drückt derart stark auf den Nerv, dass seine Leitungsfunktion unterbrochen ist.

Erholung für die Wirbelsäule

80 % der Deutschen haben mindestens einmal im Leben Rückenschmerzen, selbst Kinder und Jugendliche im Alter von 11 bis 17 Jahren. In der Regel ist dies kein Fall für den Arzt. Wer beispielsweise morgens mit Kreuzschmerzen aufsteht, hat beim Schlafen etwas Grundlegendes falsch gemacht. Die Qualität des Schlafs entscheidet über unser Wohlbefinden, denn dabei regeneriert sich der Körper. Damit der Rücken nachts entlastet wird, spielen Matratze und Unterfederung eine wichtige Rolle. Alte, durchgelegene Matratzen widersprechen jeglicher ergonomischen Anforderung. Das Gleiche gilt für einen durchhängenden Lattenrost.

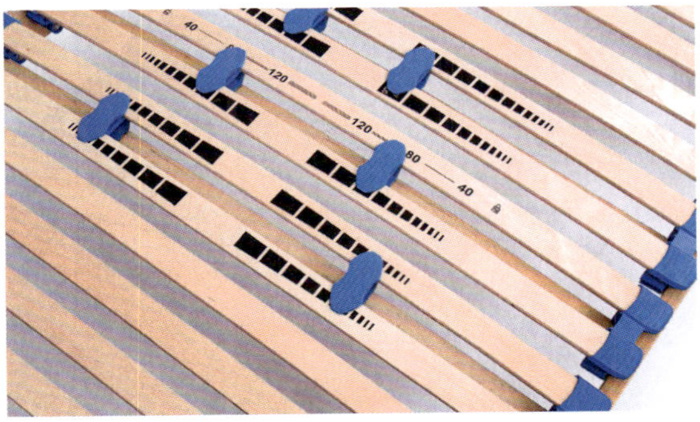

Moderne Lattenroste lassen sich individuell an das eigene Körpergewicht anpassen.

Kein Wunder, wenn man morgens mit steifem Hals, verspannter Nackenmuskulatur oder Kreuzschmerzen aufwacht. Für die Wirbelsäule ist eine schlechte Bettausstattung ein Martyrium und auf Dauer außerdem sehr schädlich.

Viele morgendliche Rückenschmerzen lassen sich leicht beheben, indem man für eine wirbelsäulengerechte Schlafstätte sorgt. Matratze und Unterfederung dürfen nicht zu weich sein, sonst hängt der Körper durch. Man sollte sich vom Fachmann beraten lassen und keinesfalls an Matratze und Unterfederung sparen. Bett ist übrigens nicht gleich Bett: Jede Schlafmöglichkeit muss individuell auf die Körper- und Gewichtsanforderungen abgestimmt sein. Die Wirbelsäule darf auch beim Schlafen nicht abknicken. Heute werden im Handel statt des alten Lattenrosts Hightech-Unterfederungen mit einer enormen Dichte einzelner beweglicher Auflagepunkte angeboten. Diese lassen sich so fein justieren, dass sich das Bett perfekt der Körpersilhouette anpasst und der Wirbelsäule die bestmögliche Entspannung bietet.

Und wenn doch operiert werden muss?

In relativ wenigen Fällen muss der Chirurg an die Bandscheibe, auch wenn manche Ärzte schnell zu einem solchen Eingriff raten. 80 % aller Rückenoperationen sind überflüssig. Bevor man nicht alle konservativen Behandlungsmöglichkeiten ausgeschöpft hat – jede Operation stellt ein Risiko dar! –, sollte eine Operation nicht zur Debatte stehen. Bei einem Bandscheibenvorfall oder einer Bandscheibenvorwölbung ist diese in manchen Fällen dennoch unumgänglich – etwa wenn der Patient unter Lähmungserscheinungen und Störungen der Stuhl- und Harnentleerung oder unter Potenzstörungen leidet. Dann gehört der Patient allerdings schleunigst in den OP. Drückt nämlich Bandscheibengewebe über längere Zeit so stark auf eine Nervenwurzel, dass gravierende Beschwerden wie Lähmungen auftreten, besteht die Gefahr einer dauerhaften Schädigung. Muskellähmungen, Gefühls- oder Funktionsstörungen bilden sich dann möglicherweise nicht mehr zurück.

Bei der Operation wird das vorgefallene Bandscheibengewebe, das auf die Nervenwurzel drückt, entfernt und so der gequetschte Nerv entlastet. Nach der Operation verschwindet der Schmerz sofort. Für den Patienten ist der Eingriff am wenigsten belastend, wenn er minimal-

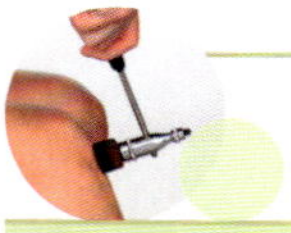

DAS RÄT DER EXPERTE

Zurückhaltung bei Schmerzmitteln!
Viele greifen erst einmal zu Schmerzmitteln. Rezeptfreie Medikamente sollte man aber ohne ärztliche Kontrolle nur höchstens vier bis fünf Tage einnehmen! Sogenannte NSAR-Schmerzmittel (nicht steroidale Antirheumatika) wie Aspirin können besonders bei Älteren Magen- oder Darmblutungen auslösen. Von kombinierten Wirkstoffen ist abzuraten: Sie wirken nicht besser, sondern erhöhen das Risiko von Nebenwirkungen. Auch der Zusatz von Vitamin C ist letztlich wirkungslos. Vorsicht: Tabletten immer mit reichlich Wasser einnehmen, damit sie die Magenschleimhaut nicht reizen.

So hab ich's erlebt

Seit Jahren leide ich unter Rückenschmerzen. Die Ärzte, die ich aufsuchte, kann ich kaum zählen: Hausärzte, Orthopäden, Internisten ... Auch bei zwei Heilpraktikern war ich. Röntgen, Computertomogramme, Kernspin, Massagen, Physiotherapie, Schmerzmittel – nichts half. Zwei Ärzte rieten mir zur Operation wegen eines Bandscheibenvorfalls. Bis ich einen Schmerztherapeuten fand, der sich fast eine Stunde mit mir unterhielt und meinen nackten Körper im Stehen und Gehen ausgiebig analysierte. Er behandelte mich mit Injektionen, Akupunktur, Infusionen, verschrieb muskelentspannende Mittel und eine spezielle Physiotherapie. Heute bin ich so gut wie schmerzfrei. Leider gibt es nur wenige erfahrene Schmerztherapeuten.

Marion C. Herbst

invasiv, also endoskopisch erfolgt. Große offene Eingriffe sind heute relativ selten und nur in besonderen Fällen nötig, etwa bei einer Verengung des Wirbelkanals, einer Spinalkanalstenose. Um Bandscheibenvorfälle zu reparieren, sind mit moderner mikrochirurgischer Technik nur noch maximal 3 cm lange Schnitte nötig. Mithilfe eines Operationsmikroskops und feiner Instrumente entfernt der Arzt das überflüssige Bandscheibenmaterial und verschließt die Wunde wieder. Wird endoskopisch operiert, ist der Zugang noch kleiner. Durch einen millimetergroßen Schnitt wird eine Kanüle, ein sogenannter Trokar, in den Rücken eingeführt und zusätzlich über einen weiteren Trokar eine Minikamera, die das Operationsfeld auf einem Monitor sichtbar macht. Mit den filigranen Instrumenten entfernt der Arzt das Gewebe, das den Nerv quetscht. Bei einem anderen Verfahren wird durch die Kanüle, die bis zur Bandscheibe vorgeschoben wird, das störende Bandscheibenmaterial abgesaugt oder per Laser verdampft.

Notfalls lässt sich heute eine ruinierte Bandscheibe sogar durch eine künstliche ersetzen. Diese besteht aus zwei Titanscheiben mit beweglichem Kunststoffkern. Die Methode hat gegenüber der früher praktizierten Wirbelversteifung den Vorteil, dass dem Patienten die volle Beweglichkeit erhalten bleibt. Der Eingriff ist aber sehr anspruchsvoll und wird nur in qualifizierten Zentren durchgeführt.

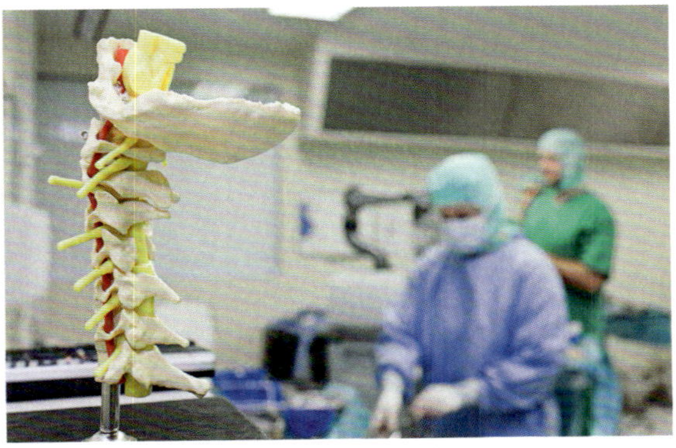

An der Wirbelsäule muss selten operiert werden – aber wenn doch, dann sollte dies zügig geschehen.

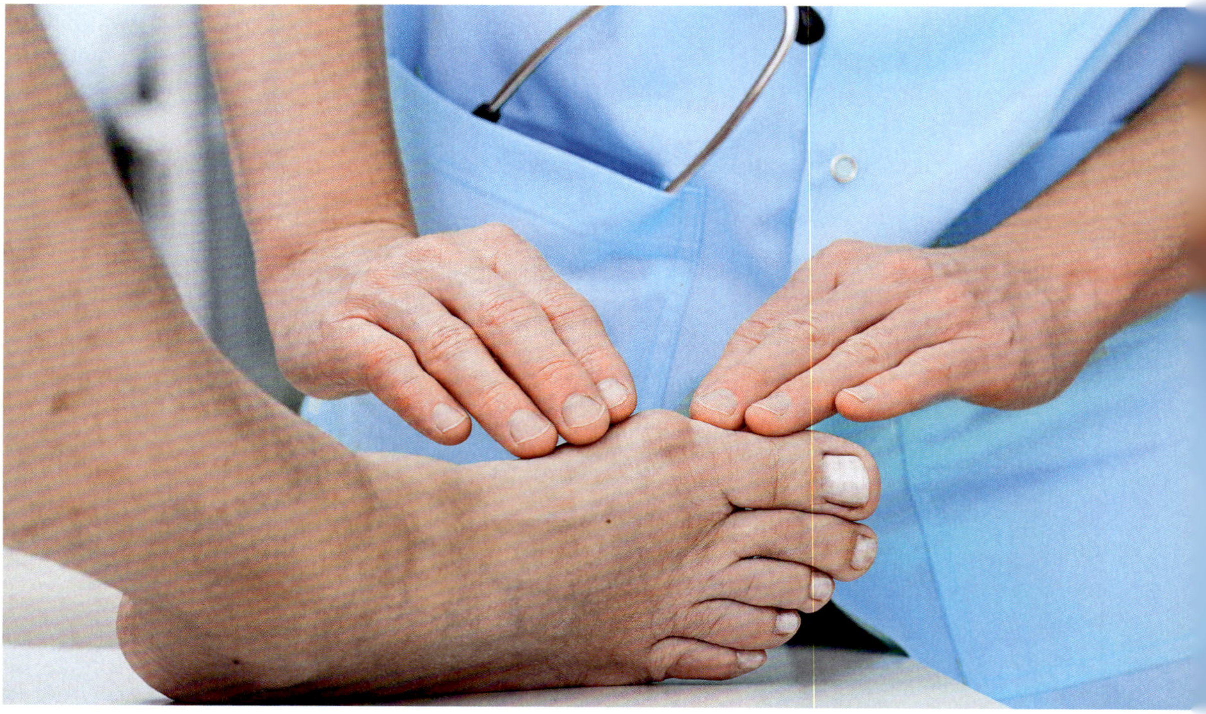

FUSSPROBLEME:
Hallux valgus und Fersensporn

Meist beachten wir sie erst, wenn sie Schmerzen verursachen: unsere Füße, ein Wunderwerk aus 26 Knochen. Vorher misshandeln wir sie zu häufig mit ungeeignetem Schuhwerk, harten Fußböden und mangelnder Zuwendung. Doch schon seit einigen Jahren findet ein Umdenken statt.

Bis vor etwa 20 Jahren gab es unter den Ärzten kaum echte Fußspezialisten. Inzwischen kennt die Medizin ein ganzes Spektrum an Therapiemöglichkeiten für Fußbeschwerden. Wo man früher sehr schnell zum Skalpell griff, stehen heute konservative Behandlungstechniken und vor allem die Prophylaxe, also die bewusste Verhinderung von Fußleiden, im Vordergrund.

Fußprobleme zu diagnostizieren und Erfolg versprechende Therapien zu entwickeln erfordert die perfekte Zusammenarbeit von spezialisierten Ärzten wie Orthopäden, Unfallchirurgen, Diabetologen, Gefäßchirurgen, aber auch Orthopädieschuh-Technikern, medizinischen Fußpflegern (Podologen) und Physiotherapeuten. Am wichtigsten ist es jedoch, Fußprobleme erst gar nicht entstehen zu lassen, gutes, funktionales Schuhwerk zu tragen und sich der Bedeutung seiner Füße bewusst zu werden.

Hallux valgus

Das häufigste Fußleiden ist der Hallux valgus (auch: Hallux abductus), eine Fehlstellung der Großzehe *(hallux)*: Sie ist im Großzehengrundgelenk mehr oder weniger stark nach außen abgewinkelt – im Extremfall so stark, dass sie über oder unter der zweiten Zehe zu liegen kommt. Um Druck und Reibung durch diese Fehlstellung zu verhindern, bildet der Körper an der Innenseite des Großzehengrundgelenks einen Gewebesack, der mit Flüssigkeit gefüllt ist. Dort kann es in der Folge zu einer Entzündung kommen, die Schmerzen verursacht.

Frauen leiden viermal so oft unter Hallux valgus wie Männer. Die Ursachenforschung sieht verschiedene Aspekte. Zu über 50 % wird das Leiden wohl vererbt. Schlecht sitzendes Schuhwerk – bei Frauen häufiger als bei Männern – beschleunigt die erblich vorprogrammierte Deformierung der Großzehe.

DAS RÄT DER EXPERTE

Konservative Methoden vorziehen

Lassen Sie beim Orthopäden oder im Sportfachgeschäft eine Laufbandanalyse machen. Bei frühzeitiger Behandlung lässt sich der Krankheitsverlauf verlangsamen. Achten Sie auch darauf, die Fußmuskulatur regelmäßig zu trainieren. Zudem können Einlagen, speziell angefertigte Schuhe, Hallux-valgus-Nachtschienen, Bandagen oder Physiotherapie helfen. Bleibt alles erfolglos, sollte operiert werden – dann aber nicht zu spät. Ziel der OP ist der Erhalt des Gelenks und seiner Funktionalität.

Fersensporn

Wenn jeder Schritt schmerzt, als ob man in einen Nagel getreten sei, ist der Grund häufig ein Fersensporn: ein knöcherner Fortsatz an der Sohlenseite des Fersenbeins. Fast 10–20 % der Menschen haben einen solchen „Sporn", eine Art dornförmigen Knochenauswuchs; dieser löst allerdings nicht in allen Fällen Schmerzen aus.

Als Ursache spielt auch hier die Überbeanspruchung der Füße eine Rolle: Die Achillessehne verbindet die Wadenmuskulatur mit der Unterseite der Ferse und sorgt dafür, dass man den Fuß anheben kann. Wird sie ungünstig belastet, so versucht sich der Körper wieder selbst zu helfen: Er lagert an den Sehnenansätzen Kalk ab – der Sporn entsteht. Die falsche Belastung des Fußes kann durch Übergewicht und falsches Schuhwerk zustande kommen. Weitere Ursachen sind übermäßig langes Stehen und Gehen – etwa als Verkäufer im Geschäft – oder eine falsche Lauftechnik beim Sport. Auch Schuhe ohne Absatz mit dünner Ledersohle können sich nachteilig auswirken, da der fehlende Absatz die Druckbelastung der Ferse zu wenig dämpft. Der schmerzhafte Prozess entsteht aber erst, wenn sich das Gewebe um den Sporn entzündet.

Behandelt wird mit Schuheinlagen, entzündungshemmenden, schmerzstillenden Medikamenten, Spritzen oder Strahlenbehandlungen, die aber nur vorübergehend wirken. Oft klingen die Beschwerden auch ohne Therapie wieder ab.

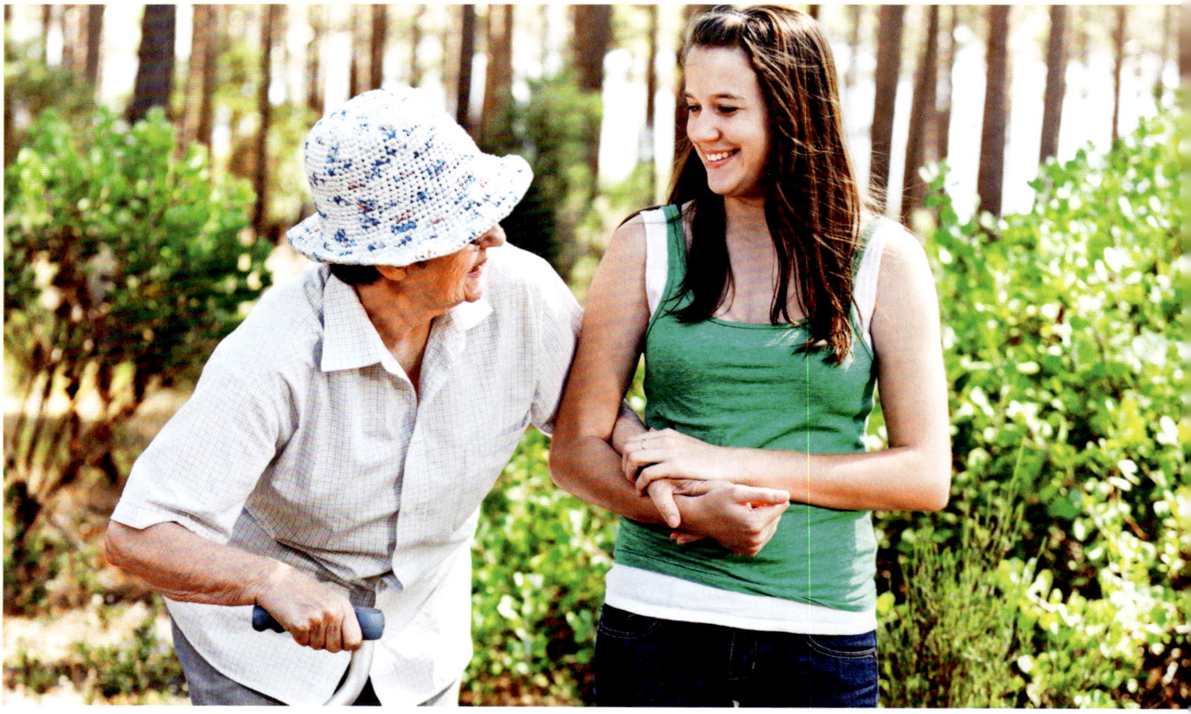

OSTEOPOROSE –
auch schädlich für die Gelenke!

Osteoporose ist eigentlich keine Gelenkerkrankung, sondern eine Stoffwechselstörung der Knochen. Sie kann jedoch Gelenkprobleme verschlimmern. Weil zudem Entzündungen häufig einen negativen Einfluss auf den Knochenaufbau haben, muss beispielsweise bei rheumatoider Arthritis und bei Arthrose das erhöhte Osteoporose-Risiko mit berücksichtigt werden.

Bei einer Osteoporose wird das stützende Skelett zunehmend instabil, und die Knochensubstanz löst sich immer mehr auf. Menschen, die an Osteoporose leiden, verlieren allmählich ihre Struktur. Sie werden krumm und buckelig, weil ihre Wirbelsäule langsam einbricht – was oft auch mit großen Schmerzen verbunden ist. Doch Osteoporose ist nicht nur ein optisches Problem, das Frauen einen unattraktiven „Witwenbuckel" beschert. Osteoporotische Knochen werden porös und instabil, und beim kleinsten Stoß von außen oder gar bei einem Sturz brechen sie und heilen nur noch schwer. Frauen während und nach den Wechseljahren entwickeln besonders häufig eine Osteoporose. Aber es gibt auch noch andere Risikofaktoren für den gefährlichen Knochenschwund – und auch die Herren der Schöpfung bleiben nicht immer davon verschont.

Zwei Zelltypen sind für den Knochenstoffwechsel zuständig: die Osteoblasten in erster Linie für den Knochenaufbau, die Osteoklasten für den -abbau. Beide Zelltypen arbeiten parallel, sodass in jedem Knochen ein permanenter Auf- und Abbau stattfindet. Diesen Knochenstoffwechsel kann man positiv beeinflussen: etwa, indem man seinen Aufbauzellen den richtigen Baustoff liefert, damit die Aufbauzellen immer ein wenig mehr arbeiten als die Abbauzellen.

Die wichtigsten Knochenbaustoffe

Einer der Hauptbaustoffe für die Knochen ist Kalzium; es ist in Milchprodukten, kalziumhaltigem Mineralwasser und einigen grünen Gemüsearten enthalten. Die Deutschen nehmen eher zu wenig Kalzium zu sich – im Durchschnitt etwa 700 mg täglich; wünschenswert wären 1000–1200 mg. Schwangere, Stillende, Kinder, Jugendliche, Senioren, Menschen mit Risikofaktoren und solche mit Erkrankungen, die die Knochen schädigen, haben einen Bedarf von mindestens 1200 mg Kalzium pro Tag.

Damit das Kalzium aber von den Knochen optimal verwertet werden kann, benötigt der Körper Vitamin D, das er eigentlich über die Haut selbst bilden kann. Doch im Sommer erschwert schon ein geringer Lichtschutzfaktor, mit dem man sich zu Recht vor der UV-Strahlung schützt, die Vitamin-D-Bildung. Im Winter gehen wir weniger ins Freie oder bekommen kaum Sonne, weil wir morgens im Dunkeln das Haus verlassen und abends spät zurückkehren. Bei älteren Menschen erfolgt die Vitamin-D-Bildung zudem langsamer, obwohl sie das Vitamin besonders dringend benötigen.

Zwar enthalten alle fetten Seefische Vitamin D; man müsste sie jedoch täglich in größeren Mengen zu sich nehmen. Eine ausreichende Versorgung mit Kalzium ist zudem schwierig, wenn Sie Milchprodukte nicht mögen oder nicht vertragen. Daher müssen Osteoporose-Risikopersonen eventuell Nahrungsergänzungsmittel mit Vitamin D und/oder Kalzium einnehmen. Besprechen Sie mit Ihrem Arzt, ob dies für Sie sinnvoll ist.

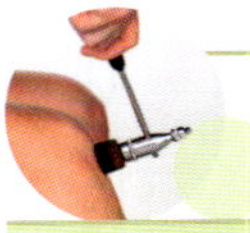

DAS RÄT DER EXPERTE

Suchen Sie den richtigen Arzt

Für eine erfolgreiche Therapie ist die Wahl des Arztes mit entscheidend. Bei verdächtigen Knochenbrüchen sollten Ärzte abklären, ob Osteoporose vorliegt. Um diese richtig therapieren zu können, bedarf es zuallererst einer richtigen und zeitgerechten Diagnose. „Doch das passiert in 90 % der Fälle nicht", so Prof. Martin Pecherstorfer, Internist im Landesklinikum Krems. Verstärkte Aufklärung sei daher sowohl für Ärzte als auch Patienten die vordringlichste Aufgabe.

Wer ist gefährdet?

Osteoporose ist zum großen Teil genetisch bedingt. Wer „gute Gene" hat, entwickelt vielleicht nie eine Osteoporose. Menschen, in deren Familie Osteoporose vorgekommen ist, müssen jedoch mit einer erblichen Veranlagung rechnen.

Frauen haben mit Beginn der Wechseljahre ein erhöhtes Osteoporose-Risiko. Dies hängt mit den nun fehlenden weiblichen Hormonen zusammen, vor allem mit dem Östrogen, das den Knochenstoffwechsel positiv unterstützt. Doch auch manche Männer sind von der Krankheit betroffen, und sogar junge Menschen können zur Risikogruppe gehören – etwa, wenn sie Kortison einnehmen.

Weitere Risikofaktoren sind Rauchen (Raucher haben einen doppelten Bedarf an Kalzium, weil das Rauchen den Knochenabbau sehr stark unterstützt), jede Art von einseitiger Ernährung (Süßspeisen, Fleisch und Wurst, Fast Food, phosphathaltige Nahrungsmittel wie Cola oder Schmelzkäse) sowie ein Übermaß an Alkohol, Kaffee und Schwarztee. Hinzu kommen häufige Diäten, Mangelernährung und Untergewicht, Schwangerschaften und Stillzeiten. In der Schwangerschaft wird der mütterliche Knochen abgebaut, um die kindlichen Knochen während der Embryonalphase zu stabilisieren. Die alte Volksweisheit, dass jedes Kind einen Zahn koste, hängt eng mit diesem Phänomen zusammen: Auch die Zähne verlieren an Substanz, wenn der Körper entkalkt wird. Zahnausfall war damals relativ einfach festzustellen, während sich Osteoporose erst viel später bemerkbar machte. Während der Stillzeit wird dann Kalzium aus den Knochen gelöst, um in der Muttermilch zur Verfügung zu stehen.

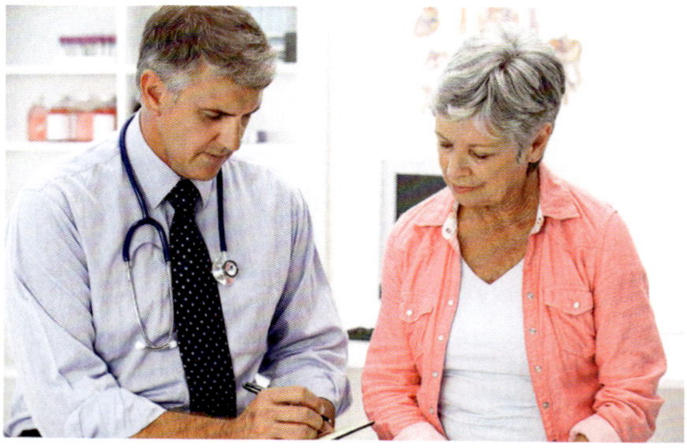
Besprechen Sie mit dem Arzt Ihr Osteoporose-Risiko, und lassen Sie frühzeitig Ihre Knochendichte messen.

Zu den Risikofaktoren gehören auch einige Krankheiten und Medikamente, die verhindern, dass genügend Nährstoffe aufgenommen werden können, oder die dazu beitragen, dass die Abbauzellen im Knochen vermehrt arbeiten: z. B. alle entzündlichen Darmerkrankungen, Schilddrüsenprobleme, die Einnahme von Kortison und Chemotherapien. Besonders ungünstig ist es, wenn mehrere Risikofaktoren zusammenkommen.

Was können Risikopersonen tun?

Wer ohnehin gefährdet ist, Osteoporose zu entwickeln, sollte vor allem zusätzliche, vermeidbare Risiken ausschalten – etwa mit dem Rauchen aufhören und für eine erhöhte Zufuhr an Kalzium und Vitamin D sorgen – sowie sich regelmäßig bewegen. Denn Bewegung erhöht die Knochenmasse und hemmt den Knochenschwund. Für gesunde Knochen ist außerdem gezielter Muskelaufbau wichtig. Das Skelett trägt und stützt die Muskulatur. Wenn durch entsprechendes Training die Muskelspannung erhöht und vermehrt Muskelmasse aufgebaut wird, koordiniert unsere Steuerzentrale, das Gehirn, den Knochenaufbau. Einfacher ausgedrückt: Starke Muskeln benötigen kräftige Knochen. Daher gibt das Gehirn den Befehl, den Knochenaufbau zu optimieren. Die Aufbauzellen arbeiten vermehrt – aber natürlich nur so gut, wie ihnen auch die notwendigen Baustoffe zur Verfügung stehen. Und so schließt sich der Kreis: Eine gesunde Ernährung mit ausreichend Kalzium und Vitamin D sowie die optimale Form des Muskelaufbaus sorgen für stabile Knochen.

Welche Art des Muskelaufbaus eignet sich?

Am besten ist ganz normales Krafttraining: Hanteltraining, muskelintensive Gymnastik, isometrisches Training oder Übungen mit Expandern, Gummibändern oder anderen Geräten, die den Muskelaufbau unterstützen. 10–15 Minuten täglich reichen oft schon aus. Man sollte sich nicht scheuen, ein Fitnessstudio aufzusuchen, einer Gymnastikgruppe beizutreten oder zu Hause zu üben. Auch Fahrradfahren und Joggen sind zur Vorbeugung von Osteoporose gut geeignet. Wer Gymnastik langweilig findet und sich jedes Mal dazu überwinden muss, kann abends vor dem Fernseher mit Gymnastikbändern oder Hanteln trainieren oder zum Fahren auf dem Hometrainer seine Lieblingsmusik einschalten. Man sollte sich aber auch nicht übernehmen, sondern seinen Gelenken – je nach Alter – nur so viel zumuten, wie man ohne übermäßige Anstrengung schafft. Selbst regelmäßiges Treppensteigen wirkt sich positiv aus.

Wie wird Osteoporose festgestellt?

Eine beginnende Osteoporose tut weder weh noch kann man sie an einer gebückten Haltung erkennen. Der typische Buckel bildet sich erst im Spätstadium heraus; erst dann treten auch die ersten Beschwerden (Knochen- und Muskelschmerzen) auf. Deshalb empfiehlt es sich – auch für Männer ab etwa 50 Jahren –, eine Messung der Knochendichte durchführen zu lassen. Angeboten wird sie von Orthopäden und Gynäkologen. Die Leistung ist leider nur dann auf Kassenüberweisung erlaubt, wenn bereits ein Knochenbruch aufgrund einer nur leichten Verletzung oder Erschütterung (Bagatelltrauma) eingetreten ist. Mitglieder gesetzlicher Krankenversicherungen müssen die Knochendichtemessung aus eigener Tasche bezahlen. Doch diese Ausgabe ist relativ gering – und sie lohnt sich. Denn so kann man, falls nötig, frühzeitig eine Therapie einleiten, noch bevor es zu Beschwerden oder gar einem Wirbelkörper-, Hüft- oder Oberschenkelhalsbruch kommt.

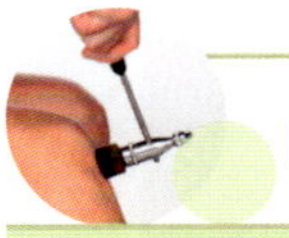

DAS RÄT DER EXPERTE

Lassen Sie die Knochendichte messen

Bei der Knochendichtemessung, der Osteo-Densitometrie, wird der Mineralsalzgehalt Ihrer Knochen festgestellt. Die meisten Verfahren beruhen auf der Abschwächung des Röntgenstrahls durch den Knochen: Dabei werden zwei schwache Röntgenstrahlen durch die Knochen am Oberschenkel oder an der Lendenwirbelsäule geschickt. Je nach Knochendichte wird die Intensität der Röntgenstrahlen stärker oder geringer abgeschwächt, und diese Abschwächung ist messbar. Die gesamte Untersuchung dauert 10 bis 30 Minuten.

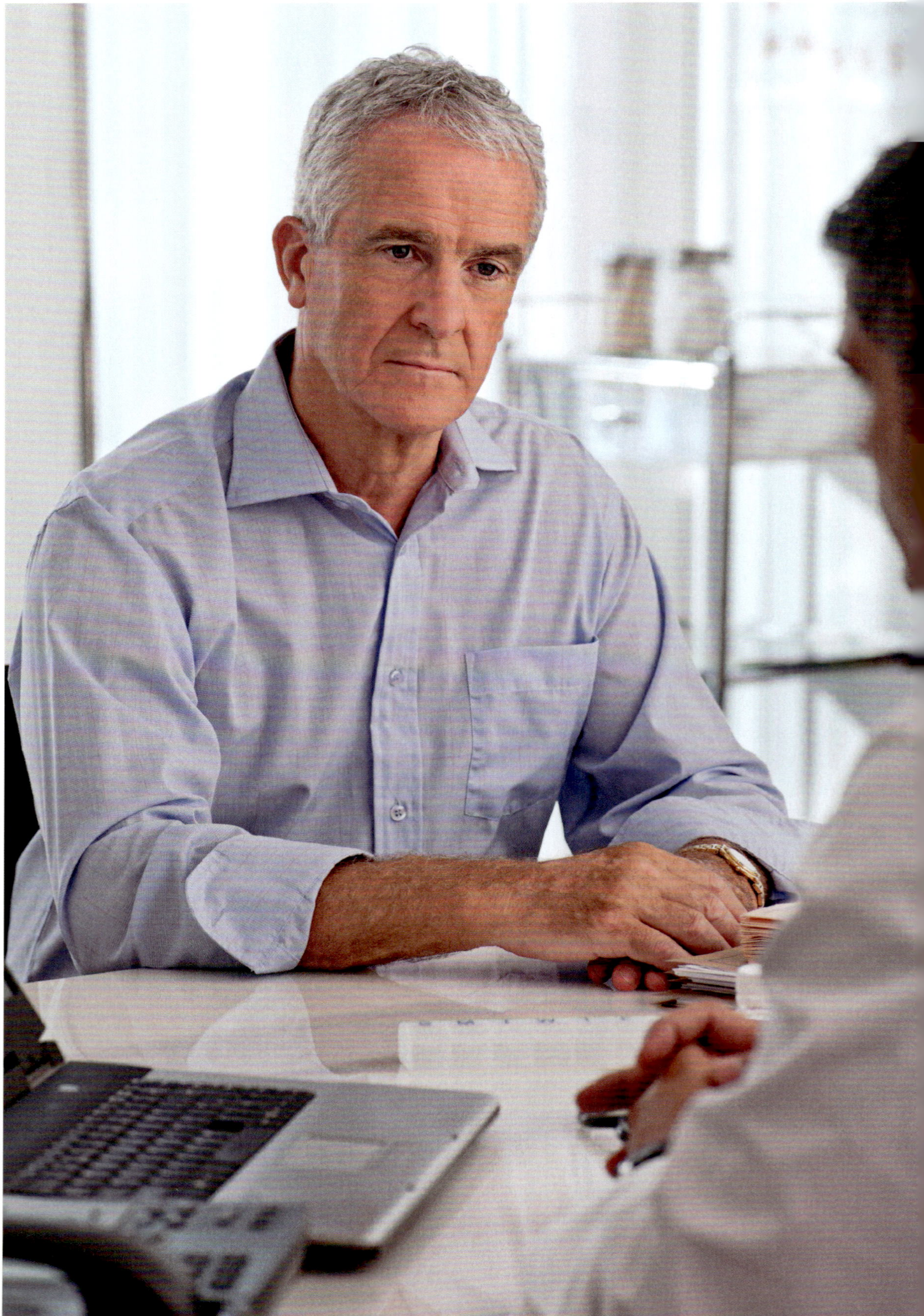

DIAGNOSE UND BEHANDLUNG

Die moderne Medizin vermag in vielen Fällen wahre Wunder zu vollbringen. Physiotherapie, Medikamente, chirurgische Interventionen oder – im extremen Fall – der Ersatz beschädigter und schmerzender Gelenke helfen, die alte Beweglichkeit weitgehend zurückzugewinnen und vor allem Schmerzen zu besiegen. Mit seinem Arzt spricht der mündige Patient auf Augenhöhe. Dazu braucht er grundsätzliches Wissen über die unterschiedlichen Behandlungsmethoden, ihre Vorteile, Nachteile und Risiken.

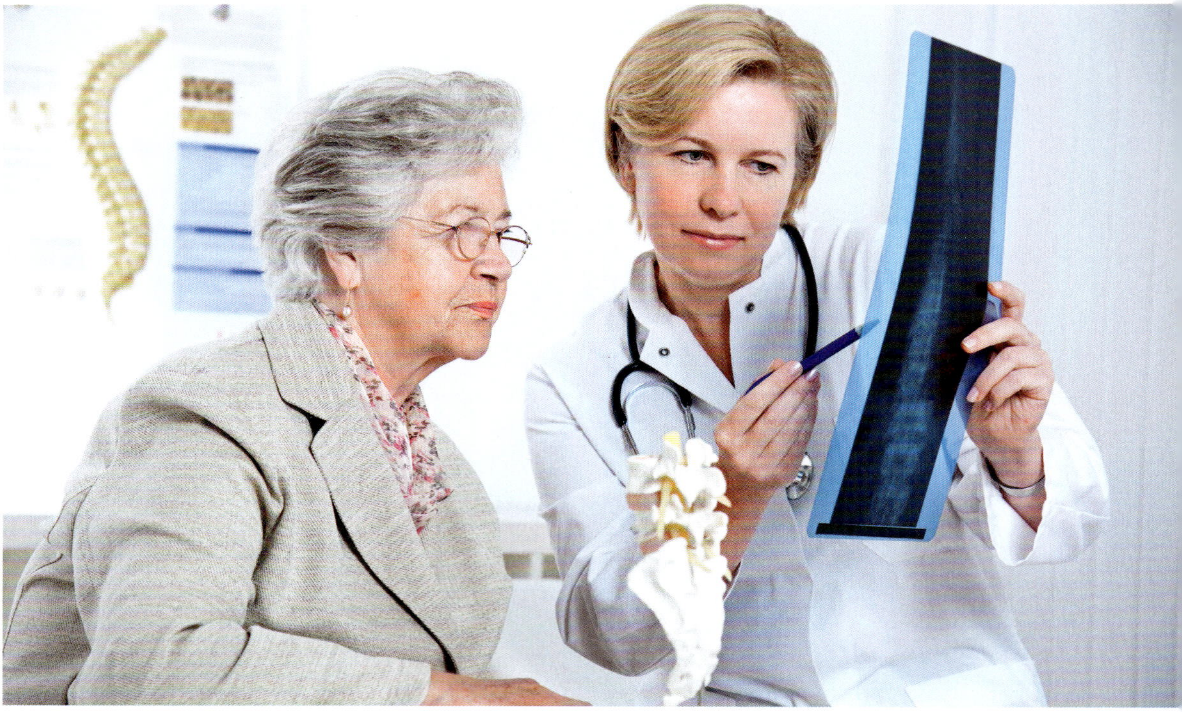

DEN RICHTIGEN ARZT FINDEN

Der Weg zum Spezialisten

Der Gang zum Hausarzt ist der erste sinnvolle Schritt. Er wird seinen Patienten, wenn er sich selbst die Behandlung nicht zutraut, zu einem Facharzt überweisen. Doch leider gibt es häufig Fälle, in denen der Betroffene zahlreiche Mediziner aufsucht und bei keinem wirklich Hilfe für sein Problem findet. Dann bleibt nur die Möglichkeit, sich selbst kundig zu machen, welcher Spezialist der Richtige ist.

Ein Risikofaktor für Gelenkerkrankungen ist natürlich, dass wir alle älter werden und deshalb mit einem Verschleiß körperlicher Funktionen rechnen müssen. Das betrifft auch unsere Gelenke. Der Alterungsprozess lässt sich jedoch hinausschieben. Wir erhalten unseren Organismus leistungsfähig, wenn wir bestimmte Risikofaktoren beachten und unseren Lebensstil danach ausrichten.

Der Hausarzt kennt die Probleme seiner Patienten oft genau – auch ihre heimlichen Sünden. Deshalb fällt es ihm in der Regel leicht, die Ursache für Schmerzen im Rücken, in den Knien oder Handgelenken herauszufinden. Meist weiß er, dass seine Patienten so gut wie keinen Sport treiben oder im gegenteiligen Fall sportlich zu aktiv sind und sich überfordern. Er weiß, dass sie beispielsweise rauchen oder Übergewicht haben und deshalb ideale Kandidaten für bestimmte Erkrankungen, auch solche der Gelenke, sind. So kann er sehr viel besser erkennen, was hinter bestimmten Symptomen stecken mag. Gelenkerkrankungen äußern sich meist mit Schmerzen. Dafür fühlen sich Hausärzte selten zuständig und überweisen an den Orthopäden.

Was macht der Orthopäde?

Der Facharzt für Orthopädie und Unfallchirurgie (die chirurgische Disziplin gehört grundsätzlich zur Ausbildung) ist für die Entstehung, Verhütung, Erkennung und Behandlung angeborener oder erworbener Form- oder Funktionsfehler des Stütz- und Bewegungsapparats zuständig, also Probleme der Knochen, Gelenke, Muskeln und Sehnen. Der Orthopäde bedient sich konservativer Verfahren wie der physikalischen und medikamentösen Arthrosebehandlung, er verordnet Hilfsmittel wie Einlagen für Schuhe, orthopädische Schuhe, Prothesen und Orthesen. Natürlich ist ein großer Bereich seiner Behandlungsmöglichkeiten die chirurgische Intervention. Es sei darum nicht verschwiegen, dass viele Orthopäden ihre Patienten lieber in den Operationssaal schieben, als dass sie nicht chirurgische Behandlungsmethoden versuchen. Die Operation muss jedoch das letzte Mittel bleiben, denn oft zeigen konservative Behandlungsweisen erstaunliche Erfolge.

Der Rheumatologe

Schmerzen im Bereich des Stütz- und Bewegungsapparats werden oft auf Gelenkerkrankungen geschoben. Schnell ist die Diagnose Rheuma zur Hand. Die Krankheit kann mit reißenden oder ziehenden Schmerzen einhergehen. Die meisten Ärzte verordnen Schmerzmittel, aber eine exakte Diagnose unterbleibt. Erkrankungen des rheumatischen Formenkreises, wie das Krankheitsbild offiziell umschrieben wird, gehen auf Störungen des Stoffwechsels und Fehlfunktionen der inneren Organe zurück. Wenn die Entzündung bestehen bleibt, führt dies unweigerlich zur Zerstörung der betroffenen Gelenke. Bei einer rechtzeitigen Diagnose und angemessenen Behandlung lassen sich die Gelenke jedoch häufig strukturell erhalten.

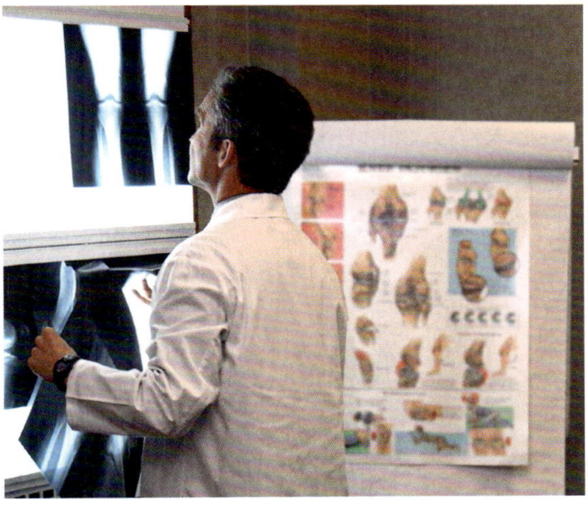

Jeder hat das Recht auf eine zweite Meinung von einem anderen Arzt. Machen Sie davon Gebrauch.

In Deutschland kümmern sich traditionell die Orthopäden um die Gelenke. Der richtige Fachmann für Rheuma ist aber der Rheumatologe, ein Internist mit Erfahrung in der Therapie entzündlich-rheumatischer Erkrankungen.

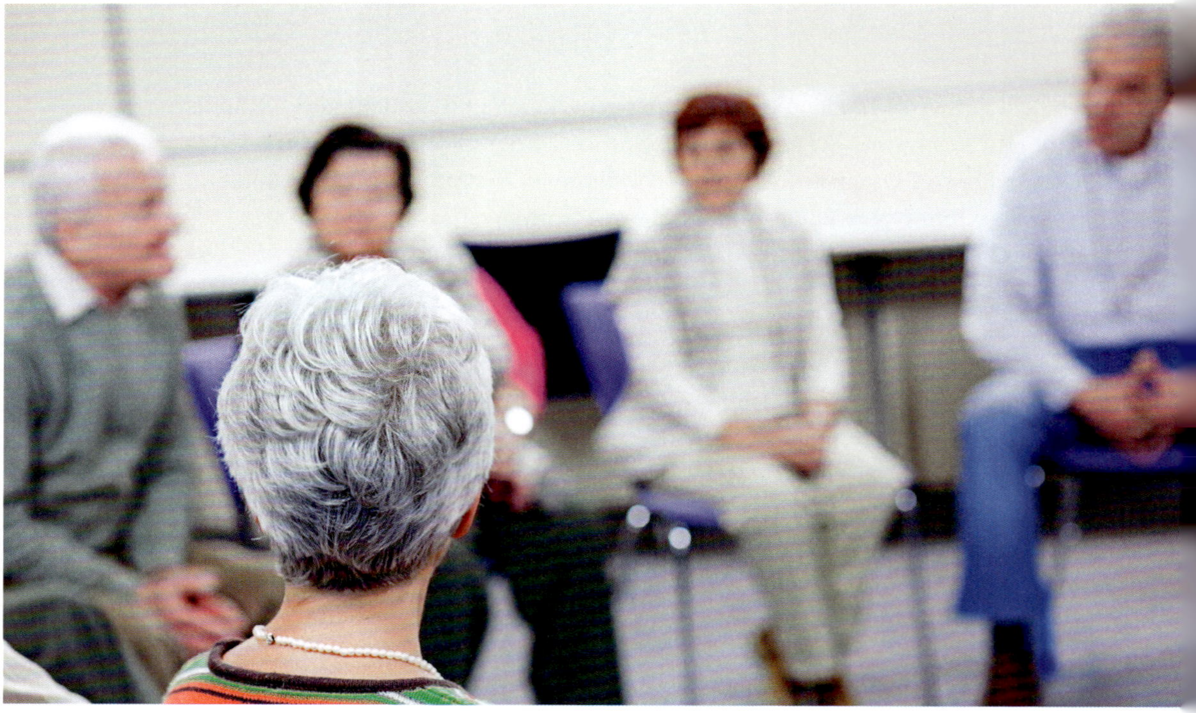

BEIM SCHMERZTHERAPEUTEN

Komplexe Strategien

Schmerz ist das zentrale und den gesamten Krankheitsverlauf begleitende Symptom der häufigsten Gelenkleiden. Später treten Einschränkungen des natürlichen Bewegungsradius bis hin zu völliger Bewegungsunfähigkeit und sogar Gelenkverformungen auf. Um der Schmerzen Herr zu werden, empfiehlt es sich, einen kompetenten Schmerztherapeuten aufzusuchen.

Diese Empfehlung ist jedoch leichter gesagt, als in die Tat umgesetzt, denn Schmerztherapeuten sind selten in Deutschland. Dies hat mit Defiziten in der Ärzteausbildung zu tun, aber auch damit, dass die gesundheitspolitischen Rahmenbedingungen die Existenz der wenigen Spezialpraxen und -zentren gefährden und sich viele Ärzte deshalb aus der Schmerztherapie zurückziehen bzw. sich nur wenige Ärzte für dieses Fach interessieren.

Statt Schmerzmittel die Schmerzursache bekämpfen!

Schmerz mit all seinen Facetten ist das häufigste Krankheitsbild überhaupt – häufiger als Diabetes, Krebs und Herzleiden. Dennoch ist die Schmerzmedizin bis heute leider nur ein Randgebiet der Medizin. Dabei zeigen neue Konzepte, dass eine rechtzeitige und intensive Versorgung nicht nur Schmerzen und Leid minimiert, sondern auch die Finanzen des Gesundheitssystems schonen kann.

Unser Gehirn kann ein Leben lang lernen: das kleine Einmaleins, Gedichte, Rad fahren – und den Schmerz. Vor allem diese Erkenntnis hat die Schmerzmedizin in den letzten 25 Jahren entscheidend vorangebracht. Ständige Schmerzreize verändern die Abläufe im Zentralnervensystem. So entsteht das inzwischen berühmte „Schmerzgedächtnis".

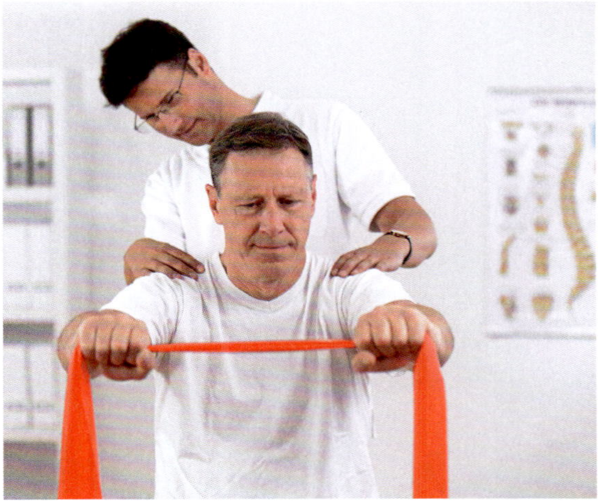

Physiotherapie ist Teil der multimodalen Therapie, die der Schmerztherapeut meist vorschlägt.

Das Wissen über den Schmerz, das die Medizin seit den Achtzigerjahren gewonnen hat, hat sich in neuen Konzepten der Schmerzbehandlung niedergeschlagen. Die Lernprozesse des Gehirns konsequent zu verhindern, die zur Bildung des Schmerzgedächtnisses führen, ist sehr wichtig. Allerdings können Patientinnen und Patienten nur dann von diesem Wissen profitieren, wenn sie überhaupt wissen, wie dieser Mechanismus funktioniert. Doch diese Kenntnisse sind noch wenig verbreitet. Jeder Patient hat jedoch ein gesetzliches Recht auf eine wirkungsvolle Schmerztherapie!

Individueller Therapieansatz

Wir wissen heute, dass Schmerzen sehr individuell behandelt werden müssen. Man unterscheidet verschiedene Mechanismen der Schmerzentstehung und kann so gezielte Therapien einsetzen, die verhindern, dass sich der Schmerz in das Nervensystem einbrennt. Ist dies bereits geschehen, lässt er sich mit komplexen Strategien behandeln und zumindest wieder erträglich machen. Diese Komplexstrategien – der Experte spricht von einer multimodalen Therapie – beinhalten verschiedene Medikamente, physiotherapeutische Verfahren, Akupunktur und psychologisch-verhaltensmedizinische Methoden, die individuell kombiniert werden.

Wichtig ist auch, dass die Patienten diese Therapien gleichzeitig erhalten. Der Arzt wird an allen Faktoren, welche die Schmerzen beeinflussen, ansetzen: an der Biologie, an der Psyche und an den sozialen Lebensbedingungen. Wichtig ist auch, dass man diese Patienten, die sich zurückziehen und einsam werden, psychisch und sozial wieder stabilisiert und dabei unterstützt, ins Leben zurückzukommen. Dafür sind auch die Selbsthilfegruppen der Deutschen Schmerzliga e.V. sehr wichtig.

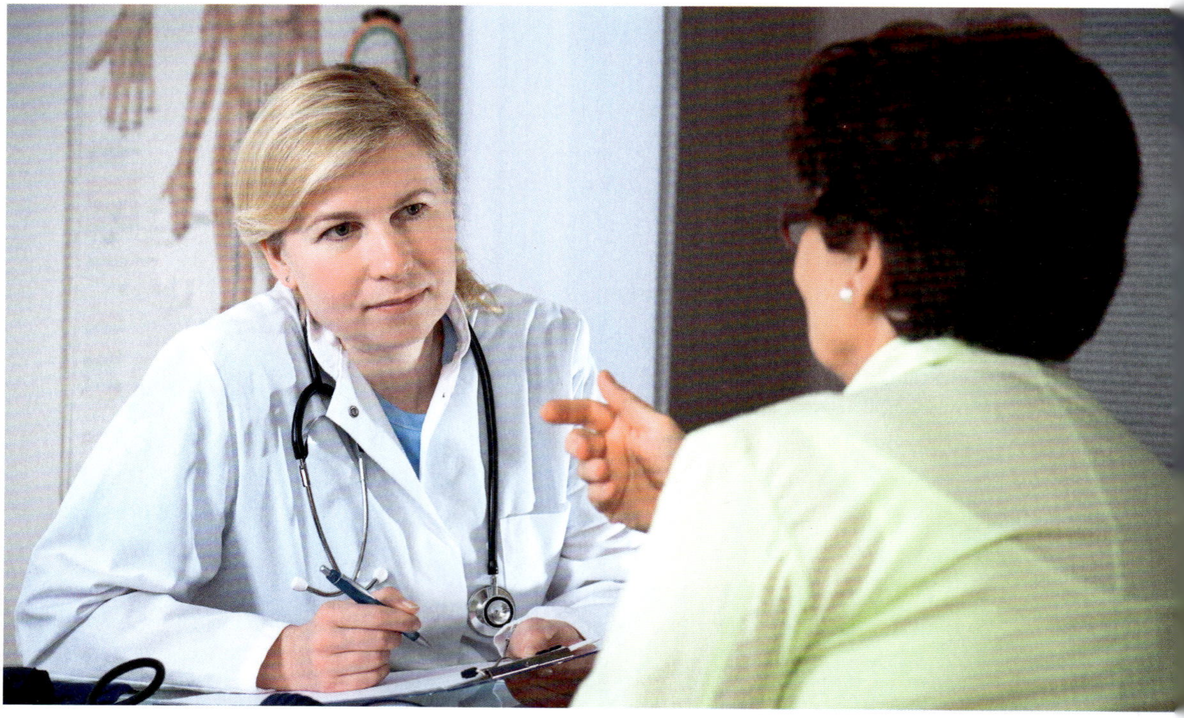

ANAMNESE & UNTERSUCHUNG

Der wichtige erste Termin

Ein großes Problem der heutigen Medizin ist, dass die Ärzte kaum die nötige Zeit aufbringen, die Krankengeschichte ihrer Patienten kennenzulernen. Diese „sprechende Medizin" wird den Ärzten von den Krankenkassen nicht vergütet. Ein ausführliches Gespräch mit dem Patienten und eine umfassende körperliche Untersuchung sind als Basis für eine Schmerztherapie jedoch unerlässlich.

Zunächst einmal werden eine Anamnese, eine ausführliche Erhebung der Krankengeschichte, und ein Überblick über die bisherige Diagnostik benötigt. Bevor das erste Gespräch mit dem Arzt stattfindet, muss der Patient zu Hause bereits einen Fragebogen ausfüllen. Es wird darin abgefragt, wie sein Schmerz sich entwickelt hat und ob er sich dadurch in seinem Alltag und seiner Lebensqualität beeinträchtigt fühlt: Wie gut schläft er? Wie ist seine Stimmung? Inwieweit ist er noch in der Lage, sein Leben selbst zu bestimmen? Einige Fragen zielen auf Angst und Depressivität ab, denn Patienten mit Gelenk- oder Rückenschmerzen können nicht mehr so intensiv am Leben teilnehmen wie gesunde Menschen; dies verursacht Zukunftsängste und macht depressiv.

Die Antworten auf diese standardisierten Fragen wertet der Schmerzspezialist vor dem ersten Patientengespräch aus. So hat er beim Erstgespräch mit dem Patienten bereits eine ungefähre Vorstellung von dessen Problemen.

Das Patientengespräch

Dann findet das Anamnesegespräch statt, in dem der Arzt die Vorgeschichte des Patienten erfragt und versucht, sich ein genaues Bild von seinen Beschwerden zu machen: nicht nur welcher Art, wie stark und wo der Schmerz lokalisiert ist, sondern auch, was ihn auslöst, was ihn verstärkt oder bessert und welche Begleiterscheinungen dabei auftreten. Erfahrene Ärzte veranschlagen für solch ein Erstgespräch mit Untersuchung mindestens anderthalb Stunden; im Rahmen einer Fünf-Minuten-Medizin funktioniert so etwas nicht. Nur ein ausführliches Gespräch liefert dem Arzt Hinweise darauf, wo die Probleme liegen und wie der Schmerz entstanden sein könnte.

Die körperliche Untersuchung

Zunächst wird der Patient auf Anomalien oder Fehlhaltungen (z. B. ein schiefes Becken oder Verbiegungen der Wirbelsäule) untersucht. Entscheidender ist die Funktionsuntersuchung, bei der der Arzt die Verbindungen vom Becken zur Wirbelsäule und die einzelnen Wirbelabschnitte untersucht. Denn viele Schmerzen sind nicht auf Strukturveränderungen (also auf Knochenbrüche oder Skoliosen, bei denen die Wirbelsäule eine Seitenverbiegung mit einer Drehung aufweist) zurückzuführen, sondern auf Funktionsstörungen.

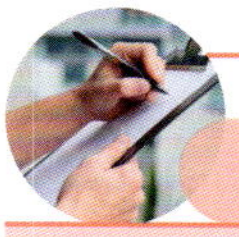

SIND SIE AN DEN RICHTIGEN ARZT GERATEN?

- Achten Sie genau darauf, ob der Arzt Ihre Schilderung ernst nimmt oder ob er nicht darauf eingeht und Ihnen seine Meinung aufdrängen will.
- Ein Arzt, der sich um seine Patienten kümmert, lässt sich für das erste Gespräch angemessen Zeit und zeigt Interesse. Das spricht dafür, dass er seiner Verantwortung nachkommt.
- Lassen Sie nach dem Arztbesuch das Gespräch mit dem Arzt noch einmal Revue passieren: Hat es Ihren Erwartungen entsprochen? Haben Sie alles verstanden? Leuchten Ihnen die Ratschläge des Arztes ein? Wenn nicht, dann fragen Sie beim nächsten Mal nach!
- Wenn Sie sich nicht ernst genommen fühlen, Zweifel an der Diagnose oder Behandlung haben, Ihre Erwartungen nicht erfüllt wurden, sagen Sie dem Arzt dies offen. An seiner Reaktion merken Sie, ob Sie in ihm den verständnisvollen Partner für Ihre Gesundheit gefunden haben.

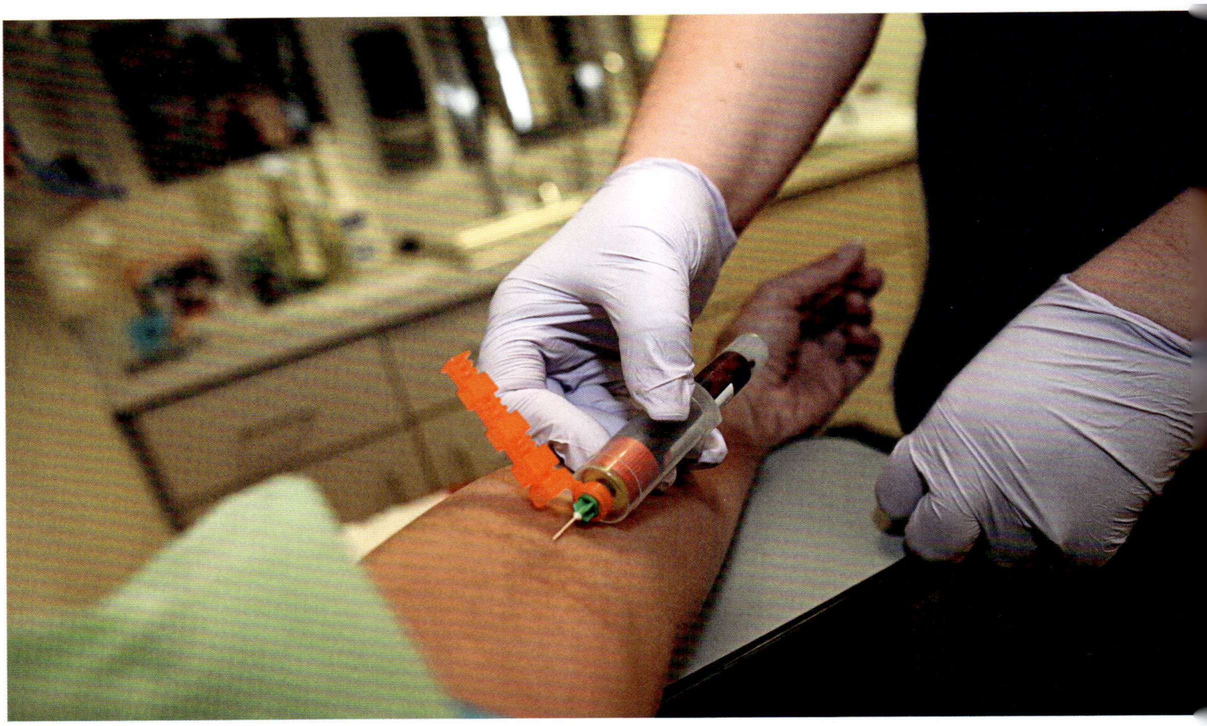

WAS DAS BLUT VERRÄT

Das Labor bringt es ans Licht

Eine der ersten Untersuchungen, die der Arzt anordnet, ist eine Analyse des Blutes. Dazu wird etwas Blut aus der Armvene entnommen. Die Blutabnahmeröhrchen kommen dann ins Labor und werden dort unter verschiedenen Fragestellungen untersucht.

Die meisten Krankheiten hinterlassen im Blut ihre charakteristischen Spuren – so auch Gelenkerkrankungen wie rheumatoide Arthritis oder Gicht. Zuerst aber wird der Arzt eine Reihe anderer Blutuntersuchungen vornehmen lassen, um die wichtigsten allgemeinen Körperfunktionen zu kontrollieren. Viele Blutwerte ermöglichen nur in der Gesamtschau die richtigen Schlussfolgerungen.

Das Blutbild

Das „kleine Blutbild" umfasst Basiswerte wie die Anzahl der roten Blutkörperchen (Erythrozyten), der weißen Blutkörperchen (Leukozyten) und der Blutplättchen (Thrombozyten). Dazu gehört auch der sogenannte Hb-Wert, die Konzentrationsbestimmung des roten Blutfarbstoffs (Hämoglobin). An diesen Ergebnissen erkennt der Arzt meist, ob alles „im grünen Bereich" ist.

Ob das eine oder andere Organ funktionstüchtig ist, lässt sich zusätzlich mithilfe spezieller Blutparameter feststellen. Aufschlussreich ist in jedem Fall die Bestimmung der Konzentration der Blutfette sowie des Blutzuckerwerts, des sogenannten HbA1c-Werts, der sozusagen das „Blutzuckergedächtnis" darstellt. An der Menge des HbA1c im Blut ist ablesbar, ob der Blutzuckerspiegel in den vergangenen sechs bis zwölf Wochen längere Zeit erhöht war.

Entzündungen zeigen sich im Blut

Unser Blut besteht aus dem flüssigen Blutplasma und den festen Bestandteilen, den Blutkörperchen und Blutplättchen. Durch die Blutzirkulation vermischen sie sich mit dem Plasma. In der Spritze oder im Reagenzglas setzen sich diese festen Bestandteile des Blutes vom Plasma ab. Dieser Vorgang wird mithilfe der Blutsenkung zur Diagnose verwendet.
Die Blutsenkungsgeschwindigkeit misst die Zeit, in der sich die festen von den flüssigen Blutbestandteilen trennen. Bestimmte Erkrankungen verändern diese Geschwindigkeit.

Interessanter noch ist der Entzündungsparameter CRP (C-reaktives Protein). Dieser Wert sagt etwas über die Zerstörung oder den Abbau von Krankheitserregern und kranken Zellen aus. Akute Infektionen oder Entzündungen lassen den CRP-Wert ansteigen. Der CCP-Faktor, ein weiterer Bluttest, bestimmt Antikörper gegen ein bestimmtes Eiweiß und hilft bei der Erkennung rheumatoider Arthritis.

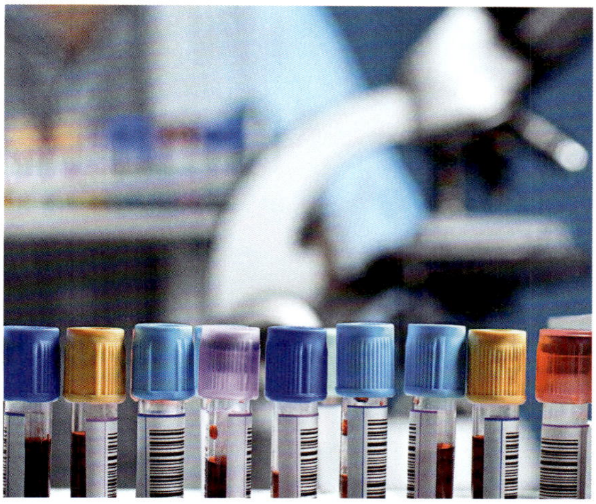

Es gibt Hunderte von Bluttests. Sprechen Sie mit Ihrem Arzt darüber, welcher bei Ihnen sinnvoll ist.

Der Rheumafaktor

Bei Verdacht auf Rheuma wird der Arzt im Labor den sogenannten Rheumafaktor bestimmen lassen. Ist der Wert erhöht, kann dies ein Hinweis auf Rheuma oder andere Erkrankungen des rheumatischen Formenkreises sein. Bei Verdacht, dass eine Gelenkentzündung durch Viren oder Bakterien ausgelöst ist, wird in den Blutproben gezielt nach diesen Erregern gesucht.

Typisch für Gicht: der erhöhte Harnsäurespiegel

Bei einem gesunden Menschen lassen sich 3–6 mg Harnsäure in 100 ml Blut feststellen. Ein Wert von über 6,5 mg Harnsäure kann auf ein bestehendes Gichtrisiko hinweisen. Die kritische Grenze sieht man bei 8 mg Harnsäure. In diesem Fall liegt das Risiko, einen Gichtanfall zu erleiden, bei ca. 40 %.

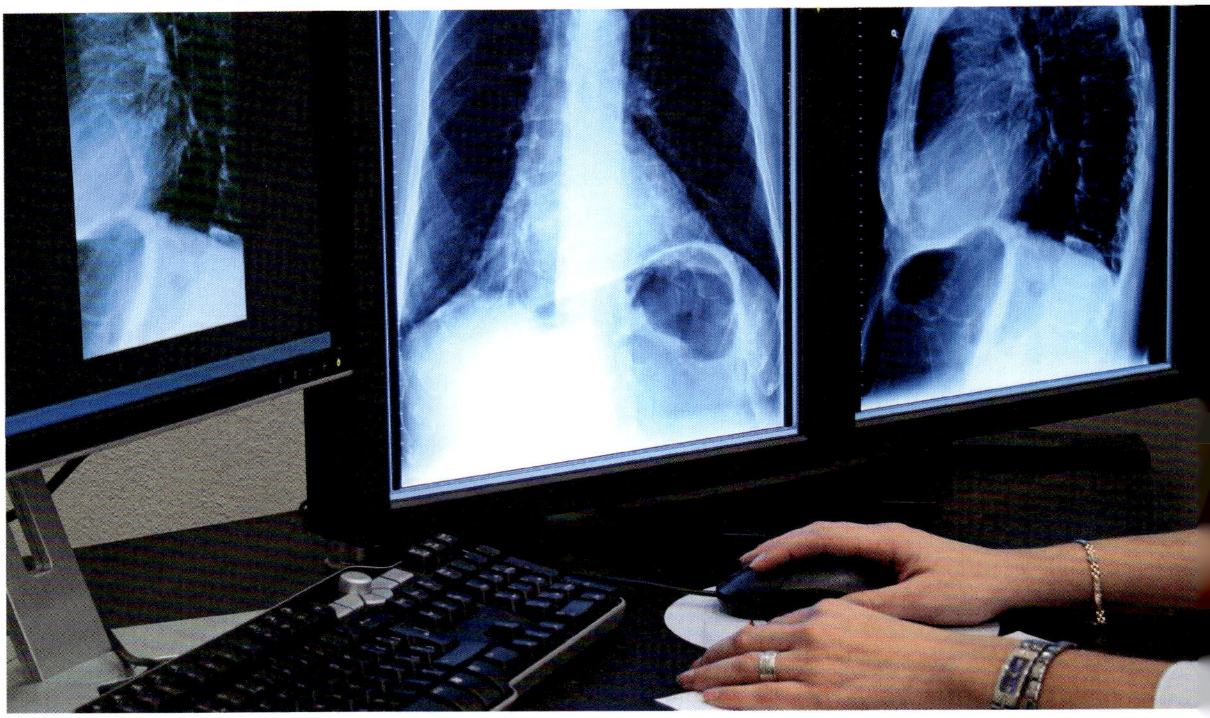

DER BLICK IN DEN KÖRPER
Bildgebende Verfahren

In der modernen Medizin läuft ohne Bildgebung heute nichts mehr. Sie wird vornehmlich in Krankenhäusern, aber auch in zahlreichen Arztpraxen eingesetzt. Röntgenbild, Computertomogramm (CT), Kernspintomogramm (MRT) oder Ultraschalluntersuchung (Sono) sind für eine Diagnose unverzichtbar geworden.

Patienten mit Gelenkbeschwerden erwarten oft fast schon selbstverständlich, dass der Arzt sie zuerst einmal zum Radiologen überweist. Dies muss aber nicht unbedingt der allerbeste Weg sein. In vielen Fällen ist die kostspielige Apparatemedizin überflüssig und kann der Gesundheit sogar schaden.

Die Ultraschalltechnik – auch Sonografie genannt – ist mittlerweile hoch entwickelt und ermöglicht es, Veränderungen innerer Organe auf einem Bildschirm darzustellen, ohne den Körper zu verletzen. Nach heutigem Erkenntnisstand ist eine Ultraschalluntersuchung völlig risikolos.

Eine Untersuchung der Gelenke nennt sich Arthro-Sonografie. Der Arzt trägt dabei ein Gel auf die Haut auf und setzt eine Ultraschallsonde auf den Körper. Mit dem Ultraschall lassen sich unterschiedliche Gewebestrukturen abbilden, die jedoch vonseiten des Arztes viel Erfahrung in der Deutung der anatomischen Zusammenhänge bedürfen. Knochen reflektieren den Schall äußerst gut und sind im Bild weiß sichtbar, während Hohlräume, die mit Flüssigkeiten gefüllt sind – sogenannte Zysten –, den Schall nicht reflektieren und daher schwarz abgebildet werden. Das restliche Gewebe wird in unterschiedlichen Graustufen dargestellt. Die innere Struktur von Knochen oder luftgefüllte Hohlräume lassen sich dagegen mit dem Ultraschall nicht darstellen.

Heute hat die Utraschalltechnik das Röntgen weitgehend ersetzt und gehört zur Standardmethode jeder Routineuntersuchung. Veränderungen von Sehnen, Muskeln, Menisken und Schleimbeuteln sind damit gut zu diagnostizieren. Insbesondere Gelenkkapseln und Schleimbeutel lassen sich genau inspizieren. Sie werden auf eine Vermehrung von Flüssigkeit hin – meist handelt es sich dabei um einen entzündlichen Erguss – untersucht.

Der Ultraschall kommt vor allem bei rheumatoider Arthritis, bei Gelenkverletzungen, unklaren Gelenkentzündungen und Gelenkschmerzen zum Einsatz, denn Veränderungen der Sehnen bei Entzündungen und Gelenkergüsse sind hiermit gut nachweisbar. Weiterhin kann der Arzt gesunde oder veränderte Sehnen und Sehnenscheiden, die intakte oder kranke Struktur der umgebenden Muskulatur, die Beschaffenheit der Gelenkinnenhaut und Gelenkflüssigkeit, die Gefäßversorgung sowie die Knochenkontur beurteilen. Veränderungen der Gelenkkontur lassen sich mit der Ultraschalltechnik sogar früher erkennen als im Röntgenbild. Überdies ist der Ultraschall im Gegensatz zum statischen Röntgenbild eine dynamische Untersuchungsmethode: Während der Sonografie kann man die Gelenke bewegen und in Bewegung betrachten. Falls der Arzt einen Erguss im Gelenk punktieren muss, führt er dies unter Ultraschallkontrolle durch, um die Punktionsnadel millimetergenau an die Stelle des Ergusses zu manövrieren. Auch Entzündungen der Gelenkhaut und Schäden am Gelenkknorpel sind im Ultraschall eindrucksvoll darstellbar. Dies ist beispielsweise für die Diagnose der rheumatoiden Arthritis wichtig, die häufig an den kleinen Gelenken von Händen und Füßen beginnt. Die Sonografie gilt als erste und wichtigste Diagnosemethode bei rheumatischen Erkrankungen.

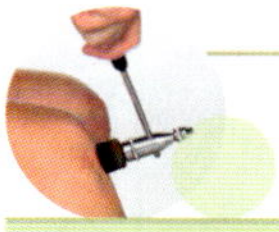

DAS RÄT DER EXPERTE

Nicht sofort zum Röntgen!

Untersuchungen mit Röntgenstrahlen, sei es das einfache Röntgen oder das aufwendige CT, belasten den Körper mit Strahlen und können bösartige Erkrankungen fördern. Für eine vernünftige Diagnostik müssen bildgebende Verfahren zurückhaltend und stufenweise eingesetzt werden. Der Arzt sollte seinen Patienten zuallererst ohne alle technischen Hilfsmittel sorgfältig untersuchen: den Körper von allen Seiten aufmerksam betrachten, beim Gehen und bei verschiedenen Bewegungen, um auf diese Weise die Ursache für Schmerzen oder Bewegungseinschränkungen herauszufinden. Dann können in einem weiteren Schritt bildgebende Untersuchungen zielgerichtet und sinnvoll eingesetzt werden.

Röntgenuntersuchung

Röngenaufnahmen werden heute bei Gelenkerkrankungen zwar seltener angefertigt, sind jedoch nach wie vor notwendig: Sie erlauben Übersichtsaufnahmen. Um angrenzend liegende Gewebe ähnlicher Dichte besser voneinander unterscheiden zu können, spritzt man ein Kontrastmittel in die Blutbahn.

Eine Arthrose stellt ein routinierter Arzt schon bei der Schilderung der Beschwerden und der sich anschließenden körperlichen Untersuchung fest. Um die Diagnose zu bestätigen, lässt er eine Röntgenstandardaufnahme in zwei möglichst senkrecht zueinander stehenden Ebenen anfertigen. An diesen Bildern sieht er exakt, ob beispielsweise der Gelenkspalt verschmälert ist und damit ein Anzeichen für die Abnutzung des Knorpelbelags vorliegt.

Computertomografie (CT)

Bei der Computertomografie wird der Patient auf einem Tisch liegend in eine Untersuchungsröhre geschoben, in der sich eine mit hoher Geschwindigkeit rotierende Röntgenröhre befindet. Die von dieser Röhre ausgesandten Röntgenstrahlen werden von ebenfalls rotierenden Detektoren aufgefangen. Ein Rechner setzt die Informationen über die durchstrahlten Gewebe zu Einzelbildern zusammen. Dabei wird, während der Patient langsam durch die Röhre gleitet, sein Köper in einzelne Schnittbilder zerlegt. Um Gefäße und Körperhöhlen besser darstellen zu können, wird manchmal auch ein Kontrastmittel injiziert.

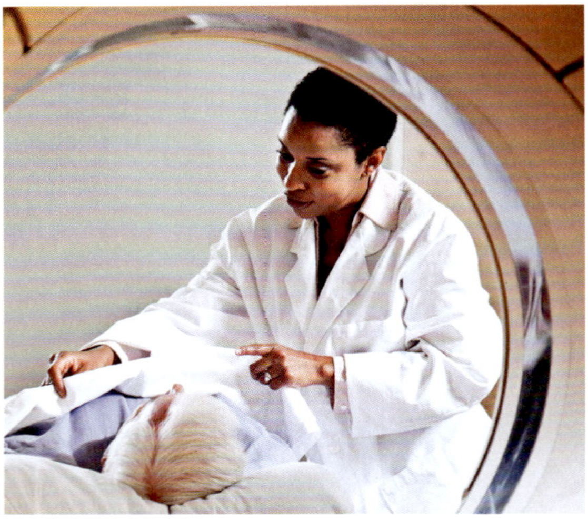

Eine Computertomografie ist nicht nur teuer, sondern zudem besonders strahlenintensiv.

Die Methode ist verhältnismäßig teuer und für den Patienten mit einer erheblichen Strahlenbelastung verbunden. Die Computertomografie kommt daher nur dann infrage, wenn damit spezielle Fragestellungen des Arztes beantwortet werden können. Als Routineuntersuchung ist sie nicht nur ungeeignet, sondern sogar schädlich. Für die Diagnose der Arthrose bringt die CT zudem keine zusätzlichen Informationen, allerdings kann sie Brüche, Zysten oder gar Tumore zeigen, die bei Gelenkerkrankungen, wenn auch sehr selten, ebenfalls mit im Spiel sein können.

Magnetresonanztomografie (MRT)

Die MRT (auch Kernspintomografie genannt) kommt ohne Röntgenstrahlen aus und ist daher unschädlich. Allerdings eignet sie sich ebenfalls nicht als Routineverfahren. Die MRT ist wegen des hohen Zeitaufwands zu kostspielig.

Der Vorteil der Magnetresonanztomografie liegt in der Darstellung von Struktur und Funktion von Gewebe und Organen. Röntgenaufnahmen stellen die Weichteile von Gelenken nicht dar. Das aber kann die MRT. Aufgrund des hohen Weichteilkontrasts in MRT-Bildern ist die Kernspintomografie ideal für die Gelenkdiagnostik. Neben dem Gelenkknorpel und anderen Knorpelstrukturen sind auch Bänder, angrenzende Sehnen bzw. Muskeln und Schleimbeutel abbildbar. Zudem werden mit der MRT traumatische, degenerative oder tumoröse Knochenveränderungen erkennbar. Manche Ärzte halten die Kernspintomografie deshalb für eine exakte Diagnostik von Gelenken und Wirbelsäule für unverzichtbar.

Die Technik basiert physikalisch auf den Prinzipien der Kernspinresonanz. Das Gerät erzeugt starke Magnetfelder, die bestimmte Atomkerne im Körper anregen. Die zu untersuchende Körperregion wird wie bei der CT in dünnen Schichten untersucht – ohne den Patienten mit Röntgenstrahlen zu belasten.

DAS RÄT DER EXPERTE

Offene MRT-Geräte gegen Platzangst

Der bisherige Nachteil der MRT-Technik war, dass die Patienten sich – im Gegensatz zum CT – in eine ziemlich enge und lange Röhre schieben lassen mussten. Menschen, die unter Platzangst leiden, können diese Untersuchungstechnik nur in Vollnarkose ertragen. Einige Krankenhäuser verfügen auch über offene Geräte, die ideal für Patienten mit Platzangst sind. Offene Geräte haben überdies den Vorteil, dass sie der Arzt zur Bildkontrolle bei Punktionen und anderen Eingriffen nutzen kann. Selbst wer nicht unter Platzangst leidet, könnte die Untersuchung im MRT schwerlich ohne Gehörschutz ertragen, denn die Magnetspulen verursachen ein lautes, hämmerndes Geräusch. Patienten erhalten deshalb während der Untersuchung Kopfhörer, die den Außenlärm abschirmen und sie mit angenehmer Musik beruhigen.

Mit der MRT sind Vorstufen einer arthrotischen Erkrankung feststellbar, was unter Umständen eine frühzeitige gelenkerhaltende Operation ermöglicht. Eine Einschränkung der MRT-Technik gilt allerdings für Patienten mit Metallimplantaten wie Herzschrittmacher oder Endoprothesen, denn diese Metallgegenstände im Körper können sich durch die Magneteinwirkung stark erhitzen. Es gibt mittlerweile jedoch Herzschrittmacher, die MRT-tauglich sind. Neue MRT-Geräte bieten zudem die Möglichkeit, den Magneten aus der Horizontalen in die Vertikale zu schwenken. Dadurch lassen sich neben herkömmlichen Untersuchungen in liegender Position Aufnahmen in unterschiedlichen Ausrichtungen – bis hin zur stehenden Position – durchführen und Gelenke unter natürlicher Körperlast untersuchen. Um entzündliche Gelenkveränderungen bei rheumatischen Erkrankungen oder Gelenkinfekten festzustellen, wendet man neben der MRT auch das PET/CT, eine Kombination aus CT und dem nuklearmedizinischen Untersuchungsverfahren der Positronen-Emissions-Tomografie (PET), an. Damit lassen sich auch Verletzungen oder degenerative Schädigungen des Gelenkknorpels oder der Menisken nachweisen.

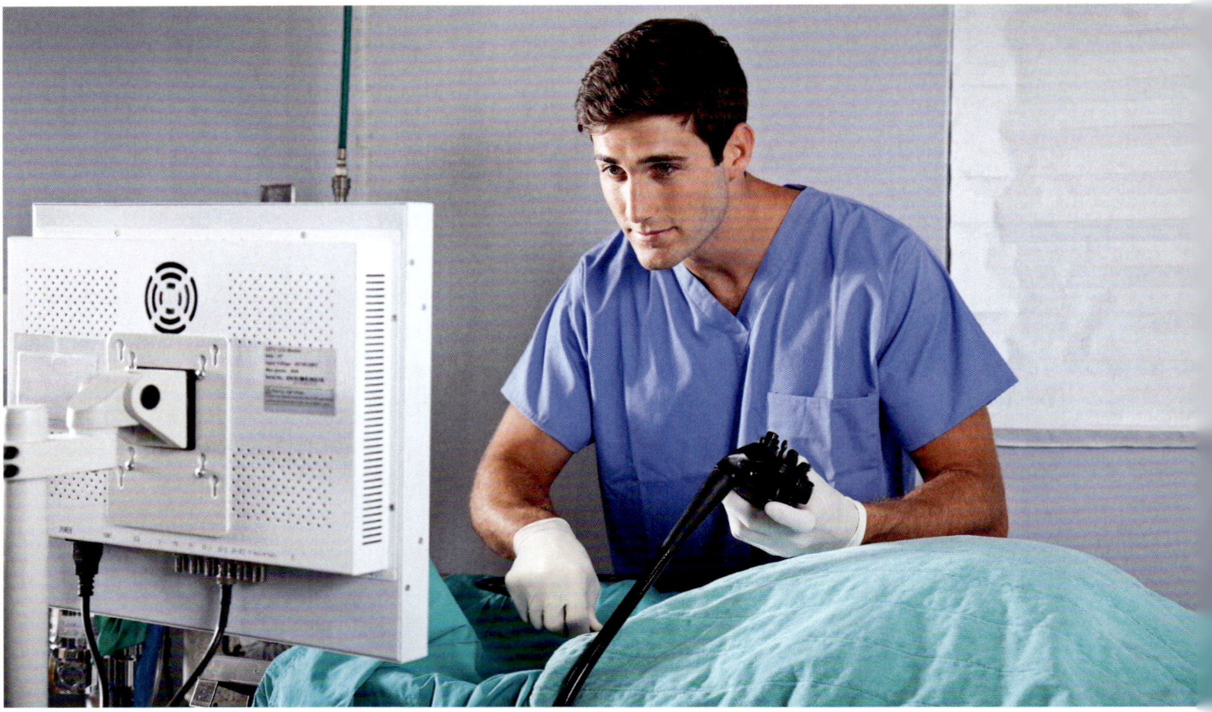

SPIEGELUNG UND PUNKTION

Die arthroskopische Behandlung

Endoskopische Untersuchungen sind heute aus der Medizin nicht mehr wegzudenken. Mit geringem Aufwand kann der Arzt damit das Körperinnere untersuchen. Wenige millimetergroße Einschnitte reichen bereits aus, um das Untersuchungsinstrument einzuführen.

Mit dem Endoskop kann der Arzt direkt die Gelenkstrukturen begutachten und Schäden feststellen, die er häufig noch während des Eingriffs behandelt. Dafür werden über weitere minimale Hauteinschnitte dünne Arbeitsinstrumente wie Scheren, Tasthaken, Messer oder Fräsen eingeführt. Diese Methode nennt man Arthroskopie. Sie wird vor allem am Kniegelenk durchgeführt. Man kann damit aber auch andere Gelenkerkrankungen, etwa am Schulter-, Ellbogen-, Hand- oder Sprunggelenk, untersuchen.

Der geschädigte Meniskus

Im Kniegelenk puffern die Meniksen – zwei halbmondförmige Knorpelscheiben – u. a. Erschütterungen ab. Verletzungen am Meniskus kommen meist bei Sportlern und bei Menschen vor, die ihre Knie übermäßig stark beanspruchen.

Vor allem beim Fußball, Handball, Tennis, Basketball, Rad- und Skifahren kommt es infolge einer schnellen Drehung oft zu Meniskusverletzungen. Der freie Meniskusrand gerät bei derartigen Bewegungen zwischen die Gelenkkörper und kann dabei teilweise oder völlig einreißen. Die Schmerzen führen den Betroffenen rasch zum Arzt, und meist empfiehlt dieser eine Arthroskopie, also eine Spiegelung des Gelenks. Dabei werden Teile des geschädigten Meniskus entfernt, oder der gesamte Meniskus wird herausgenommen.

Nicht immer ohne Komplikationen

So einfach die Untersuchungs- und Behandlungsmethode auch aussieht – völlig harmlos ist sie nicht. Fast jeder 200. Patient muss mit einer Infektion des Knies rechnen, denn trotz bester hygienischer Maßnahmen gelangen durch die Einführung des Endoskops auch manchmal Keime ins Gewebe.

Bei jedem 300. Eingriff, so wurde statistisch ermittelt, kann es nach einer Arthroskopie zu einer Thrombose kommen. Jedes Jahr treten zudem schwere Komplikationen bei über 4000 Arthroskopie-Patienten in Deutschland auf. Das könnte vermieden werden, wenn man – außer in gravierenden Notfällen – zuerst konservativ mit Physiotherapie, Schmerzmedikamenten und einer Schuhranderhöhung zur Entlastung des Meniskus therapieren würde.

Gelenkpunktionen

In einer Gelenkhöhle kann sich infolge einer Verletzung (etwa eines Kreuzbandrisses) oder einer Infektion blutige oder eitrige Flüssigkeit sammeln. Das verursacht Schmerzen, weshalb der Arzt nach einer örtlichen Betäubung unter sterilen Bedingungen eine dünne Hohlnadel in das Gelenk einführt und den Erguss absaugt. Um eine mögliche Infektion mit entsprechend wirksamen Antibiotika zu behandeln, wird das Punktat im Labor auf Bakterien untersucht.

Bei Schmerzen oder Reizzuständen wird oftmals nach dem Absaugen noch eine entzündungshemmende Substanz oder ein lokales Betäubungsmittel in das Gelenk gespritzt. Injektionen in schmerzende Gelenke – ohne vorherige Punktion – sind gängig bei Gelenkerkrankungen. Zur Schmerzbekämpfung wird dabei häufig Kortison injiziert.

Wegen der Empfindlichkeit und Anfälligkeit der Gelenke für Infektionen darf eine Punktion oder eine Injektion nur unter absolut sterilen Bedingungen durchgeführt werden.

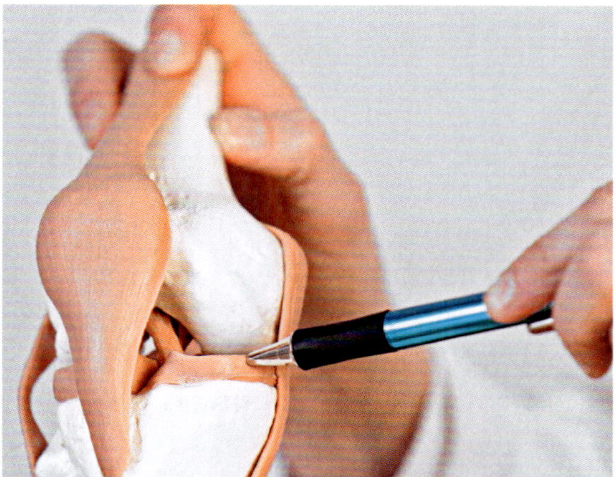

Im Kniegelenk gibt es zwei Menisken, die man bei Verletzungen endoskopisch behandeln kann.

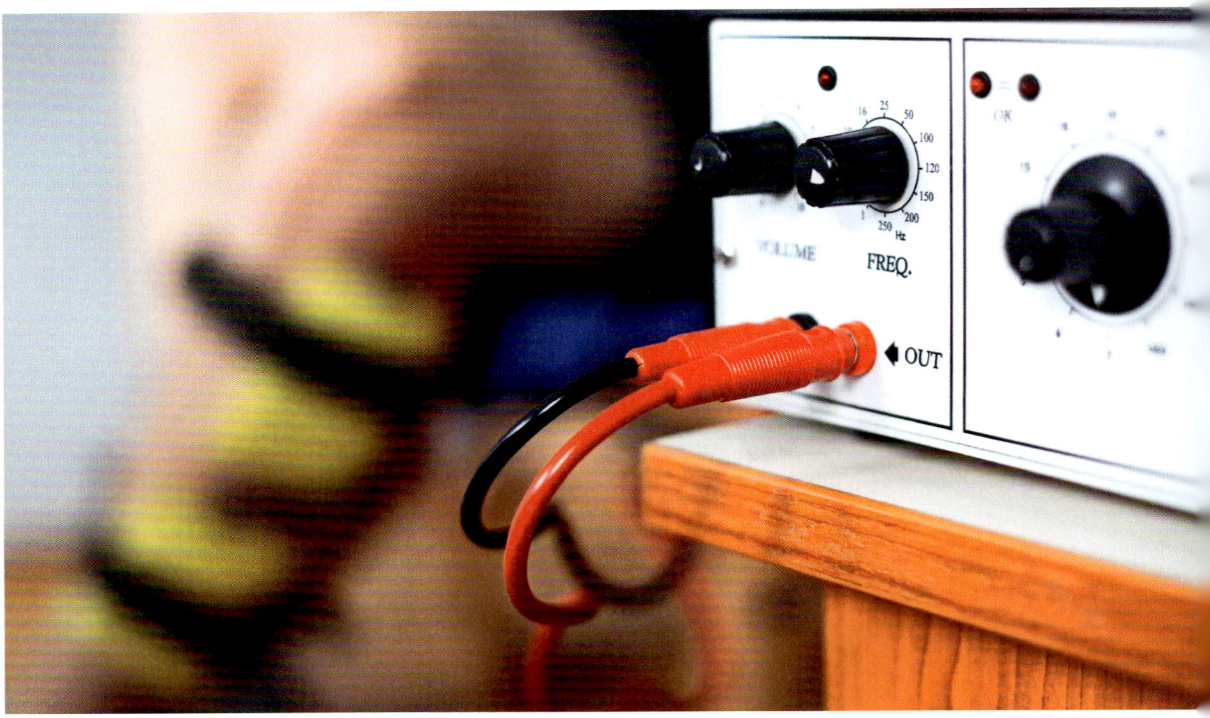

MIT STROM UND STRAHLEN

Die Schmerzen bekämpfen

Dass sich mit Röntgenstrahlen akute und chronische Entzündungen behandeln lassen, ist schon länger bekannt. Mit Strom hat man bei der Schmerzbekämpfung ebenfalls positive Erfahrungen gesammelt. Man weiß, dass elektrische Impulse Schmerzen ausschalten. Die Betroffenen können so die Gelenke wieder schmerzfrei bewegen, was zum Funktionserhalt des Gelenks beiträgt.

Eine ungefährliche elektromedizinische Reizstromtherapie ist die Transkutane Elektrische Nervenstimulation, kurz TENS. Ein Gerät erzeugt Stromimpulse mit niedriger Frequenz von 2–10 Hz, mittlerer Frequenz von 30–40 Hz oder hoher Frequenz von 80–100 Hz. Über Elektroden werden die Impulse auf die Hautoberfläche in der Nähe der schmerzenden Stellen übertragen. Die Stromstöße aktivieren die unter der Haut liegenden Nervenbahnen, die zum Gehirn führen. Dadurch werden Schmerzinformationen nicht in vollem Umfang oder überhaupt nicht mehr weitergeleitet. Man geht davon aus, dass Endorphine freigesetzt werden, die zusätzlich den Schmerz beeinflussen. Die Schmerzursache wird nicht beseitigt, aber die Patienten können sich wieder bewegen.

Röntgenstrahlen gegen den Schmerz

Schon seit Längerem wird die schmerzlindernde und entzündungshemmende Wirkung von niedrig dosierten Röntgenstrahlen therapeutisch eingesetzt. Die Dosierung bei der therapeutischen Bestrahlung ist dabei wesentlich niedriger als bei der Diagnostik. Mit dieser Behandlungsmethode lässt sich noch vorhandener Knorpel stabilisieren, ja sogar teilweise regenerieren. Es wird der entzündliche Reizprozess vorteilhaft beeinflusst. Voraussetzung für die Wirksamkeit der Röntgenentzündungsbestrahlung ist allerdings, dass noch ausreichend intaktes Knorpelgewebe vorhanden ist. Die Behandlung darf also nicht zu spät einsetzen. Die Methode eignet sich bei den großen und kleinen Gelenken mit Beeinträchtigung der Gelenkinnenhaut.

Radioaktive Substanzen gegen die Gelenkzerstörung

Bei der Radiosynoviorthese werden in das Gelenk radioaktive Substanzen (sogenannte Radionukleide) gespritzt, um die entzündete und angeschwollene Gelenkinnenhaut, die Synovialmembran, zu sanieren. Durch die moderate Bestrahlung mit Radionukleiden „verdünnt" sich die entzündete Gelenkinnenhaut wieder, während das strahlenunempfindlichere Knorpelgewebe unbeeinflusst bleibt. Die Strahlung reicht nur wenige Millimeter tief in das Gewebe, stoppt dabei aber die Entzündung. Die Schmerzen verschwinden.

Die Radiosynoviorthese ist u. a. angezeigt bei rheumatoider Arthritis und entzündlich aktivierter Arthrose. Diese komplizierte Methode erfordert eine genaue Untersuchung durch den Nuklearmediziner. Die Behandlung – stationär oder ambulant – ist nur an bestimmten Tagen möglich, da die Radio nukleide vom Hersteller der Radiopharmaka speziell erzeugt werden und in einem bestimmten Zeitrahmen verwendet werden müssen.

So hab ich's erlebt

Mein Orthopäde behandelte mich schon lange wegen meiner Kniegelenkarthrose mit Injektionen. Er verschrieb mir auch Krankengymnastik und Massagen. Trotzdem ging es nicht ohne Schmerzmittel. Durch Zufall empfahl mir dann ein Freund, einmal zu einem Röntgenfacharzt zu gehen, der Arthrose mit Röntgenstrahlen behandle. Ich folgte seiner Empfehlung. Der neue Arzt versicherte mir, dass mein Knorpelstoffwechsel sich durch die Strahlung wieder normalisieren werde. Wunder dürfe ich aber nicht erwarten. Nach mehreren kurzen Bestrahlungen spürte ich allerdings bereits eine erstaunliche Verbesserung!

Olle Baumhauer

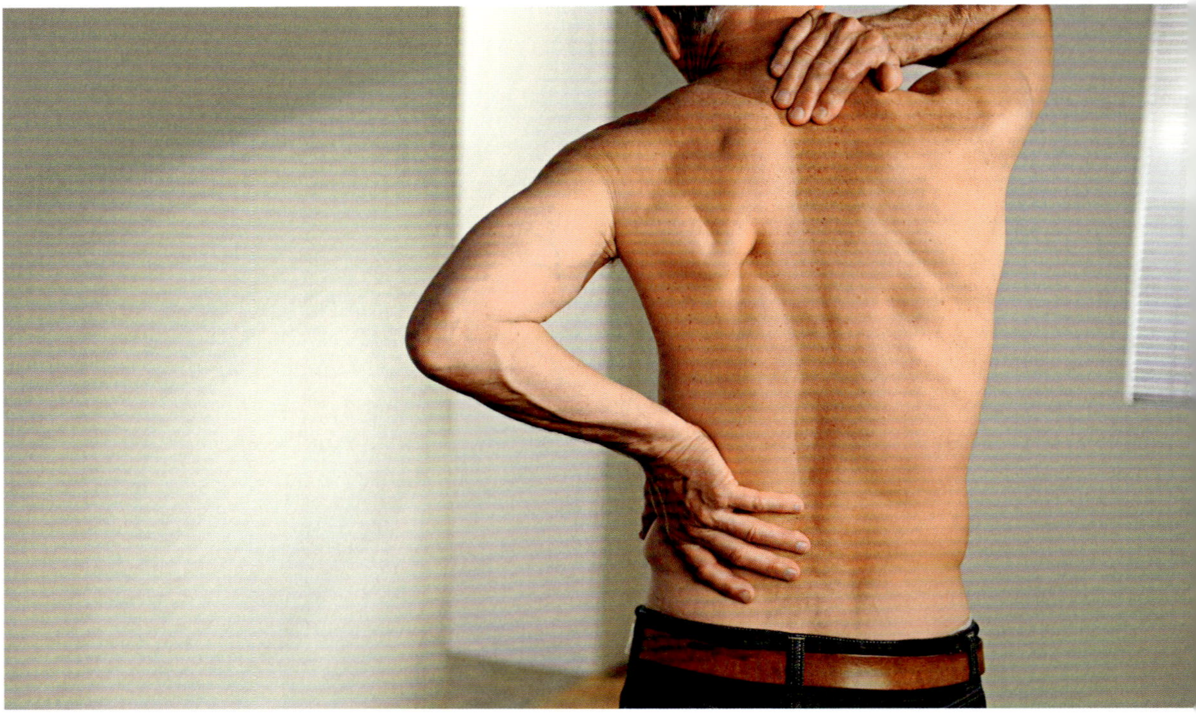

SCHMERZEN LINDERN – ENTZÜNDUNGEN HEMMEN

Wirkungen und Nebenwirkungen

Die meisten Gelenkerkrankungen sind nicht heilbar. Eine medikamentöse Behandlung zielt darauf ab, Schmerzen und Entzündungen zu lindern, die Beweglichkeit zu verbessern und das Fortschreiten der Erkrankung aufzuhalten oder zumindest zu verlangsamen. Das sind wichtige Behandlungsziele, denn wenn der Patient schmerzfrei ist, kann er sich wieder normal bewegen und den Alltag bewältigen.

Um Beschwerden bei Gelenkerkrankungen zu lindern, kommen zum einen rein schmerzlindernde Medikamente, sogenannte Analgetika, zum anderen entzündungshemmende Mittel – in der Sprache des Arztes Antiphlogistika oder Antirheumatika – infrage. Welche dieser beiden Arzneimittelkategorien der Arzt verordnet, hängt davon ab, ob bei der Gelenkerkrankung Schmerzen oder entzündliche Prozesse im Vordergrund stehen, und natürlich auch davon, wie die Mittel individuell vertragen werden. Manchmal kombiniert man auch beide Arzneimittelklassen miteinander.

Welche Schmerzmittel helfen?

Zur Gruppe der reinen Schmerzmittel gehören Opioide und die (schwächer wirksamen) Nicht-Opioid-Analgetika. Letztere werden sehr häufig verschrieben und helfen bei leichten bis mittelschweren Gelenkschmerzen ebenso wie bei Schmerzen nach Operationen, insbesondere nach kleineren Eingriffen.

Zur Gruppe der Nicht-Opioid-Analgetika gehört beispielsweise Paracetamol, das gleichzeitig eine fiebersenkende Wirkung hat. Es eignet sich vor allem für die Behandlung leichter, kurz andauernder Schmerzen. Obwohl es nicht rezeptpflichtig, sondern in Apotheken frei verkäuflich ist, darf man die Risiken und Nebenwirkungen dieses Mittels nicht unterschätzen: Bei Einnahme zu hoher Dosen kann es zu irreparablen Leberschäden kommen. Deshalb sollte man sich stets genau an die Dosierungsempfehlungen des Arztes bzw. Beipackzettels halten. Menschen mit erhöhtem Alkoholkonsum sollten das Mittel lieber überhaupt nicht einnehmen, da sich die leberschädigende Wirkung der beiden Substanzen addiert. Außerdem kann die Leber durch einen zu hohen Alkoholkonsum bereits vorgeschädigt sein und reagiert dann dementsprechend empfindlicher auf das Paracetamol.

Eine sehr viel stärker schmerzlindernde Wirkung als Paracetamol hat Metamizol (Novaminsulfat), das allerdings auch nicht ganz ohne Nebenwirkung ist: Es kann schwere Blutbildveränderungen und gefährliche allergische Schockreaktionen hervorrufen. Das kommt zwar relativ selten vor, dennoch wird empfohlen, Metamizol ausschließlich bei starken Schmerzen einzusetzen, und auch nur dann, wenn andere Medikamente keine Wirkung zeigen.

Bei stärkeren Schmerzen: Opioide

Diese Schmerzmittel sind Abkömmlinge des Morphins, eines Pflanzenwirkstoffs, den man aus dem eingetrockneten Saft des Schlafmohns *(Papaver somniferum)* gewinnt. Durch Abwandlungen der Substanz wurden verschiedene halb- oder vollsynthetische Opioide entwickelt, die sich in ihrer Wirksamkeit unterscheiden. Der Wirkmechanismus ist jedoch der gleiche: Opioide imitieren die Wirkung körpereigener „Glückshormone", der Endorphine, die uns nicht nur in euphorische Stimmung versetzen, sondern zudem eine schmerzhemmende Wirkung haben.

Sämtliche Opioide sind rezeptpflichtig und dürfen nur unter ärztlicher Aufsicht eingenommen werden. Ein spezielles Betäubungsmittelrezept ist für starke Opioide nötig. Am besten wendet man sich bei starken Schmerzen gleich an einen erfahrenen Schmerztherapeuten, denn es ist kein Kinderspiel, einen Patienten auf ein Opioid richtig einzustellen.

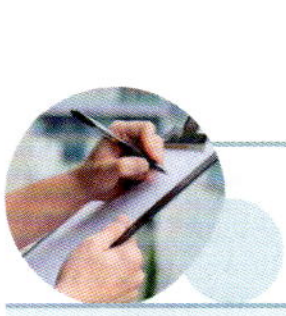

WELCHE OPIOIDE GIBT ES?

Schwächere Opioide	Starke Opioide
Codein	Fentanyl
Dihydrocodein	Hydromorphon
Tilidin	Morphin
Tramadol	Oxycodon

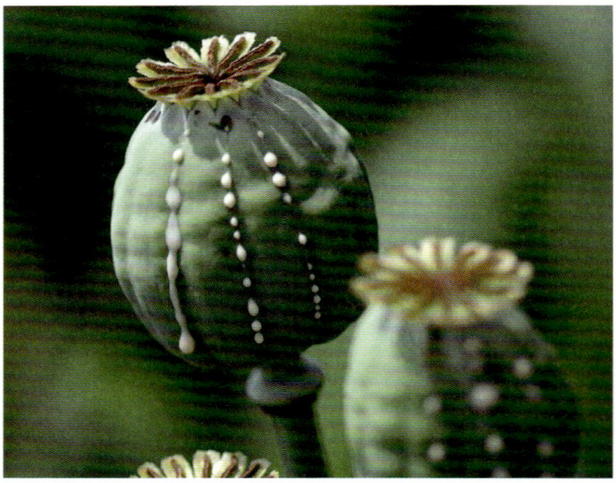

Das Alkaloid Morphin wird aus dem Milchsaft der unreifen Schlafmohnkapseln gewonnen.

Keine Angst vor Abhängigkeit!

Viele Patienten – und manche Ärzte – haben immer noch Vorurteile gegenüber Opioiden, weil sie befürchten, man könne davon süchtig werden. Diese Gefahr ist bei sachgemäßer Einnahme kaum gegeben. Wichtig für eine wirksame Schmerztherapie ist es allerdings, dass der Patient stets einen gleichbleibend hohen Pegel der schmerzlindernden Substanz im Blut hat. Das erreicht man durch sogenannte Retardpräparate, also Tabletten mit verzögerter Wirkstoff-Freisetzung.

Allerdings sind Opioide nicht ohne Nebenwirkungen. So können sie zum Beispiel Müdigkeit und Benommenheit verursachen und die Konzentrations- und Reaktionsfähigkeit beim Autofahren und Bedienen von Maschinen beeinträchtigen. Eine unangenehme Nebenwirkung ist Darmträgheit. Der Arzt wird daher zusätzliche Medikamente verordnen, um den Darm auf Trab zu halten.

Wichtig ist es in jedem Fall, das Opioid, wenn die Therapie beendet werden soll, nur langsam, schrittweise und genau nach Anleitung des Arztes abzusetzen, da ansonsten starke Entzugssymptome auftreten können.

Entzündungshemmende Medikamente

Bei den Entzündungshemmern unterscheidet man wiederum zwei Medikamentenklassen: nicht steroidale Antirheumatika, kurz NSAR, und Kortikosteroide. Hinter dem Zungenbrecher „nicht steroidale Antirheumatika" verbirgt sich nichts anderes als die Tatsache, dass es sich hierbei um entzündungshemmende Mittel handelt, die keine Kortikoide – also kein Kortison! – enthalten. Zu diesen Wirkstoffen gehören beispielsweise Diclofenac, Indometacin, Naproxen und Ibuprofen. NSAR werden sehr häufig verschrieben, was bei Entzündungen und entzündungsbedingten Schmerzen auch durchaus sinnvoll ist, denn diese Präparate unterdrücken die Produktion körpereigener Schmerz- und Entzündungsstoffe. Und sie wirken blitzschnell: Schon innerhalb von wenigen Stunden lassen die Schmerzen nach, das Gelenk schwillt ab und lässt sich wieder besser bewegen.

Leider muss man sich diese rasche positive Wirkung mit potenziellen Risiken und Nebenwirkungen erkaufen: Die Entzündungshemmer greifen nämlich die Magen- und Darmschleimhaut an und verursachen nicht nur unangenehme Beschwerden wie Magenschmerzen, Bauchkrämpfe, Übelkeit und Durchfall, sondern rufen – vor allem bei Einnahme über einen längeren Zeitraum – auch Magengeschwüre, ja sogar lebensbedrohliche Magen- und

Darmblutungen hervor. Zudem können sie die Nieren schädigen und die Entstehung von Herz-Kreislauf-Erkrankungen begünstigen. Aus diesem Grund sollte man sie nach Möglichkeit nicht langfristig einnehmen.

Salben und Gele mit antirheumatischen Wirkstoffen

Diese Arzneimittel, die auf die Haut aufgetragen und eingerieben werden, sind weniger wirksam als oral einzunehmende Medikamente, weil sie nicht so tief ins Gewebe hineingelangen. Bei Gelenken, die nah an der Hautoberfläche liegen, können solche Salben und Gele, beispielsweise Voltaren Emulgel oder Dolobene Gel, jedoch durchaus wirksam sein.

Injektionen ins Gelenk

Bei stärkeren Beschwerden (und natürlich immer dann, wenn orale Medikamente nicht ausreichend helfen) sind Injektionen ins Gelenk eine gute und wirksame Behandlungsmethode. Dabei kommen verschiedene Substanzen zum Einsatz:

- Lokalanästhetika lindern die Schmerzen, ihre Wirkung setzt rasch ein, hält allerdings nicht lange an. Daher sollten sie mit anderen Wirkstoffen kombiniert werden, z. B. mit
- Kortikosteroiden, die dem Entzündungsprozess im Gelenk entgegenwirken und über diesen Wirkmechanismus ebenfalls die Schmerzen reduzieren. Kortison wirkt weitaus stärker entzündungshemmend als nicht steroidale Antirheumatika (NSAR). Besonders bei akuten Reizungen und Schmerzzuständen in Kombination mit einem Gelenkerguss wirken Kortikoid-Injektionen wahre Wunder. Allerdings sollten die Injektionen nicht in allzu kurzen Abständen erfolgen, denn zu häufige Anwendung kann dem Knorpel schaden.
- Bei Arthrose können Hyaluronsäure-Injektionen helfen. Hyaluronsäure ist einer der wichtigsten Bestandteile der Gelenkflüssigkeit. Je fortgeschrittener die Arthrose ist, umso dünner wird diese „Gelenkschmiere“ und umso weniger Hyaluronsäure enthält sie. Damit geht dem Gelenk ein wichtiger „Stoßdämpfer“ verloren. Daher ist es sinnvoll, Hyaluronsäure zu spritzen. Solche Injektionen reduzieren den Knorpelabbau und die Konzentration von Entzündungsstoffen im Gelenk.

DAS RÄT DER EXPERTE

Alternative zu NSAR

Patienten, die besonders vorsichtig mit der Einnahme von nicht steroidalen Antirheumatika (NSAR) sein müssen, kann der Arzt zusätzlich magenschützende Präparate (Protonenpumpenhemmer) wie beispielsweise Omeprazol verordnen. Außerdem gibt es eine neuere Klasse der NSAR, die COX-2-Hemmer (auch Coxibe genannt). Diese Entzündungshemmer, zu denen auch Celecoxib und Etoricoxib gehören, sind besser verträglich und vor allem für Risikopatienten gut geeignet. In ihrer schädlichen Wirkung auf Herz, Kreislauf und Nieren allerdings sind Coxibe mit den herkömmlichen NSAR vergleichbar.

Knorpelschützende und -regenerierende Präparate

Die Chondroprotektiva genannten Substanzen zeichnen sich durch eine besonders gute Verträglichkeit aus und sind daher eine sinnvolle Ergänzung zu anderen medikamentösen Behandlungsmaßnahmen. Knorpelschützende und knorpelregenerierende Präparate kommen vor allem bei Arthrose zum Einsatz. Ob sie auch bei rheumatoider Arthritis wirksam sind, wird derzeit noch erforscht – Ergebnisse einer neueren Studie sprechen jedoch dafür.

Verschiedene Substanzen werden in Form von Tabletten, Dragees, Pulvern oder Trinkampullen angeboten. Wer sie flankierend zu anderen Medikamenten einnehmen möchte, braucht ein wenig Geduld: Es kann bis zu vier Wochen dauern, bis eine Wirkung eintritt. Lassen Sie sich von Ihrem Arzt beraten.

Medikamentöse Therapie bei rheumatoider Arthritis

Bei dieser Erkrankung besteht das Behandlungsziel vor allem darin, das Fortschreiten der Gelenkzerstörung zu verhindern oder zumindest zu hemmen. Deshalb ist eine möglichst frühzeitige medikamentöse Therapie wichtig, die selbstverständlich auch Schmerzen und Entzündungszustände lindern soll.

Neben oral einzunehmenden Schmerzmitteln und NSAR erhalten Patienten mit rheumatoider Arthritis oft auch Kortisoninjektionen in die betroffenen Gelenke (siehe vorherige Seite). Zudem ist in akuten Krankheitsphasen, wenn NSAR nicht ausreichend wirken, die Einnahme von Kortisontabletten sinnvoll. Da solche oralen Kortikoide – vor allem bei längerer Therapie – mit erheblichen Risiken und Nebenwirkungen einhergehen (siehe Seite 146), ist eine vorsichtige Anwendung zu empfehlen. Je nach Dosis und Behandlungsdauer sind regelmäßige ärztliche Kontrolluntersuchungen erforderlich. Im Gegensatz zu Injektionen gelangen Kortikoide bei oraler Einnahme in den ganzen Körper und verursachen dadurch stärkere Nebenwirkungen. Höhere Dosen können nur kurzfristig problemlos eingenommen werden.

Basistherapeutika

Patienten mit rheumatoider Arthritis erhalten außerdem eine sogenannte Basistherapie. Sie beugt Rheumaschüben und einer Versteifung der Gelenke vor und lindert außerdem die Beschwerden. Schmerzen und Schwellungen gehen zurück, die sogenannte Morgensteifigkeit nimmt ab.

Die Wirkung dieser Basistherapeutika, die langfristig und regelmäßig eingenommen werden müssen, tritt allerdings erst nach Wochen bis Monaten ein. Die Zeit bis zum Einsetzen der Wirkung kann mit NSAR überbrückt werden. Wegen der zum Teil gravierenden Nebenwirkungen sind regelmäßige Kontrolluntersuchungen durch den behandelnden Arzt erforderlich.

Als Basistherapeutika kommen am häufigsten die Wirkstoffe Methotrexat und Leflunomid zum Einsatz. In leichteren Fällen können auch Sulfasalazin oder die Malariamittel Chloroquin bzw. Hydroxychloroquin helfen.

Neuere Medikamente gegen rheumatoide Arthritis

Da die Basistherapie nicht bei allen Patienten wirkt bzw. nicht immer ausreicht, kommen manchmal TNF-alpha-Hemmer (Adalimumab, Infliximab oder Etanercept) zum Einsatz. Wie der Name schon sagt, hemmen diese Medikamente, die als Infusion verabreicht werden, den körpereigenen entzündungsfördernden Botenstoff TNF-alpha und halten so den Entzündungsprozess auf. Allerdings können TNF-alpha-Hemmer auch starke Nebenwirkungen haben. Während oder unmittelbar nach der Infusion treten in vielen Fällen Fieber, Schüttelfrost, Juckreiz, Nesselsucht, Brustschmerzen und Atemnot auf. Langfristig erhöht sich durch eine Behandlung mit diesen Substanzen das Risiko für – teilweise schwerwiegende – Infektionen, die Reaktivierung einer schlummernden Tuberkulose oder eine Blutvergiftung (Sepsis).

Nicht alle Patienten sprechen auf TNF-alpha-Hemmer an. Dann muss auf andere Substanzen umgestellt werden.

Wirksame Mittel gegen Morbus Bechterew und Gicht

Ähnlich wie bei einer rheumatoiden Arthritis kommen bei der Bechterew-Krankheit bzw. Morbus Bechterew *(Spondylitis ankylosans)* nicht steroidale Antirheumatika, Kortison (oral oder als Injektion), Basismedikamente sowie TNF-alpha-Hemmer zum Einsatz.

Bei Gicht ist eine möglichst frühzeitige medikamentöse Therapie überaus wichtig. Schon nach dem ersten Anfall (bzw. nach Beschwerden, die auf einen Gichtanfall hindeuten) sollte der Patient einen Arzt aufsuchen – auch wenn die Symptome nach ein paar Tagen wieder abgeklungen sind. Der Harnsäurespiegel im Blut ist nämlich nach einem Anfall weiter erhöht und kann ohne eine Behandlung die Gelenke schädigen.

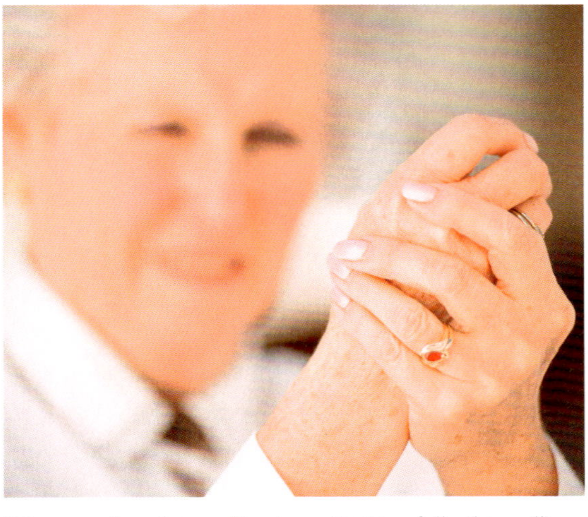

Wenn es Anzeichen für einen Gichtanfall gibt, sollte umgehend ein Arzt konsultiert werden.

Die beiden Hauptpfeiler der Gichttherapie sind Medikamente und Ernährung. Die Behandlung zielt bei einem akuten Gichtanfall zunächst einmal darauf ab, die Beschwerden zu lindern und den Anfall zu beenden. Dazu verschreibt der Arzt normalerweise nicht steroidale Antirheumatika, manchmal auch Kortikoide. Neben der akuten Behandlung des Gichtanfalls ist auch eine Dauertherapie wichtig, um weiteren Anfällen vorzubeugen und zu verhindern, dass die Erkrankung chronisch wird und zu bleibenden Gelenkschäden mit den berüchtigten Gichtknoten führt. Dazu werden Medikamente eingesetzt, die den Harnsäurespiegel senken und stabilisieren.

Was hilft gegen das „Kreuz mit dem Kreuz"?

Im Gegensatz zu Gelenkerkrankungen sind Rückenschmerzen fast immer auf Muskelverspannungen zurückzuführen. Die Ursachen dafür sind mannigfach. Bewegungsmangel und Fehlbelastungen führen zu einem muskulären Ungleichgewicht, heißt: Manche Muskeln werden überbeansprucht, andere zu wenig gefordert. Hinzu kommen psychische Belastungen. Bei Stress verkrampft sich die Muskulatur. Das hat vor allem dann Folgen, wenn das natürliche Gleichgewicht zwischen Anspannung und Entspannung gestört ist und die Belastung zum Dauerstress geworden ist. Es entstehen dann typische Verspannungen und Verhärtungen – vor allem im Schulter-Nacken-Bereich und im Bereich der Lendenwirbelsäule –, die äußerst schmerzhaft sein können.

Patienten mit Gelenkerkrankungen haben ein erhöhtes Risiko für Muskelverspannungen, weil sie aufgrund ihrer Gelenkschmerzen und Bewegungseinschränkungen häufig Fehlhaltungen einnehmen und sich überdies aufgrund der Gelenkprobleme häufig zu wenig bewegen. Eines steht nämlich fest: Regelmäßiges Training der Muskulatur ist das Beste, was man zur Vorbeugung von Muskelverspannungen tun kann.

Viele Ärzte und Orthopäden verschreiben ihren Patienten bei Rückenschmerzen – auch wenn sie hartnäckig oder gar chronisch sind – immer wieder nicht steroidale Antirheumatika oder empfehlen womöglich eine Bandscheibenoperation. Beides ist nicht unbedingt zielführend. Sinnvoller sind zuerst reine Schmerzmittel wie Opioide, aber auch Medikamente mit

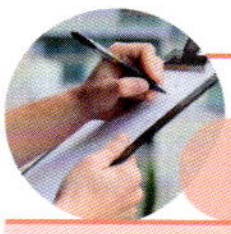

NEBENWIRKUNGEN VON KORTIKOIDEN

Zu unerwünschten Nebenwirkungen kommt es vor allem bei langfristiger und hoch dosierter Kortisontherapie:

- ✘ Kortikoide können das Hungergefühl steigern und zu einer Gewichtszunahme führen. Sie verursachen manchmal Flüssigkeitsansammlungen im Gewebe (Ödeme).
- ✘ Kortison kann die Haut dünner machen.
- ✘ Kortison führt zu einer Entkalkung der Knochen (Osteoporose).
- ✘ Kortikoide erhöhen in einigen Fällen den Blutzuckerspiegel und damit – langfristig gesehen – auch das Diabetesrisiko.
- ✘ Kortikoide können Bluthochdruck verursachen.
- ✘ Patienten werden häufig anfälliger für Infektionserkrankungen.
- ✘ Vereinzelt kommt es zum sogenannten Cushing-Syndrom. Dabei vermehrt sich das Fettgewebe im Bereich von Rumpf, Nacken und Gesicht („Vollmondgesicht"), während gleichzeitig die Muskulatur an Armen und Beinen schwindet.

muskelentspannender Wirkung. Sie können bei Rückenschmerzen wahre Wunder bewirken. Oftmals kombiniert man auch mehrere Mittel miteinander, die an unterschiedlichen Punkten der Schmerzentstehung ansetzen.

Diese Behandlung soll dazu führen, dass der Patient sich wieder weitgehend schmerzfrei bewegen kann, denn langfristig gesehen, ist körperliche Aktivität die optimale Therapie, um einen bretthart verspannten Rücken freundlicher zu stimmen und einem Wiederauftreten der Beschwerden vorzubeugen.

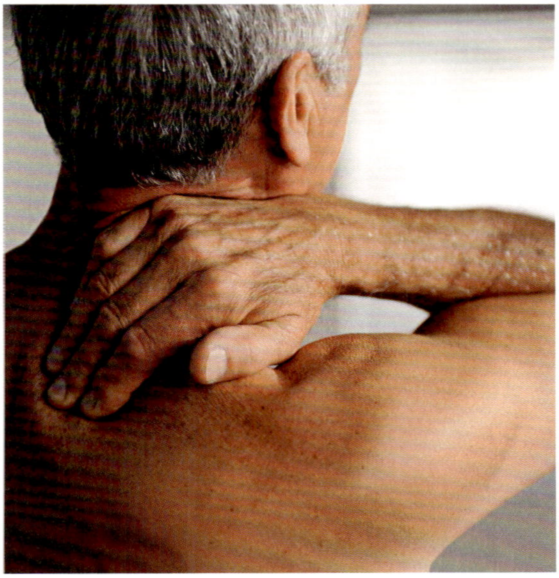

Rückenschmerzen entstehen in den meisten Fällen durch Verspannungen und Verhärtungen.

Mittel, die den Muskeln Beine machen

Medikamente mit dem Wirkstoff Flupirtin haben nicht nur einen schmerzlindernden, sondern auch einen muskelentspannenden Effekt und beugen gleichzeitig der Entwicklung eines „Schmerzgedächtnisses" vor. Sie verhindern also, dass der Schmerz chronisch wird, was bei Rückenschmerzen sehr leicht passieren kann. Ebenfalls muskelentspannend wirkt Tolperison (Viveo®), das den entscheidenden Vorteil hat, nicht benommen und müde zu machen.

Auch bestimmte verschreibungspflichtige Schlafmittel aus der Medikamentenklasse der Benzodiazepine, wie Tetrazepam, wirken muskelentspannend, machen allerdings schläfrig und sollten daher nur abends direkt vor dem Zubettgehen eingenommen werden. Bei älteren Menschen erhöhen diese Mittel wegen ihrer stark muskelentspannenden und müde machenden Wirkung die Unfallgefahr. Vor allem nachts kann es bei einem Toilettengang, wenn man aufgrund der Medikamentenwirkung nicht sicher auf den Beinen ist, schnell zu einem Sturz kommen. Nicht zuletzt besteht bei allen Benzodiazepinen die Gefahr, eine Abhängigkeit zu entwickeln. Schlafmediziner und Schmerztherapeuten empfehlen deshalb eine Intervalltherapie: Um einem Gewöhnungseffekt vorzubeugen, sollte man die Mittel höchstens drei Tage hintereinander einnehmen und dann eine mehrtägige Medikamentenpause einlegen.

Für Menschen, die nicht nur Rückenschmerzen haben, sondern auch unter Depressionen leiden, bieten sich muskelentspannende Antidepressiva wie beispielsweise Amitriptylin an. Auch bei diesen Mitteln steht allerdings Müdigkeit ziemlich weit oben auf der Liste der unerwünschten Nebenwirkungen.

Bei starken Verspannungen, vor allem im Schulter-Nacken-Bereich, können Lokalanästhetika oder Botulinumtoxin in die Muskulatur injiziert werden.

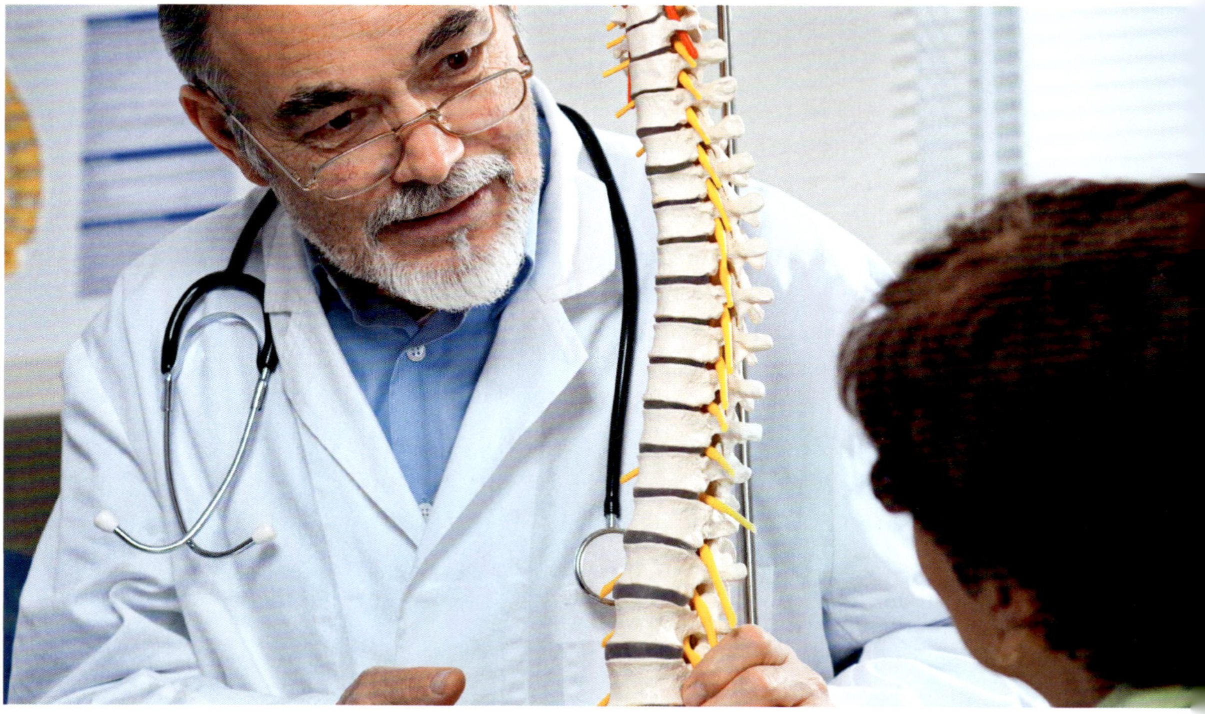

WANN OPERIEREN?

Sorgfältig abwägen

In Deutschland wird im Vergleich zu anderen europäischen Ländern überaus häufig operiert. Was Wirbelsäuleneingriffe und Hüft- und Kniegelenkoperationen angeht, liegen deutsche Ärzte an der Spitze. Da wir sehr viele Kliniken haben, sind diese zum Wettbewerb verdammt und versuchen, möglichst viele Operationen durchzuführen.

Die Operation sollte immer an letzter Stelle stehen. Natürlich gibt es Notfälle, in denen sofort operiert werden muss, beispielsweise bei einem Bandscheibenvorfall, der Lähmungserscheinungen zur Folge hat. Bevor man sich jedoch zu einem chirurgischen Eingriff entschließt, sollten konservative Behandlungsmöglichkeiten versucht werden. Jeder chirurgische Eingriff birgt Risiken, die durchaus schwerwiegend sein können. Narkosezwischenfälle sind möglich, ebenso Wundheilungsstörungen, Infektionen, Embolien – oder der Eingriff selbst erbringt nicht das Ergebnis, das Patient und Arzt sich erhofft haben.

Beim operativen Gelenkersatz gibt es noch andere Probleme zu bedenken. Operiert werden häufig auch jüngere Patienten. Erhalten bereits 40-Jährige ein künstliches Gelenk, ist die Wahrscheinlichkeit hoch, dass dieses Gelenk irgendwann einmal ausgetauscht werden muss. Theoretisch hält ein Implantat etwa 15 Jahre. In der Praxis aber müssen zahlreiche Prothesen bereits nach wenigen Jahren ausgetauscht werden. Ein Austausch bedeutet auch den Verlust von Knochenmaterial. Somit ist jeder weitere Eingriff schwieriger als der erste. Implantate lassen sich aus diesem Grund nicht beliebig oft erneuern.

Trotzdem: Keine Angst vor der Operation!

Eine Operation, wenn sie in einem erfahrenen Zentrum durchgeführt wird, ist nur mit einem relativ geringen Risiko verbunden. Die Narkosetechniken, die den Anästhesisten heute zur Verfügung stehen, erlauben es bedenkenlos, selbst hochbetagte Patienten zu operieren, die unter Begleiterkrankungen wie Diabetes oder Herz-Kreislauf-Problemen leiden. Dazu kommt, dass die Chirurgie heute in allen Disziplinen Verfahren entwickelt hat, die dem Körper so wenig Operationsstress wie möglich bereiten – Stress, der früher viele Engriffe zum Vabanquespiel machte. Schnitte bei offenen Operationen werden mittlerweile so ausgeführt, dass sie das Gewebe schonen. Offene Operationen, bei denen der Körper mit größeren Schnitten geöffnet wird, sind heute ohnehin die Ausnahme. Die minimalinvasive Technik hat alle Operationssäle erobert.

Dennoch: Ein gewisses Risiko besteht immer. Trotz aller hygienischer Sorgfalt lassen sich Wundinfektionen nicht ganz ausschließen, und es kann zur Bildung von Narben kommen, die später dauerhafte Schmerzen verursachen. Gelegentlich gelangen Blutgerinnsel durch die Blutbahn in die Lunge, und es kommt zu einer Lungenembolie. Trotz modernster Technik und größter Routine der operierenden Ärzte lassen sich solche, allerdings äußerst seltenen Zwischenfälle nicht ausschließen.

Ein sinnvoller Entschluss: Zweitmeinung einholen

Manche Patienten sind ängstlich und fürchten, ihr Arzt könnte es ihnen verübeln, wenn sie noch einen anderen Kollegen zu ihrem Fall hören wollen. Dies ist ein Irrtum! Die meisten Ärzte empfehlen ihren Patienten sogar – außer wenn es sich um einen Notfall handelt –, auf einer Zweitmeinung zu bestehen. Dies ist auch im neuen Patientenrechtegesetz als selbstverständliches Recht jedes Patienten verankert. Die Krankenkasse bezahlt es.

Wenn die Entscheidung für eine Operation gefallen ist, stellt sich die Frage, wo der Eingriff durchgeführt werden soll. Es ist kein Geheimnis, dass man als Patient dort am besten versorgt wird, wo bestimmte Operationen in hoher Zahl erfolgreich durchgeführt werden. Leider verhält es sich in vielen Fällen so, dass auch Chirurgen an Kliniken ohne Spezialisierung auf bestimmte Eingriffe bereit sind, alles zu operieren. Es ist deshalb sinnvoll, sich über Arzt und Klinik im Vorfeld zu informieren. Dabei unterstützen Sie sowohl der Hausarzt als auch die Krankenkasse, die ein großes Interesse daran haben, ihre Versicherten bestmöglich versorgt zu wissen.

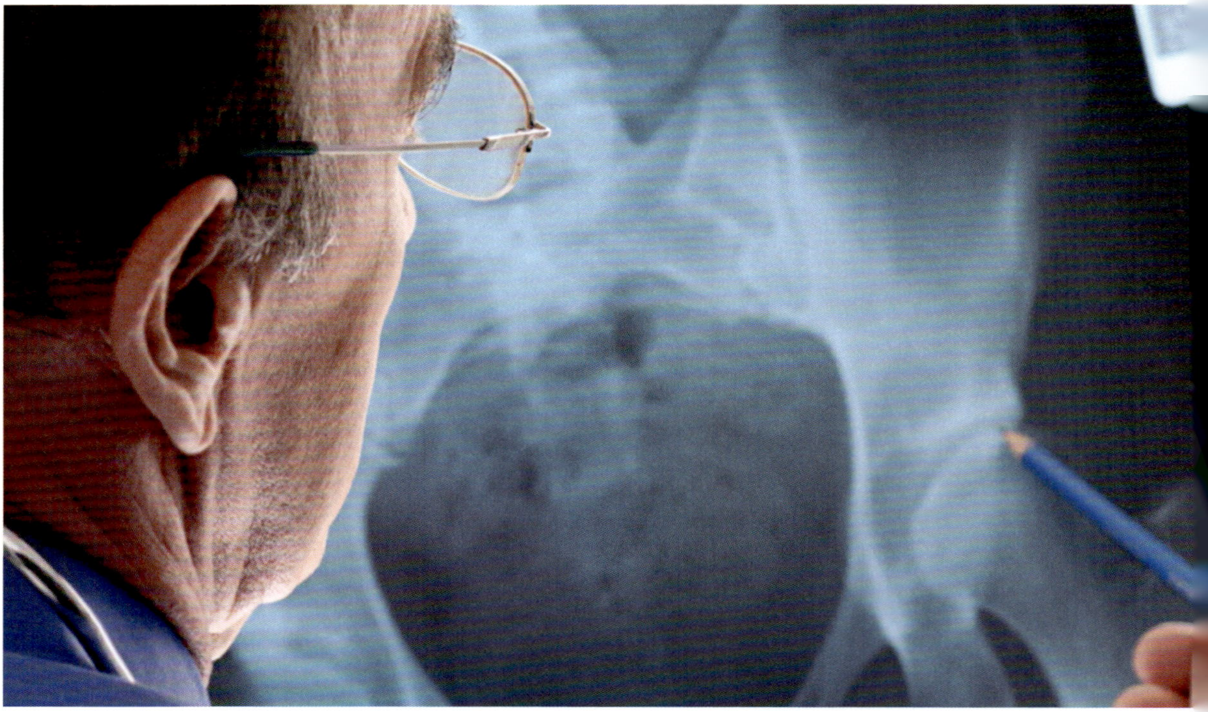

DAS KÜNSTLICHE GELENK

Keine Angst vor der Prothese

Bei fortgeschrittener Arthrose muss eine Gelenkprothese implantiert werden. Am häufigsten geschieht dies in der Hüftregion, doch auch künstliche Kniegelenke werden relativ oft eingesetzt. Viele Patienten haben Angst vor diesem Eingriff und schieben ihn lange vor sich her. Dabei sind diese Ängste meistens unbegründet.

Viele Menschen leiden in vorgerücktem Alter unter Arthrose: Die Knorpelschicht, die die Gelenkoberflächen überzieht, nutzt sich ab, und der Knorpel wird allmählich dünner. Dies führt zu Schmerzen und Einschränkungen der Beweglichkeit. Eine Zeit kann man das Problem durch Physiotherapie, Massagen und Medikamente in Schach halten. Doch irgendwann muss oft ein künstliches Gelenk, eine sogenannte Endoprothese, eingesetzt werden.

Ein neues Hüftgelenk

Meistens suchen Patienten den Arzt erst dann auf, wenn die Schmerzen stärker geworden sind. Dann muss zunächst festgestellt werden, ob wirklich der Arthroseschmerz plagt oder nicht auch andere Ursachen eine Rolle spielen.

Oftmals haben Patienten sowohl Ischiasbeschwerden – Schmerzen, die von der Wirbelsäule ausgehen und in den Gesäß-, Hüft- und Oberschenkelbereich hinein ausstrahlen – als auch eine Hüftgelenkarthrose. Ist der Ischiasschmerz das vorherrschende Problem, hilft die Implantation eines künstlichen Hüftgelenks wenig, weil der Patient hinterher enttäuscht sein wird, dass er von seinen Schmerzen immer noch nicht befreit ist.

Ob Ischias oder Arthrose für die Schmerzen verantwortlich ist, kann der Experte meist schon am Schmerzcharakter ablesen, aber vorrangig durch eine körperliche Untersuchung feststellen. Es bietet sich an, den Patienten stationär in die Klinik aufzunehmen und seine Wirbelsäulenproblematik zuerst gezielt durch konservative – also nicht operative – Maßnahmen wie Physiotherapie oder lokale Injektionen zu behandeln, um festzustellen, inwieweit sich seine Beschwerden dadurch bessern. Dann erst sollte man in einem weiteren Schritt überlegen, ob die Entscheidung für eine Hüftgelenkprothese sinnvoll ist.

Entscheidung für oder gegen die Operation

Ist die Hüftgelenkarthrose tatsächlich die Ursache für die Beschwerden, heißt die nächste Frage: Operieren – und wenn ja, wann? Ist Eile geboten, oder sollte man lieber noch warten? Gerade bei Patienten unter 70 Jahren ist eine abwartende Strategie oft besser, sofern die Beschwerden nicht zu groß sind, da künstliche Gelenke nicht unbegrenzt halten.

Patienten, die ihr Gelenk noch recht gut bewegen können, aber trotzdem unter heftigen Schmerzen leiden, sollten sich für eine Operation entscheiden, um die Schmerzen zu nehmen und die Lebensqualität zu verbessern. Es gibt auch das andere Extrem: Fast keine Schmerzen, aber die Patienten sind in ihrer Beweglichkeit bereits deutlich eingeschränkt. Wenn man in einem solchen Fall weiter wartet, bis die Bewegungseinschränkung zunimmt und das Gelenk schon fast völlig steif ist, erschwert dies die Operation und vermindert unter Umständen die Erfolgschancen.

Mit welchem Operationsrisiko ist zu rechnen?

Grundsätzlich ist es problemlos möglich, Patienten auch im höheren Lebensalter ein künstliches Gelenk einzusetzen. Das Alter für sich allein ist noch kein Risikofaktor. Das Risiko steigt jedoch durch Begleiterkrankungen wie Herz-Kreislauf-Probleme, Lungenkrankheiten oder Stoffwechselstörungen, die mit zunehmendem Alter vermehrt vorkommen. Diese Risiken sind aber mittlerweile in enger Zusammenarbeit mit den anderen medizinischen Fachdisziplinen – innere Medizin, Neurologie, Anästhesiologie und Kardiologie – sehr gut abzuschätzen und einzudämmen. Wenn man den Allgemeinzustand des Patienten mit allen Begleiterkrankungen konsequent im Blick behält, ist das Risiko kalkulierbar und relativ gering. Nur in Ausnahmefällen kommt es vor, dass ein Patient wegen zu hoher Risiken nicht operiert werden kann.

Die Wahl der geeigneten Prothese

Die verschiedenen OP-Verfahren und Prothesetypen werden dem Patienten im persönlichen Gespräch mit dem Operateur genau erklärt. Alle Prothesen und Verankerungstechniken haben ihre Vor- und Nachteile. Deshalb dürfen Patienten bei dieser schwierigen Entscheidung nicht allein gelassen werden, sondern benötigen eine eingehende Beratung.

Bei den Prothesen gibt es heutzutage große Qualitätsunterschiede, die sich auf ihre Lebensdauer auswirken. Auch künstliche Gelenke – dies muss man sich klar vor Augen halten – können sich abnutzen. Dadurch, dass sich der Gelenkkopf in der Gelenkpfanne bewegt, entsteht Reibung, die dazu führt, dass Abriebpartikel aus dem Prothesenmaterial freigesetzt werden. Das körpereigene Abwehrsystem identifiziert diesen Abrieb als Fremdkörper und kann eine unheilvolle Entzündungskaskade in Gang setzen: Fresszellen des Immunsystems, sogenannte Makrophagen, versuchen, die Abriebpartikel zu beseitigen, schädigen aber mit ihren Verdauungsenzymen, die sie zu diesem Zweck ausschütten, den Knochen, der dadurch langsam aufgelöst wird. Dies hat wiederum zur Folge, dass sich die Verankerung der Prothese im Knochen lösen kann. Der Patient bekommt Schmerzen. Rund drei Viertel aller Auslockerungen von Hüftgelenkprothesen sind auf diesen Prozess zurückzuführen.

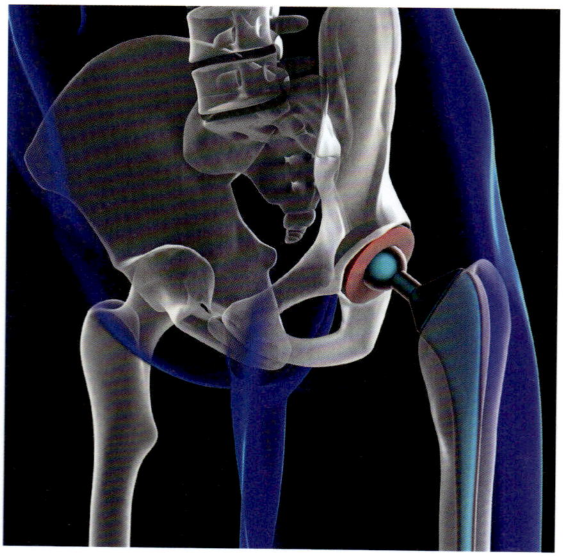

Darstellung eines künstliches Hüftgelenks. Im Durchschnitt hält die Gelenkprothese 15 Jahre.

Prothese mit oder ohne Zement befestigen?

Sehr wichtig ist, für welche Verankerung der Endoprothese man sich entscheidet. Die meisten Ärzte halten sich bei dieser Frage an die Regel: Je jünger der Patient, desto eher eignet sich eine zementfreie Technik. Bei älteren Patienten überwiegen dagegen die Vorteile einer zementierten Verankerung.

Eine zementierte Prothese ist von der ersten Stunde an voll belastbar. Außerdem erwärmt sich der Knochenzement beim Aushärten auf 60–70 °C, was eine blutstillende Wirkung hat. Der Blutverlust ist bei diesem Operationsverfahren also geringer und daher der Eingriff für ältere Patienten schonender.

Die zementfreien Prothesen, die vorwiegend bei den unter 70-jährigen Patienten zum Einsatz kommen, haben dagegen den Vorteil, dass sie recht haltbar sind: 96 % dieser Prothesen sind nach etwa zehn Jahren noch lockerungs- und beschwerdefrei, sodass keine erneute Operation notwendig ist.

Rasch wieder auf den Beinen

Der Eingriff wird sehr schonend durchgeführt. In vielen Fällen verwendet der Chirurg einen minimalinvasiven Zugang. Das bedeutet, dass der Hautschnitt und auch die Durchtrennung tieferer Gewebeschichten und der Muskulatur so klein wie möglich gehalten werden. Die Heilungsphase wird dadurch verkürzt, und der Patient ist relativ rasch wieder auf den Beinen. Auch die Operationsnarbe fällt wesentlich kleiner aus.

Heutzutage mobilisiert man die frisch Operierten schon am ersten Tag nach dem Eingriff: Sie werden zur Toilette und ans Waschbecken geführt und können mit Unterstützung von Pflegekräften die Körperpflege selbstständig durchführen. Am zweiten Tag nach der Operation stehen Physiotherapie und Gehübungen auf dem Programm. Nach der Entlassung folgt in der Regel die Reha.

Welche Komplikationen können auftreten?

Nach einer Operation kommt es sehr selten zu folgenden unangenehmen Komplikationen: einmal zur Entstehung einer Infektion an der Stelle, an der das künstliche Gelenk eingesetzt wurde. Das Infektionsrisiko beträgt heute in einem erfahrenen Operationszentrum meist jedoch nur etwa 1 %. Außerdem kommt es in 1–5 % der Fälle zu einer Thrombose, also der Bildung eines Blutgerinnsels, das durch die Blutbahn weitertransportiert wird und Blutgefäße in der Lunge verstopfen kann. Man spricht von einer Lungenembolie.

Weitere, jedoch sehr selten auftretende Risiken sind Nervenverletzungen, die zu einer Muskelschwäche führen können, oder eine Instabilität des eingesetzten Hüftgelenks, die Ausrenkungen (Luxationen) zur Folge haben kann.

Im Großen und Ganzen ist die Implantation eines künstlichen Gelenks eine verhältnismäßig unkomplizierte Angelegenheit, vor der man keine Angst zu haben braucht. Dennoch sollte man sie – wie jede Operation – nur in einer Klinik durchführen lassen, die viel Erfahrung mit derartigen Eingriffen hat. Je höher die Fallzahl, desto besser die Erfolgsaussichten und desto geringer das Risiko von Komplikationen.

Kann sich die Prothese lockern?

Ja, auch das ist möglich. Wenn eine erneute Hüftgelenkoperation – der Arzt spricht von einer Revision – erforderlich sein sollte, da die Endoprothese sich gelockert hat, ist dies kein ernsthaftes Problem. In den meisten Revisionsfällen kann man mit einem Standardverfahren Abhilfe schaffen. Schwierig wird es erst dann, wenn bereits die zweite oder dritte Revision ansteht. Problematisch sind außerdem Fälle, bei denen infolge des Eingriffs bereits Knochensubstanz verloren gegangen ist. So kann sich ein Implantat über einen längeren Zeitraum lockern. Die permanenten kleinen Bewegungen an der Grenze zwischen Implantat und Knochen führen zu einem Knochenverlust. Ist nicht mehr ausreichend Knochensubstanz da, an der man eine neue Prothese befestigen kann, muss der erfahrene Chirurg maßgeschneiderte Lösungen bis hin zum Teilersatz des Oberschenkelknochens in Betracht ziehen. In Einzelfällen werden sogar Spezialimplantate angefertigt. Dies ist zwar ein größerer Eingriff, der aber in der Regel gut durchzuführen ist.

DAS RÄT DER EXPERTE

Keine billigen Prothesen für Jüngere!

Entscheidend bei einem Eingriff ist das Implantat, das der Operateur einsetzt. Es gibt günstige und hochwertigere Prothesen, die zwar entsprechend kostspielig sind, dafür aber lang halten. Im Prinzip ist nichts dagegen einzuwenden, einem betagten Patienten eine weniger teure Endoprothese mit geringerer Lebensdauer einzusetzen. Leider werden solche Prothesen oft bei jüngeren Patienten verwendet, die nach absehbarer Zeit unweigerlich wieder auf dem OP-Tisch landen. Ein verantwortungsbewusster Arzt entscheidet sich immer für ein Modell, das eine neue Operation weitgehend ausschließt – nicht nur aus menschlichen, sondern auch aus wirtschaftlichen Gründen. Schließlich ist jede weitere Operation für den Patienten eine Belastung und verursacht Kosten. Der Einsatz einer qualitativ hochwertigen Prothese ist weniger kostenintensiv als eine erneute Operation.

Endoprothetik für das Knie

Früher war man mit einer Knieendoprothetik eher zurückhaltend, weil die Ergebnisse noch weit hinter denen der Hüftendoprothetik herhinkten. Das hat sich inzwischen geändert. Hat man einst bei über 75-jährigen Patienten meist abgewunken, so werden heute auch über 80-Jährigen bei entsprechendem Leidensdruck Kniegelenkprothesen implantiert.

Standard ist der Ersatz der Gelenkoberflächen. Die Implantate werden in der Regel einzementiert. Der reine Oberflächenersatz macht dabei eine weitaus geringere Knochenresektion erforderlich als dies bei den älteren gekoppelten Prothesen üblich ist und erlaubt eine natürlichere Bewegung des Kniegelenks.

Von großer Bedeutung für den Erfolg der Operation ist die chirurgische Technik. Drei Punkte sind entscheidend: die Wiederherstellung einer geraden Beinachse, die passende Spannung der das Gelenk umgebenden Bänder und die korrekte Einstellung der Rotationsausrichtung der Prothese. Da die Überprüfung der einzelnen Operationsschritte nur durch das Auge möglich ist, lässt sich absolute Exaktheit nie garantieren.

Endoprothesen für die Schulter

Es gibt Prothesen, die die Beweglichkeit des Schultergelenks verbessern und Schmerzen im Gelenk verringern. Die Schulterprothese kann den verschlissenen Knorpel am Oberarmkopf und – falls nötig – auch den Knorpel an der Gelenkpfanne ersetzen. Durch den Eingriff lassen sich Lebensqualität und Mobilität weitgehend zurückgewinnen.

Ein künstliches Schultergelenk hält im Durchschnitt bis zu 15 Jahre. Die Haltbarkeit der Prothese hängt von der Knochenqualität und dem Prothesentyp ab – und davon, wie sehr der Patient den betroffenen Arm beansprucht.

Zu berücksichtigen ist aber, dass sich Prothesen der Gelenkpfanne deutlich öfter lockern als der Oberarmkopfersatz. Abhängig von den Voruntersuchungen mit bildgebenden Verfahren, dem Alter des Patienten, der Qualität des Knochens und dem Fortschritt der Arthrose, wählt der Arzt den passenden Typ einer Endoprothese aus und bestimmt, wie dieser im Knochen – zementiert oder zementfrei – verankert werden soll.

Ist die Gelenkpfanne unwesentlich deformiert, muss eventuell nur der von der Arthrose betroffene Oberarmkopf durch eine Prothese ersetzt werden. Zeigt aber auch die Gelenkpfanne einen Knorpelschaden und ist deutlich deformiert, muss auch für sie ein Ersatz her. In diesem Fall spricht man von einer Schultertotalendoprothese. Das kann jedoch Probleme bereiten bei schwerem Knochensubstanzverlust oder wenn die Schulter stark belastet wird.

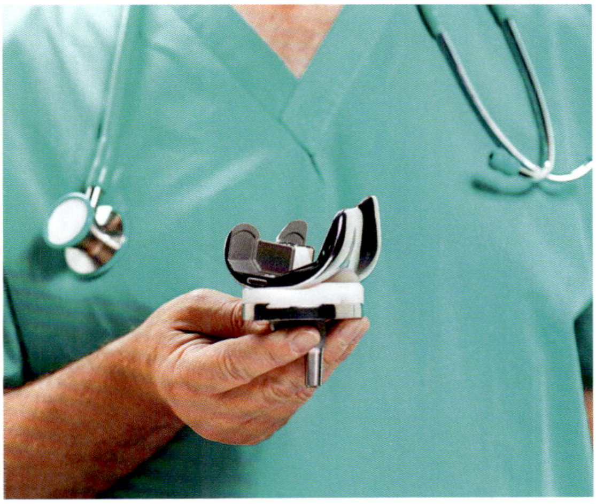

Nach der Hüfte ist die Knieendoprothese das in Deutschland am häufigsten eingesetzte Gelenk.

Ein neues Sprunggelenk

Das obere Sprunggelenk wird bei Patienten mit Arthrose (oder auch Rheuma) ersetzt, wenn es stark angegriffen ist. Bei einer Arthrose nutzt sich das Gelenk durch Knochenbrüche oder ohne erkennbaren Grund vorschnell ab. Bei Rheuma wird es durch die Entzündung zerstört. Beide Ursachen sind nicht ohne Belang für die Operationsplanung.

Ist das umliegende Gewebe nach einem Knochenbruch vernarbt, kann die Balance der Weichteile gestört sein. Ein unsicherer Bandapparat beeinträchtigt überdies die Seitenstabilität der Prothese. Der Arzt achtet deshalb besonders darauf, dass der Patient noch über intakte Bänder verfügt, bevor er ein künstliches Sprunggelenk implantiert.

Bei Rheumatikern müssen nicht selten noch andere Gelenke versorgt oder der Rückfuß, der partiell an der Bildung des Sprunggelenks beteiligt ist, aufgebaut werden. Zudem leiden viele Menschen mit Rheuma zusätzlich an Osteoporose. In einem brüchig gewordenen Knochen lässt sich ein Implantat jedoch nicht stabil verankern und kann unter der Last des Körpergewichts ins Sprungbein gedrückt werden. Die zweite wichtige Voraussetzung für die Implantation einer Prothese ist daher eine hinreichend gute Knochenqualität.

Alle ins obere Sprunggelenk eingesetzten Kunstgelenke bestehen aus drei Komponenten: zwei metallischen Gelenkflächen für Schien- und Sprungbein und einem Gleitlager aus Polyethylen. Implantiert wird ohne Zement; die Elemente werden in den Knochen geklemmt und wachsen mit der Zeit ein.

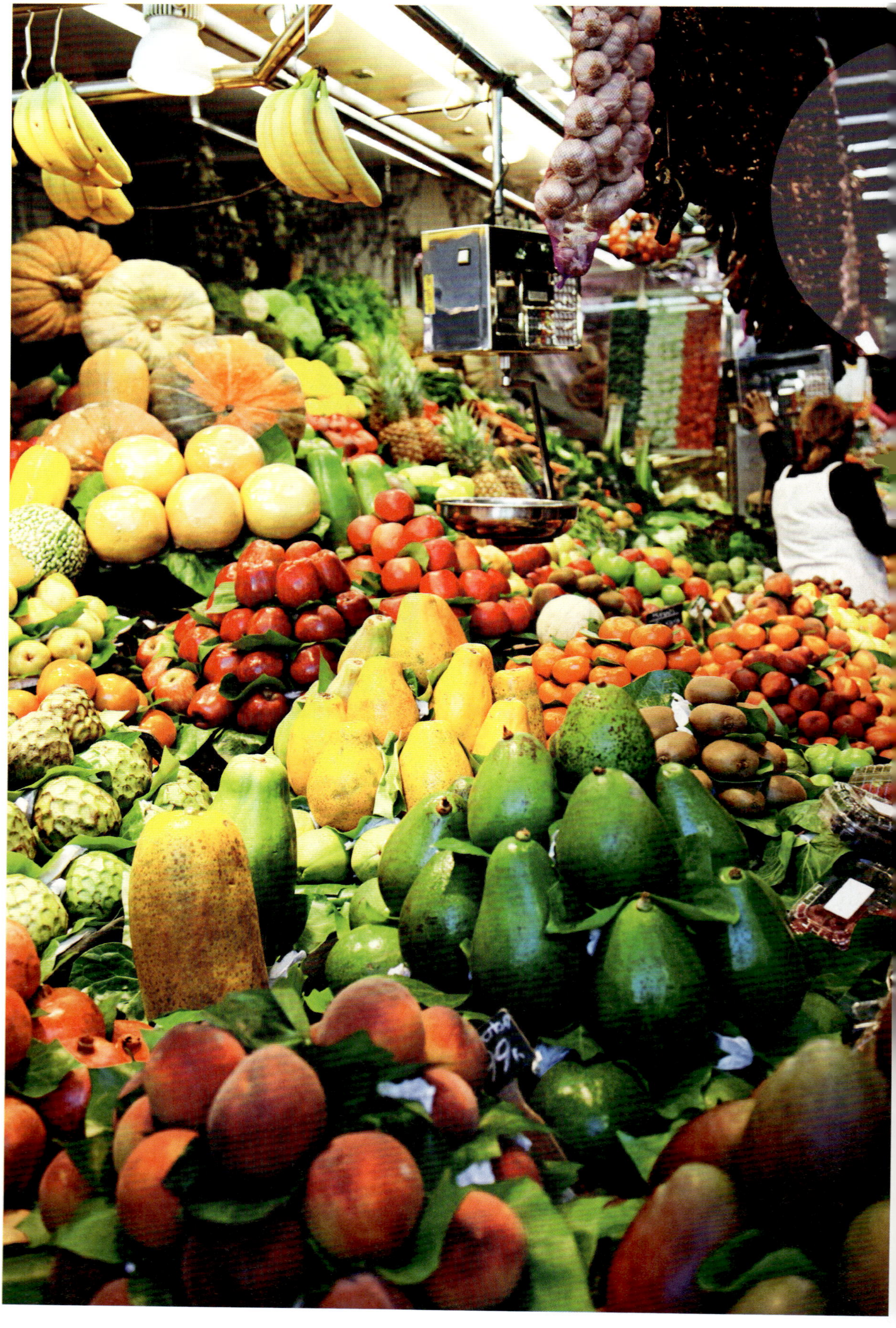

NAHRUNG FÜR DIE GELENKE

Es gibt keine spezielle Diät für Menschen mit Gelenkerkrankungen; auch für sie ist Genuss wichtig: Das Essen soll schmecken und abwechslungsreich sein. Durch eine gesunde, ausgewogene Ernährung lassen sich allerdings Gelenkprobleme weitgehend vermeiden und im Krankheitsfall positiv beeinflussen. Der Körper bekommt nämlich dann die Mikronährstoffe, die die Gelenkknorpel ständig brauchen. Nur bei Gicht müssen gewisse Nahrungsmittel vermieden werden.

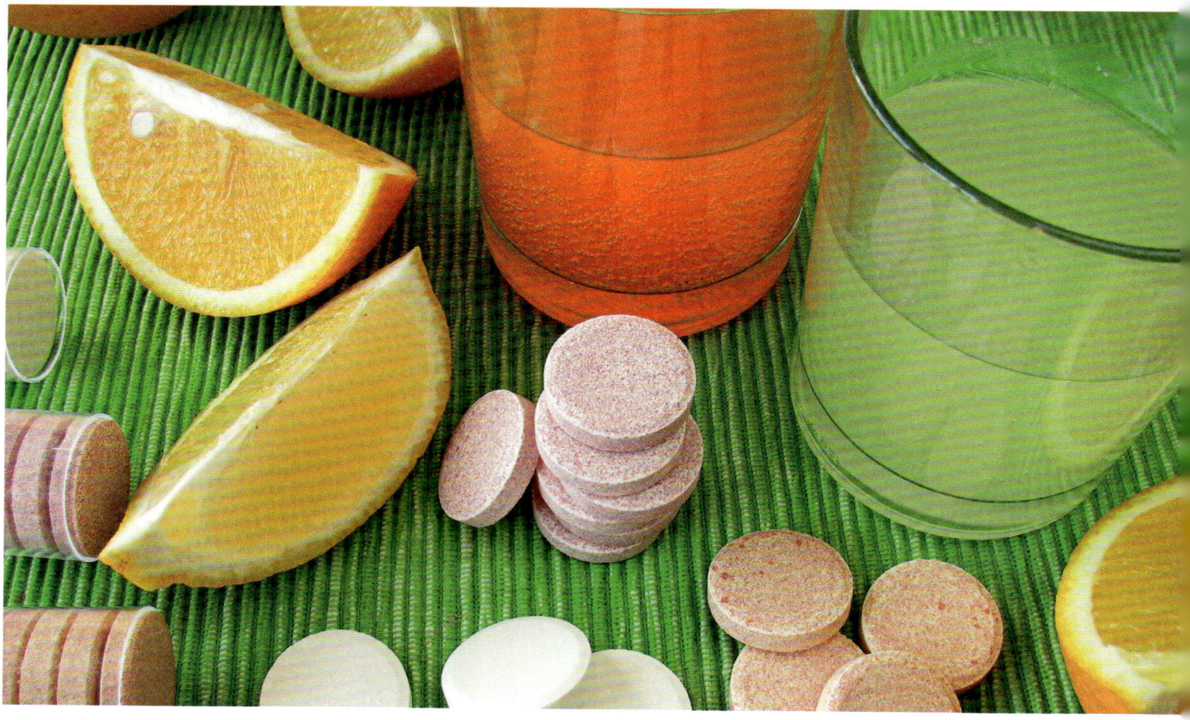

EINE WOHLTAT FÜR KRÄFTIGE GELENKE:
Nahrungsergänzungsmittel

In Apotheken und Drogeriemärkten werden zahlreiche Vitaminpräparate, Mineralstoffe, Spurenelemente und andere Produkte als Nahrungsergänzung für Herz, Kreislauf, Knochen und Gelenke angeboten. Dabei sind sich Ernährungswissenschaftler einig, dass bei gesunder, ausgewogener Kost in der Regel keine Mangelzustände zu befürchten sind. In bestimmten Fällen jedoch – wie beispielsweise bei entzündlichen Erkrankungen – können Nahrungsergänzungsmittel tatsächlich sinnvoll sein.

Es ist aus verschiedenen Gründen besser, die Vitamine, Mineralstoffe, Spurenelemente und Pflanzenstoffe, die wir brauchen, mit unserer täglichen Nahrung aufzunehmen: Dort sind sie in ihrer natürlichen Kombination vorhanden, und der Körper kann sie besser verwerten, als wenn man ihm bestimmte Substanzen über Nahrungsergänzungsmittel zuführt. Außerdem kann es bei nicht sachgemäßer Anwendung von Nahrungsergänzungspräparaten zu einer Überdosierung kommen; sogar unerwünschte Nebenwirkungen oder Wechselwirkungen mit bestimmten Medikamenten, die Sie vielleicht einnehmen müssen, sind möglich. Daher sollten Sie Nahrungsergänzungsmittel immer in Absprache mit Ihrem Arzt einnehmen. Er kann feststellen, ob bei Ihnen möglicherweise ein Mangel besteht, und weiß auch, welches Präparat in welcher Dosierung für Sie am besten geeignet ist.

Kapseln als Ersatz für Fisch

Patienten mit schweren rheumatischen Erkrankungen können einen Mehrbedarf an bestimmten Vitaminen oder Mineralstoffen haben, der sich mit einer normalen Ernährung nicht ohne Weiteres decken lässt. Für Menschen mit einer Abneigung gegen Fisch ist es oft schwierig, ihrem Körper die empfohlene Menge an Fischöl zuzuführen. Natürlich kann man statt des Fischverzehrs auch jeden Tag Lebertran schlucken – aber wer möchte das schon? In Fischölkapseln ist das wertvolle Öl dagegen so gut verpackt, dass man vom Geschmack nichts mitbekommt.

Untersuchungen zeigen, dass sich bei Patienten mit rheumatoider Arthritis durch die Einnahme von Fischöl die morgendliche Gelenksteife verbessert und Gelenke weniger schmerzen. Manchmal lässt sich auch die Menge der entzündungshemmenden Medikamente reduzieren. Eine Hemmung der Krankheitsaktivität oder des Fortschreitens der Gelenkschädigung konnte leider nicht nachgewiesen werden. Aber Rheuma-Patienten ist ja schon sehr geholfen, wenn sie weniger Beschwerden haben und sich wieder besser bewegen können. Die Einnahme von Fischölkapseln kann also sinnvoll sein; sprechen Sie mit Ihrem Arzt darüber. Und haben Sie Geduld – auch hier ist mit ersten positiven Wirkungen erst nach etwa dreimonatiger Einnahme zu rechnen.

Vitamin-E-reiche Ernährung genügt nicht immer

Es ist nicht einfach, den erhöhten Vitamin-E-Bedarf, den Rheuma-Patienten haben, einzig mit der Nahrung zu decken. Untersuchungen zeigen, dass 50–60 % aller Patienten mit rheumatischen Erkrankungen an einer Unterversorgung mit Vitamin E leiden. Zur Wirksamkeit von Vitamin-E-Präparaten bei Rheuma

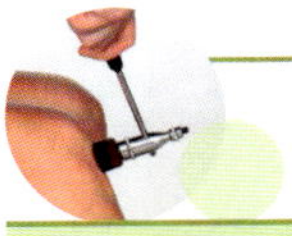

DAS RÄT DER EXPERTE

Bedarf an Vitamin E

Laut den Empfehlungen der Deutschen Rheuma-Liga brauchen Rheuma-Patienten pro Tag etwa 100–200 mg Vitamin E. Auf diesen Mehrbedarf sollte der Arzt die Dosierung des Vitaminpräparats abstimmen. In Zeitschriften- und Internetartikeln werden manchmal extrem hohe Dosierungen von Vitaminen und Mineralstoffen empfohlen – für Rheuma-Patienten beispielsweise Megadosen von bis zu 2000 mg pro Tag. Die Einnahme von Nahrungsergänzungsmitteln in so hohen Dosen ist grundsätzlich abzulehnen. Eine tägliche Aufnahme von mehr als 400 mg Vitamin E sollte nur auf Anraten des Arztes erfolgen.

DAS RÄT DER EXPERTE

Vitamin D im Blut

Der Arzt kann feststellen, ob Sie zu wenig Vitamin D im Blut haben. Er wird Ihnen dann das für Sie am besten geeignete Präparat in der richtigen Dosierung verschreiben. Eine Unterversorgung ist hier nämlich ebenso kontraproduktiv wie eine Überversorgung: Untersuchungen zufolge lassen sehr hohe Vitamin-D-Blutspiegel die Sterblichkeit älterer Menschen ansteigen, während optimale Blutspiegel die Sterberate um etwa 50 % senken.

haben Studien widersprüchliche Daten ergeben: Bei rheumatoider Arthritis scheinen solche Präparate wirksamer zu sein als bei Arthrose. Positive Wirkungen zeigten sich bei rheumatoider Arthritis im Hinblick auf Morgensteifigkeit, Schmerzempfinden und den Bedarf an entzündungshemmenden Medikamenten.

Andere Vitamine und Spurenelemente

Vitamin D und Kalzium sind für die Knochengesundheit ein absolutes Muss. Bei Rheuma-Patienten, die ein erhöhtes Osteoporose-Risiko haben (oder vielleicht sogar bereits an Knochenschwund erkrankt sind), kann es daher sinnvoll sein, Nahrungsergänzungspräparate mit Kalzium einzunehmen, sofern sie ihren Bedarf daran nicht durch ihre Lebensweise und Ernährung decken können. Dies ist beispielsweise für strenge Vegetarier und Veganer oft schwierig, die bei ihrer Ernährung nicht nur auf Fleisch und Fisch, sondern auch auf Milchprodukte verzichten.

Da Rheuma-Patienten auch häufig in ihrer Beweglichkeit so stark eingeschränkt sind, dass sie sich nur noch selten im Freien bewegen, kann eine regelmäßige Einnahme von Vitamin D, das mithilfe des Sonnenlichts gebildet wird, ebenfalls notwendig sein. Insbesondere in den Wintermonaten, in denen man normalerweise seltener an die frische Luft kommt als sonst, ist eine solche Nahrungsergänzung durchaus empfehlenswert – auch für ältere Menschen und für Patienten, die regelmäßig Kortikoide einnehmen müssen: Diese Arzneimittel senken nämlich den Vitamin-D-Spiegel im Blut.

Die zusätzliche Einnahme von Vitamin-C-Präparaten ist nur denjenigen Patienten zu empfehlen, deren tägliche Ernährung wenig Obst und Gemüse enthält. Da die Selenversorgung in Deutschland aufgrund der selenarmen Böden nicht immer automatisch gesichert ist, kann außerdem die ergänzende Einnahme eines Selenpräparats sinnvoll sein.

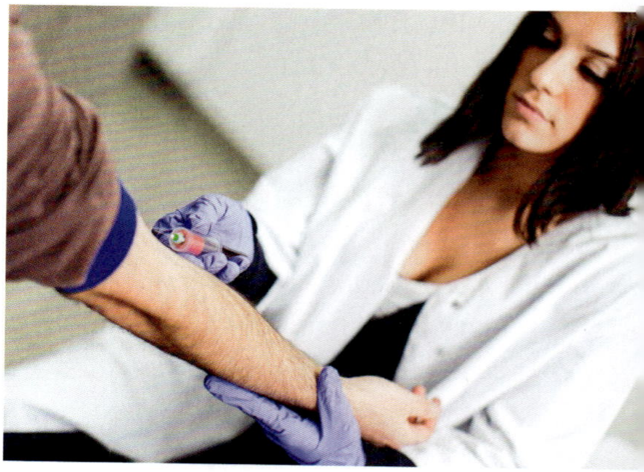

Lassen Sie beim Arzt feststellen, ob bei Ihnen ein Mangel an einzelnen Nährstoffen vorliegt.

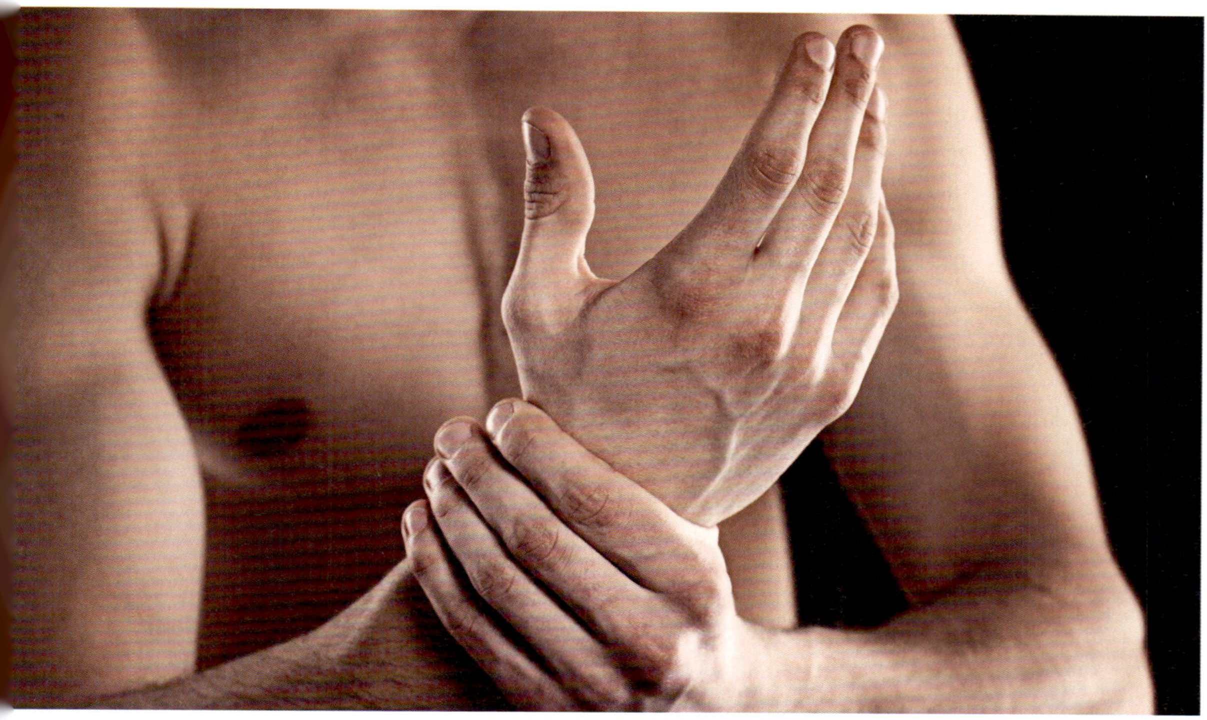

SIE UND IHRE KNOCHEN:
Ein starkes Team

Patienten mit rheumatoider Arthritis, Morbus Bechterew und Arthrose haben ein erhöhtes Osteoporose-Risiko: Erstens neigen sie aufgrund von Schmerzen und eingeschränkter Beweglichkeit oft zu einer „Schonhaltung" und bewegen sich zu wenig. Zweitens unterdrücken die Entzündungsprozesse, die im Körper ablaufen, den Knochenaufbau. Drittens führen die kortisonhaltigen Medikamente, die diese Patienten oft einnehmen müssen, zur Entkalkung der Knochen. Gesunde Ernährung ist daher besonders wichtig.

Bei Osteoporose handelt es sich um einen allmählichen Abbau der Knochenmasse, der im fortgeschrittenen Stadium dazu führt, dass oft schon kleinste Unfälle oder Stürze zu Knochenbrüchen führen. Außerdem kann es zu Einbrüchen der Wirbelkörper kommen, die starke Rückenschmerzen verursachen.

Die Gefahr, eine Osteoporose zu entwickeln, steigt mit höherem Alter, weil die Knochendichte im Lauf der Jahre nachlässt. Kommt dann noch eine rheumatische Erkrankung hinzu, muss man dringend etwas tun, um seine Knochen gesund zu erhalten. Für ältere Menschen kann Osteoporose fatale Folgen haben.

Denn die Erholung von einer Hüft- oder Oberschenkelhalsfraktur infolge eines Sturzes ist langwierig und mit längerer Bettlägerigkeit verbunden. Viele ältere Menschen erholen sich gar nicht mehr richtig, sondern bleiben pflegebedürftig.

Ob man an Osteoporose erkrankt oder nicht, ist jedoch nicht nur Schicksal. Generell haben zwar Menschen mit hoher Knochenmasse und Knochenstabilität die bessere Ausgangsposition. Die Knochenmasse wird nicht nur durch eine knochengesunde Ernährung positiv beeinflusst, sie hängt auch von verschiedenen anderen Faktoren ab. Eine davon ist die körperliche Aktivität: Je mehr man sich bewegt, umso mehr Knochensubstanz bildet man. Denn ähnlich wie die Muskulatur müssen auch Knochen gefordert und belastet werden, um kräftig zu bleiben. Frauen leben naturgemäß mit einem höheren Osteoporose-Risiko als Männer, die von vornherein mehr Knochenmasse besitzen. Nach den Wechseljahren steigt das Risiko der Frauen sogar noch an: Die weiblichen Sexualhormone sorgen dafür, dass der Körper Kalzium in die Knochen einlagert. Lässt während der Menopause die Östrogenproduktion allmählich nach, steigt der Knochenstoffwechsel, und Kalzium wird freigesetzt. Frauen nach den Wechseljahren sind somit besonders knochenabbaugefährdet. Aber auch ältere Männer können durchaus an Osteoporose erkranken.

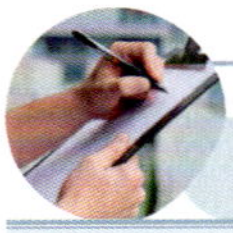

KALZIUMREICHE PRODUKTE

Milchprodukte und pflanzliche Produkte, Kalzium pro 100 g	
Parmesan (30 % Fett i. Tr.)	1400 mg
Emmentaler (45 % Fett i. Tr.)	1020 mg
Gouda (30 % Fett i. Tr.)	820 mg
Camembert (30 % Fett i. Tr.)	600 mg
Joghurt (0,3 % Fett i. Tr.)	120 mg
Milch (1,5 % Fett)	120 mg
Dickmilch (1,5 % Fett i. Tr.)	120 mg
Trinkmilch (1,5 % Fett i. Tr.)	120 mg
Magerquark	92 mg
Sesamsamen	785 mg
Nüsse	30–250 mg
Petersilie	245 mg
Tofu	240 mg
Kresse	214 mg
Grünkohl	212 mg
Schnittlauch	130 mg
Brokkoli, Fenchel	110 mg

Rauchen und Alkohol schaden den Knochen

Rauchen vermindert die Knochenstabilität oft schon in jungen Jahren. In Untersuchungen hat sich gezeigt, dass bereits die Knochendichte rauchender junger Menschen deutlich geringer ist als die von gleichaltrigen Nichtrauchern. Dasselbe gilt im Übrigen auch für das Passivrauchen! Frauen nach den Wechseljahren, die zusätzlich noch rauchen, tragen das doppelte Risiko.

Neben Bewegungsmangel und Zigarettenkonsum ist Alkohol der „Dritte im Bunde“ der knochenschädigenden Faktoren. Wer sich also – möglichst ein Leben lang – viel bewegt, nicht raucht und alkoholische Getränke nur in Maßen konsumiert, hat gute Aussichten, langfristig mehr Knochenmasse aufzubauen und somit im Alter weitgehend gegen Osteoporose und deren Folgeprobleme gefeit zu sein.

Achten Sie auf eine kalziumreiche Ernährung!

Kalzium macht 20 % der Knochenmasse aus und ist damit der wichtigste Mineralstoff für gesunde Knochen. Die Deutsche Gesellschaft für Ernährung (DGE) empfiehlt mindestens 1 g Kalzium täglich, um einer Osteoporose vorzubeugen. Am kalziumreichsten sind Milch und Milchprodukte. Es gibt aber auch Gemüsearten und Kräuter, die viel Kalzium enthalten; dazu gehören Brokkoli und Grünkohl. Sinnvoll ist es, pro Tag etwa 0,5 l Milch oder andere Milchprodukte zu sich zu nehmen. Dabei sollte fettarmen Varianten der Vorzug gegeben werden, vor allem, wenn man Gewichtsprobleme hat – denn jedes Gramm zu viel belastet die Knochen!

Da in Milchprodukten leider auch Arachidonsäure steckt, sollten Rheumatiker einen Teil ihres Kalziumbedarfs über kalziumreiches Gemüse wie Brokkoli, Fenchel, Grünkohl, Spinat und andere pflanzliche Nahrungsmittel mit hohem Kalziumgehalt decken. Außerdem sollten sie kalziumreiches Mineralwasser (über 150 mg Kalzium pro Liter) trinken. Der Kalziumgehalt ist auf dem Etikett (unter der Abkürzung „Ca“) angegeben. Im Handel gibt es mittlerweile auch mit Kalzium angereicherte Fruchtsäfte. Leider enthalten sie jedoch oft sehr viel Zucker. Mischen Sie sie mit der gleichen Menge Mineralwasser, um den Kaloriengehalt zu senken.

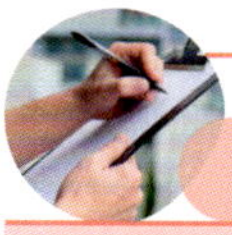

SO ERHÄLT IHR KÖRPER GENÜGEND KALZIUM

- Essen Sie zum Frühstück regelmäßig Müsli mit Milch, Joghurt oder Kefir, oder gönnen Sie sich eine Quarkspeise mit klein geschnittenem oder püriertem Obst.
- Trinken Sie gegen den kleinen Hunger zwischendurch Buttermilch, Dickmilch oder Kefir. Vermischen Sie diese Milchprodukte ruhig auch mit frisch gepressten Säften oder püriertem Obst; das sorgt für geschmackliche Vielfalt und eine ausreichende Zufuhr an Vitaminen und anderen wertvollen Pflanzenstoffen.
- Käse als Brotbelag ist für die Knochengesundheit besser als Wurst.
- Verfeinern Sie Soßen mit etwas Sahne, Crème fraîche oder Sauerrahm, und machen Sie Salate mit Joghurtdressing an.
- Essen Sie regelmäßig mit Käse überbackene Gemüseaufläufe. Grünkohl oder Brokkoli eignen sich dank ihres hohen Kalziumgehalts besonders gut dafür.
- Würzen Sie Ihre Mahlzeiten mit frischen Kräutern.
- Wählen Sie statt Weißmehl- lieber Vollkornprodukte.
- Trinken Sie nur wenig Bohnenkaffee und schwarzen Tee, und verzichten Sie am besten ganz auf Colagetränke.

Vorsicht, „Kalziumräuber“!

Fleisch und Wurst enthalten nur wenig Kalzium und haben außerdem noch einen weiteren Nachteil: Sie weisen einen hohen Phosphatgehalt auf, und zu viel Phosphat behindert die Aufnahme und Einlagerung von Kalzium in die Knochen. Leider nehmen die Menschen in den westlichen Industrienationen mit ihrer täglichen Nahrung wesentlich mehr Phosphat als Kalzium zu sich, was hauptsächlich an dem zu hohen Fleisch- und Wurstkonsum liegt. Auch Cola enthält viel Phosphat und ist somit ein „Kalziumräuber“.

Oxalsäure behindert ebenfalls die Aufnahme von Kalzium aus der Nahrung. Diese Säure ist hauptsächlich in pflanzlichen Nahrungsmitteln (z. B. Spinat, Roter Bete, Rhabarber, Kakao und Schokolade) enthalten. Solche Lebensmittel sollten Menschen, die ein erhöhtes Osteoporose-Risiko haben oder womöglich sogar bereits an Osteoporose leiden, nach Möglichkeit meiden. Koffein scheint ebenfalls den Abbau von Knochensubstanz und somit die Entstehung einer Osteoporose zu begünstigen.

Knochenvitamin D

Um das Kalzium verwerten zu können, benötigt der Körper Vitamin D. Ohne dieses Vitamin kann Kalzium nicht aus dem Darm ins Blut aufgenommen werden. Außerdem erfüllt Vitamin D verschiedene andere wichtige Funktionen: Es reguliert beispielsweise die Muskelfunktion und kann zudem rheumatisch-entzündliche Erkrankungen günstig beeinflussen, da es die Bildung entzündungsfördernder Botenstoffe im Körper reduziert. In wissenschaftlichen Studien korrelierten niedrige Vitamin-D-Spiegel mit dem Schweregrad einer Arthrose, und eine mangelhafte Vitamin-D-Versorgung beschleunigt nachweislich das Fortschreiten der Arthrose.

Vitamin D wird überwiegend über die Nahrung zugeführt. Daher sollte man auf eine Ernährung achten, die reich an diesem Vitamin ist. Vitamin D kommt ebenso wie Kalzium in Milch und Milchprodukten vor; doch auch Fisch (vor allem Lachs, Aal, Sardinen, Heilbutt, Seezunge, Hering und Thun-

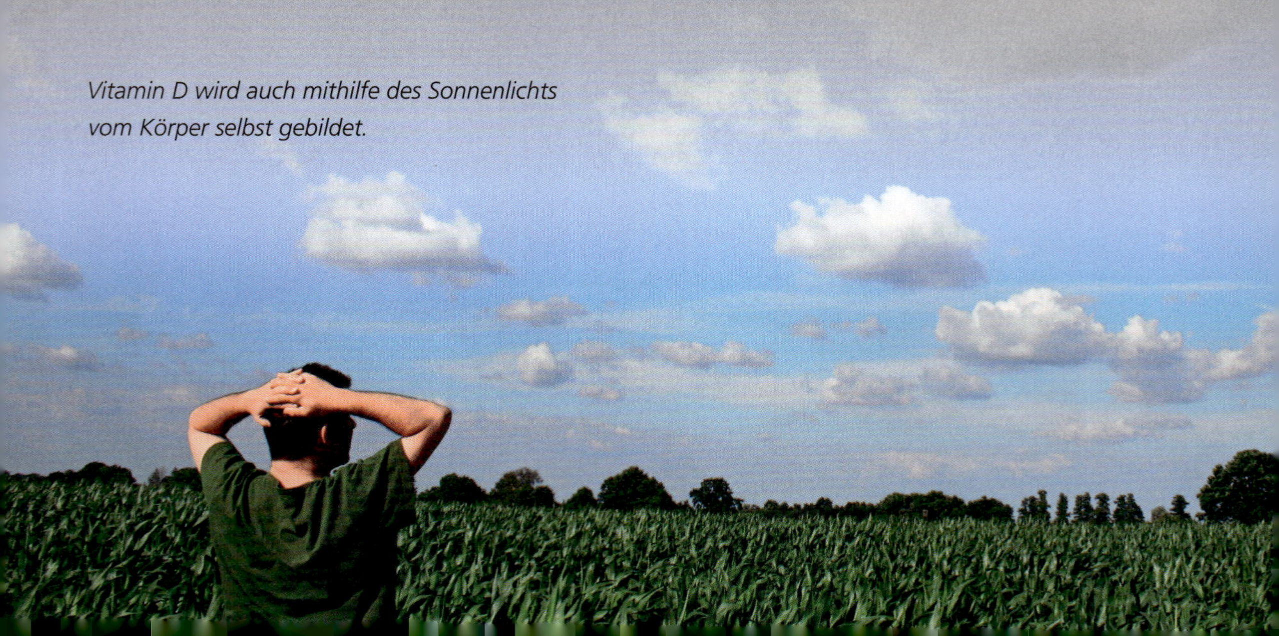

Vitamin D wird auch mithilfe des Sonnenlichts vom Körper selbst gebildet.

fisch) und Lebertran enthalten es reichlich. Unser Körper kann es aber auch selbst in der Haut bilden; dazu benötigt er allerdings die UV-Strahlen des Sonnenlichts. Um eine gute Versorgung mit Vitamin D sicherzustellen, sollte man sich also regelmäßig im Freien aufhalten.

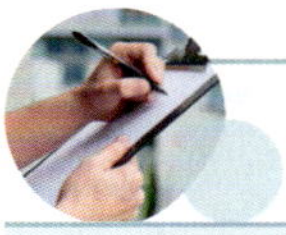

VITAMIN-D-LIEFERANTEN

Die empfohlene Tagesmenge von 5 µg Vitamin D ist beispielsweise in folgenden Lebensmitteln enthalten:

Hering	20 g
Lachs	30 g
Sardinen	70 g
Heilbutt	100 g
Seezunge	100 g
Hühnereier	2 Stück
Avocado	100 g
Margarine	150 g
Käse (45 % Fett i. Tr.)	500 g

Andere knochenschützende Vitamine und Spurenelemente

Vitamin C wirkt sich positiv auf die Reifung und Bildung der Knochensubstanz aus und erhöht die Aufnahme von Kalzium aus dem Darm.

Vitamin K, Vitamin B_{12} und Folsäure sind für einen gesunden Knochenaufbau ebenfalls wichtig. Vitamin K ist in sehr vielen Nahrungsmitteln enthalten; daher kommt ein Mangel eigentlich selten vor. Bei älteren Menschen, die sich einseitig ernähren und viele Medikamente einnehmen (welche die Verwertung des Vitamins stören können), kann es aber durchaus zu einer Unterversorgung kommen. Besonders gute Vitamin-K-Quellen sind alle grünen Gemüse- und Salatsorten wie beispielsweise Rosenkohl, Brokkoli, Spinat, Erbsen, Grünkohl, Gurken, Brunnenkresse und Kopfsalat.

Auch Folsäure ist in Blattgemüsen und Salaten in besonders hoher Konzentration enthalten. Allerdings sollte man diese möglichst frisch verzehren bzw. schonend garen; denn durch lange Lagerung, längeres Erhitzen und Wiederaufwärmen geht viel von dem Vitamin verloren.

Eine ausreichende Versorgung mit Magnesium ist ebenfalls wichtig, denn dieser Mineralstoff ist ein wichtiger Knochenbaustein und wirkt sich vor allem bei Senioren positiv auf die Knochendichte aus. Viel Magnesium ist in Nüssen und Kernen, Bananen, Naturreis, Hirse, Hülsenfrüchten, Kohlsorten und Getreideprodukten enthalten.

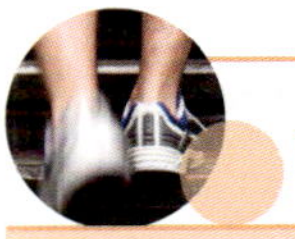

TIPPS FÜR DEN ALLTAG

Wer unter einer Laktoseintoleranz (Milchzuckerunverträglichkeit) leidet und Milch daher nicht verträgt, sollte auf Sauermilchprodukte wie Kefir und Joghurt umsteigen oder Hartkäse essen; diese Lebensmittel werden normalerweise gut vertragen, weil sie kaum Milchzucker enthalten. Kuhmilchallergiker können auf Schaf- oder Ziegenkäse ausweichen.

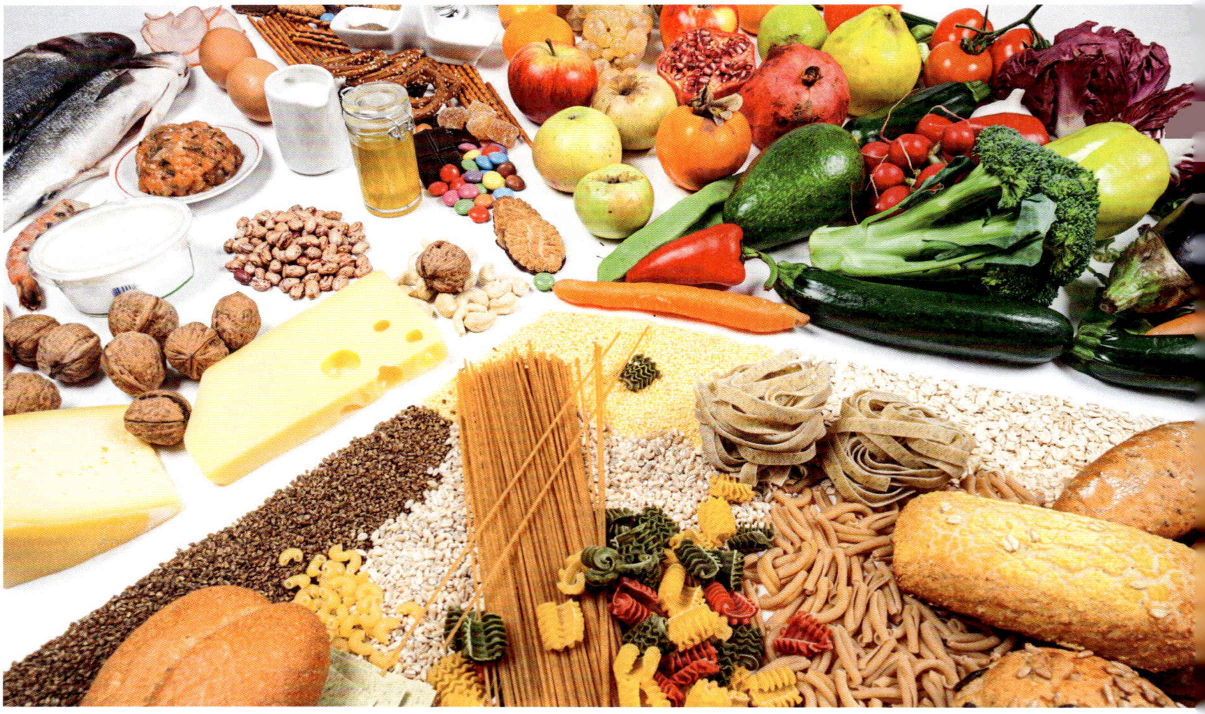

ENTZÜNDUNGSHEMMENDE ERNÄHRUNG:

Richtig essen bei Rheuma

Die Einnahme von Medikamenten lässt sich bei rheumatoider Arthritis und Morbus Bechterew nicht völlig vermeiden. Allerdings haben Studien gezeigt, dass Patienten mit chronisch entzündlichem Rheuma unter weniger Beschwerden leiden und häufig sogar mit geringeren Mengen an Arzneimitteln auskommen, wenn sie ihre Ernährung umstellen. Dabei spielt eine entzündungshemmende Kost die wichtigste Rolle.

15 Regeln, die Sie beachten sollten

- **Schränken Sie** Ihren Fleisch- und Wurstkonsum ein! Am günstigsten ist eine vorwiegend vegetarische Kost, denn in tierischer Nahrung steckt Arachidonsäure, aus der der Körper entzündungsfördernde Botenstoffe bildet, welche rheumatische Erkrankungen verschlimmern. Fetthaltige tierische Lebensmittel sind besonders reich an Arachidonsäure, pflanzliche Nahrung dagegen ist völlig frei davon. Rheuma-Patienten sollten pro Woche nicht mehr als 350 mg Arachidonsäure zu sich nehmen. Essen Sie daher höchstens zweimal wöchentlich Fleisch oder Wurst (und zwar bevorzugt magere Sorten), denn mit zwei Fleischmahlzeiten ist das 350-mg-Limit bereits erreicht.

- **Machen Sie Fleisch** zur „Nebensache": Genießen Sie es in kleinen Mengen zu Gemüse und Kartoffeln, Getreideprodukten oder Teigwaren, die den Hauptbestandteil Ihrer Mahlzeiten ausmachen sollten. Falls Sie auf den herzhaften Geschmack von Fleisch und Wurst nicht verzichten möchten, probieren Sie doch einmal die verschiedenen Fleischersatzprodukte aus Soja oder Tofu, die es in Reformhäusern und Naturkostläden in großer Auswahl zu kaufen gibt. Auch Getreidebratlinge schmecken würzig und können Ihnen vielleicht die geliebten Frikadellen ersetzen. Mittlerweile existiert sogar schon vegetarisches Schweineschmalz. Auch Fleischliebhaber werden also bei einer gelenkfreundlichen Ernährung garantiert auf ihre Kosten kommen.

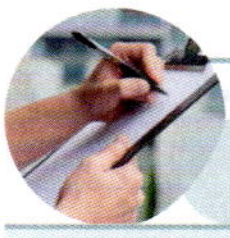

MÖGLICHST MEIDEN!

Entzündungsfördernde Lebensmittel mit hohem Arachidonsäuregehalt: die Spitzenreiter

Schweineschmalz	1700 mg/100 g
Schweineleber	460 mg/100 g
Eigelb	297 mg/100 g
Leberwurst	230 mg/100 g
Schweinefleisch	120 mg/100 g

- **Eier sind ebenfalls** „Arachidonsäure-Bomben"; essen Sie pro Woche höchstens zwei davon! Auch Nudeln und Kuchen oder anderes Gebäck können Ei enthalten. Achten Sie beim Kauf von Back- und Teigwaren auf die Inhaltsstoffe, und wählen Sie nur eifreie Nudeln; die schmecken genauso gut. (Original italienische Nudeln werden nie mit Ei, sondern aus Hartweizengrieß hergestellt.)
- **Ihren Eiweißbedarf** sollten Sie vorwiegend über pflanzliches Eiweiß decken. Hülsenfrüchte, Soja- und Tofuprodukte sind besonders eiweißreich.
- **Milch und Milchprodukte** enthalten zwar auch Arachidonsäure, sind aber trotzdem ein wichtiger Ernährungsbestandteil, weil sie viel knochenschützendes Kalzium enthalten. Fettarme Milchprodukte haben einen niedrigeren Arachidonsäuregehalt und sind zu bevorzugen. Wählen Sie Magermilch, Magerjoghurt und fettarme Sauermilchprodukte wie Kefir oder Buttermilch!
- **Auch Fisch und Meeresfrüchte** enthalten wie alle tierischen Nahrungsmittel Arachidonsäure. Sie machen diesen Nachteil jedoch durch einen hohen Gehalt an antientzündlichen Omega-3-Fettsäuren wett, die den Kollagenabbau im Gelenkknorpel und die Bildung von Entzündungsstoffen im Körper hemmen. Außerdem liefern sie reichlich Vitamin D – wichtig für die Knochen. Deshalb sollte regelmäßig (mindestens zweimal pro Woche) Fisch auf Ihrem Speiseplan stehen, wobei fettreiche Fischsorten zu bevorzugen sind; sie

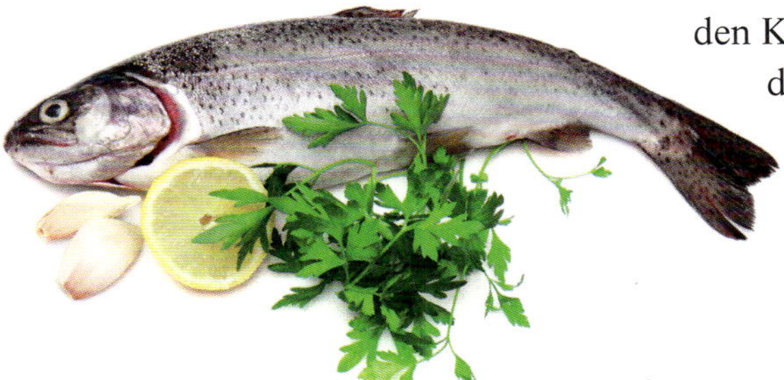

Essen Sie Fisch wegen seiner gesunden Omega-3-Fettsäuren zweimal pro Woche.

sind besonders reich an Omega-3-Fettsäuren. Den höchsten Gehalt an Omega-3-Fettsäuren haben Thunfisch, Makrele, Hering, Lachs, Sardine, Heilbutt, Aal, Wels, Flunder, Karpfen, Rotbarsch und Forelle.

- **Entzündungshemmend** wirkt auch eine weitere Fettsäure: die Alpha-Linolensäure, die in Pflanzenölen (vor allem Lein-, Soja-, Raps-, Weizenkeim- und Walnussöl) reichlich enthalten ist. Verwenden Sie bevorzugt solche Öle zum Kochen, Braten und Anmachen von Salaten!
- **Getreideprodukte** wie Reis, Nudeln und Haferflocken dürfen ruhig täglich auf dem Speiseplan stehen. Wählen Sie bevorzugt Vollkornprodukte; sie sind gesund, sättigen und erleichtern Ihnen den sparsamen Umgang mit Fleisch!
- **Am Knorpelabbau** sind u. a. sogenannte freie Radikale beteiligt. Rheuma-Patienten haben daher einen erhöhten Bedarf an „Radikalfängern" (Antioxidantien), die sich positiv auf Entzündungsprozesse auswirken und die zerstörerische Wirkung der freien Radikale neutralisieren. Zu diesen Radikalfängern gehört beispielsweise Vitamin E. Studien mit Rheuma-Patienten haben gezeigt, dass ihre Vitamin-E-Blutplasmaspiegel und die Konzentration von Vitamin E in ihrer Gelenkflüssigkeit deutlich reduziert sind. Hochwertige pflanzliche Öle (siehe oben) liefern nicht nur Alpha-Linolensäure, sondern sind gleichzeitig reich an Vitamin E und sollten auch aus diesem Grund möglichst oft auf Ihrem Speiseplan stehen.
- **Auch Nüsse und Kerne** liefern gesunde Fettsäuren und Vitamin E. Genießen Sie sie als kleinen Snack zwischendurch, oder bestreuen Sie Salate, Suppen und Gemüsegerichte damit. Besonders aromatisch schmecken Sesam-, Pinien-, Sonnenblumen- und Kürbiskerne, wenn man sie in einer beschichteten Pfanne ohne Fett leicht anröstet.
- **Neben Vitamin E** gibt es noch weitere antioxidative Substanzen, die für Patienten mit rheumatischen Erkrankungen wichtig sind, wie etwa Betakarotin und Vitamin C. Deshalb sollten Sie viel Obst und Gemüse zu sich nehmen – und zwar am besten so frisch wie möglich und in abwechslungsreicher Vielfalt. Orientieren Sie sich beim Einkauf am saisonalen

DAS RÄT DER EXPERTE

Darum sind freie Radikale gefährlich

„Freie Radikale" sind sehr aggressive Atome und Moleküle im Körper, die ein „ungepaartes Elektron" enthalten. Um das fehlende Elektron zu ersetzen, greifen sie andere Moleküle an und entreißen ihnen ein Elektron. (Die Abgabe eines Elektrons nennt man „Oxidation".) So verwandeln sich ursprünglich intakte Moleküle – Teile unserer Körperzellen – ebenfalls zu freien Radikalen: eine verhängnisvolle Kettenreaktion, die immer mehr Substanzen und Verbindungen im Körper zerstört.

Freie Radikale fallen bei Stoffwechselprozessen an. Vermehrt entstehen sie aber durch Rauchen, Stress, Umweltverschmutzung und auch durch entzündliche Erkrankungen. Eine an Antioxidantien („Radikalfängern") reiche Ernährung, Verzicht aufs Rauchen und die Vermeidung von allzu großem Stress können davor schützen.

Angebot; denn Obst und Gemüse, das schon um den halben Erdball gereist ist, enthält natürlich nicht mehr so viele Vitamine und andere wertvolle Pflanzenstoffe wie frisches. Gönnen Sie sich am besten fünf Portionen Obst und Gemüse am Tag! Salate und – selbst gemachte – Säfte zählen mit. Reich an Betakarotin sind u. a. Papaya, Sauerkirschen, Grapefruit, Aprikosen, Feldsalat, Karotten, Rosenkohl, Grünkohl, Spinat und rote Paprikaschoten. Einen hohen Vitamin-C-Gehalt weisen Kartoffeln, Kiwi, Lauch, Spinat, Fenchel, Grünkohl, Rosenkohl, Chinakohl, Brokkoli, Paprikaschoten, Zitrusfrüchte, Johannisbeeren, Sanddornbeeren und Sanddornmilch, Hagebutte und die Acerolakirsche auf.

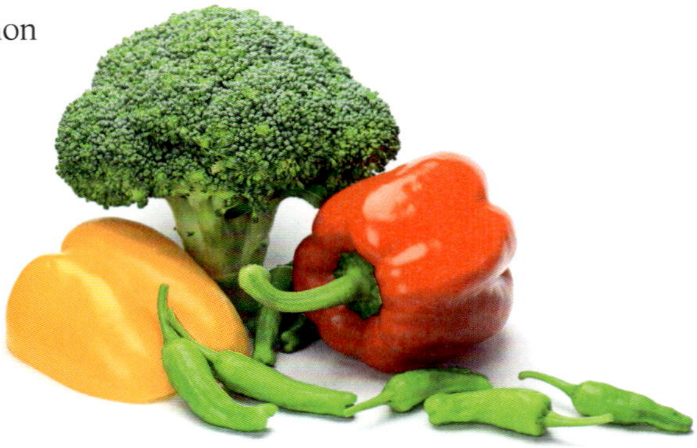

Auch Betakarotin und Vitamin C sind „Radikalfänger" mit entzündungshemmender Wirkung.

- **Auch die Spurenelemente** Selen und Zink gehören zu den Antioxidantien. Zink ist außerdem wichtig für die Ausbildung der Knochensubstanz. Diese Spurenelemente werden aber nicht immer in ausreichender Menge aufgenommen: Viele Menschen in Deutschland sind mit Zink und Selen unterversorgt. Klinische Studien zeigen, dass speziell bei Patienten mit rheumatoider Arthritis die Selenwerte oft zu niedrig sind. Reichlich Zink ist enthalten in Austern, Innereien, Hefe, Weizenkeimen, Pinienkernen, Haferflocken, Weizenkleie, Mohnsamen und Gewürzen. Viel Selen findet man in Sonnenblumenkernen, Sojabohnen, Leinsamen, Hülsenfrüchten, Fleisch (vor allem Innereien), Fisch und Eiern.
- **In Pflanzen** sind auch andere wichtige Radikalfänger enthalten: die sogenannten „sekundären Pflanzenstoffe". Besonders reich an diesen pflanzlichen Antioxidantien sind Lykopene (in Tomaten enthalten), Anthozyane (in blauen Weintrauben, Beeren und Rotkohl) und Katechine, die man seinem Körper

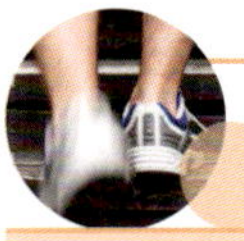

TIPPS FÜR DEN ALLTAG

Da die Böden in Deutschland – und somit auch die angebauten Nahrungspflanzen – selenarm sind, ist es gar nicht so einfach, unseren Bedarf an Selen zu decken. Wer einige Spielregeln beachtet, kann aber trotzdem für ausreichende Selenzufuhr sorgen. Heutzutage gibt es selenreiche Mehle und Brotsorten zu kaufen. Nicht industriell bearbeitete Getreideprodukte enthalten mehr Selen als raffinierte. Essen Sie lieber braunen Reis als polierten, und bevorzugen Sie Backwaren aus Vollkornmehl!

durch regelmäßiges Trinken von Grüntee zuführen kann. Besonders gesund für Menschen mit rheumatischen Erkrankungen ist Brokkoli: Er enthält Phytokine, die eine antientzündliche Wirkung haben.

- **Rauchen Sie nicht,** und genießen Sie Alkohol nur in Maßen! Beides fördert nämlich die Entzündungsprozesse bei rheumatischen Erkrankungen. Eine wissenschaftliche Untersuchung hat sogar gezeigt, dass starkes Trinken die Gelenkzerstörung schneller voranschreiten lässt.

Was sagen klinische Studien?

Dass sich eine Ernährungsumstellung für Rheuma-Patienten tatsächlich lohnt, ist mittlerweile sogar wissenschaftlich erwiesen: Untersuchungen zeigen, dass sich dadurch zumindest die typischen Beschwerden wie Schwellung, Überwärmung und Schmerzen lindern lassen. Vegetarier oder „Fast-Vegetarier" scheinen übrigens die besseren Karten zu haben: In einigen klinischen Studien ließen die Symptome einer rheumatoiden Arthritis unter einer vegetarischen Kost nach, und die Patienten, die sich vegetarisch ernährten, benötigten weniger nicht steroidale Antirheumatika zur Behandlung ihrer Beschwerden.

Wunder dürfen Sie allerdings nicht erwarten: Erste positive Wirkungen einer Ernährungsumstellung treten erst nach etwa drei Monaten ein; sie lassen sich aber im weiteren Verlauf durchaus noch steigern. Und vergessen Sie nicht: Selbst die gesündeste Ernährung kann Ihre Rheuma-Medikamente nicht völlig ersetzen. Die starke Entzündungshemmung, die man mit Basistherapeutika erreichen kann, lässt sich durch keine noch so konsequente Ernährungsumstellung bewirken. Also setzen Sie Ihre Arzneimittel niemals eigenmächtig ab; wenn Sie das Gefühl haben, dass es Ihnen durch Ihre bewusstere Ernährungs- und Lebensweise besser geht, sprechen Sie mit Ihrem Arzt darüber, ob es sinnvoll ist, die Medikamentendosis zu reduzieren.

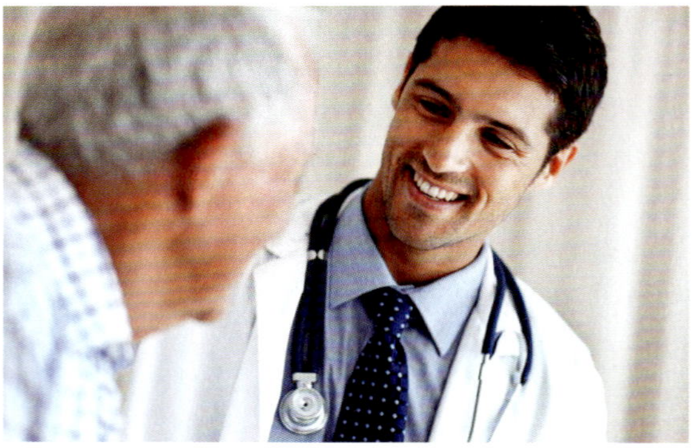

Beenden Sie nicht die Einnahme Ihrer Medikamente, ohne mit Ihrem Arzt darüber zu sprechen.

Gesunde Ernährung bei Arthrose

Auch bei Arthrose spielen Entzündungsprozesse eine wichtige Rolle, und es werden bei dieser Erkrankung ebenfalls vermehrt freie Sauerstoffradikale gebildet, die am Knorpelabbau beteiligt sind. Daher gelten für die Ernährung bei Arthrose im Grunde die gleichen Regeln wie bei rheumatoider Arthritis und Morbus Bechterew: Eine entzündungshemmende, an Antioxidantien reiche Kost hilft, die Beschwerden zu lindern, die Gelenkfunktion zu verbessern und das Fortschreiten der Erkrankung zu verlangsamen.

TIPPS FÜR DEN ALLTAG

- Die beschriebenen Ernährungsempfehlungen lassen sich am besten durch eine mediterrane Kost (auch als „Mittelmeerdiät" bezeichnet) verwirklichen; sie ist außerdem gesund für Herz und Kreislauf und wirkt sich positiv auf das Gewicht aus.
- Falls eine solche Ernährungsweise für Sie noch ungewohnt ist, kaufen Sie sich ein Kochbuch mit mediterranen oder vegetarischen Rezepten; dort finden Sie außerdem viele Anregungen, wie Sie Ihre „gelenkfreundliche" Kost lecker und abwechslungsreich gestalten können.

Nahrungsmittelunverträglichkeiten

Die Erfahrung zeigt, dass bestimmte Lebensmittel zu einer Verschlimmerung der Rheuma-Beschwerden führen können. Welche Nahrungsmittel das sind, kann von Patient zu Patient unterschiedlich sein. Falls Sie den Eindruck haben, dass auch bei Ihnen das Essen Beschwerden verursacht oder verstärkt, sollten Sie eine Zeit lang ein Ernährungstagebuch führen. Darin tragen Sie genau ein, welche Lebensmittel Sie wann verzehrt haben (mit Datum und Uhrzeit). Die Menge des jeweiligen Lebensmittels sollte in dem Tagebuch ebenso angegeben werden wie die Art der Zubereitung und Zusätze wie Kräuter und Gewürze. Vermerken Sie parallel dazu, wie Sie sich an dem betreffenden Tag gefühlt haben, und tragen Sie Besonderheiten ein (beispielsweise besonders starke Schmerzen oder Gelenkschwellungen). Je genauer Ihre Angaben sind, desto leichter lässt sich ein möglicher Zusammenhang zwischen Ihrer Ernährung und Verschlimmerungen Ihres Rheumas nachverfolgen.

Vordrucke für ein Ernährungstagebuch finden Sie im Internet. Sie erhalten sie aber auch beim Ernährungsberater, der Ihnen außerdem bei der Auswertung des Tagebuchs helfen kann und – aufgrund seiner Erfahrung – vielleicht möglichen „Übeltätern" leichter auf die Spur kommt als Sie. (Zu den Lebensmitteln, die häufiger als andere Rheuma-Beschwerden auslösen, gehören u. a. Fleisch, Eier, Butter, Milch, Käse, Soja, Mais, Weizen, Roggen, Hafer, Kaffee, Malz, Rohrzucker, Erdnüsse, Tomaten, Grapefruit und Zitrone.)

Ein Ernährungstagebuch hat übrigens einen weiteren Vorteil: Es hilft bei der Aufdeckung von Ernährungsfehlern und unterstützt Sie beim Abnehmen.

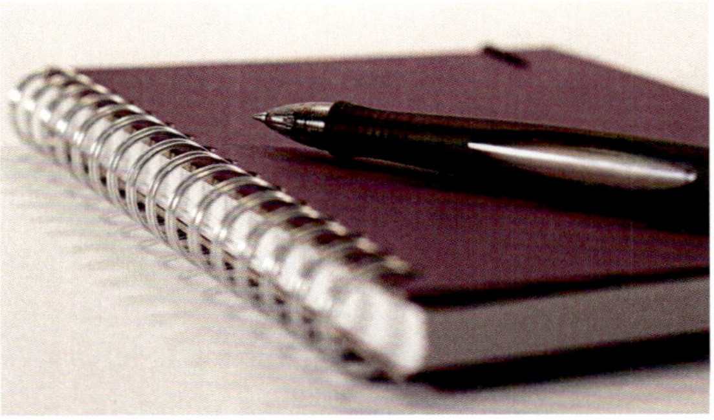

Ein Ernährungstagebuch bringt Nahrungsmittelunverträglichkeiten ans Tageslicht.

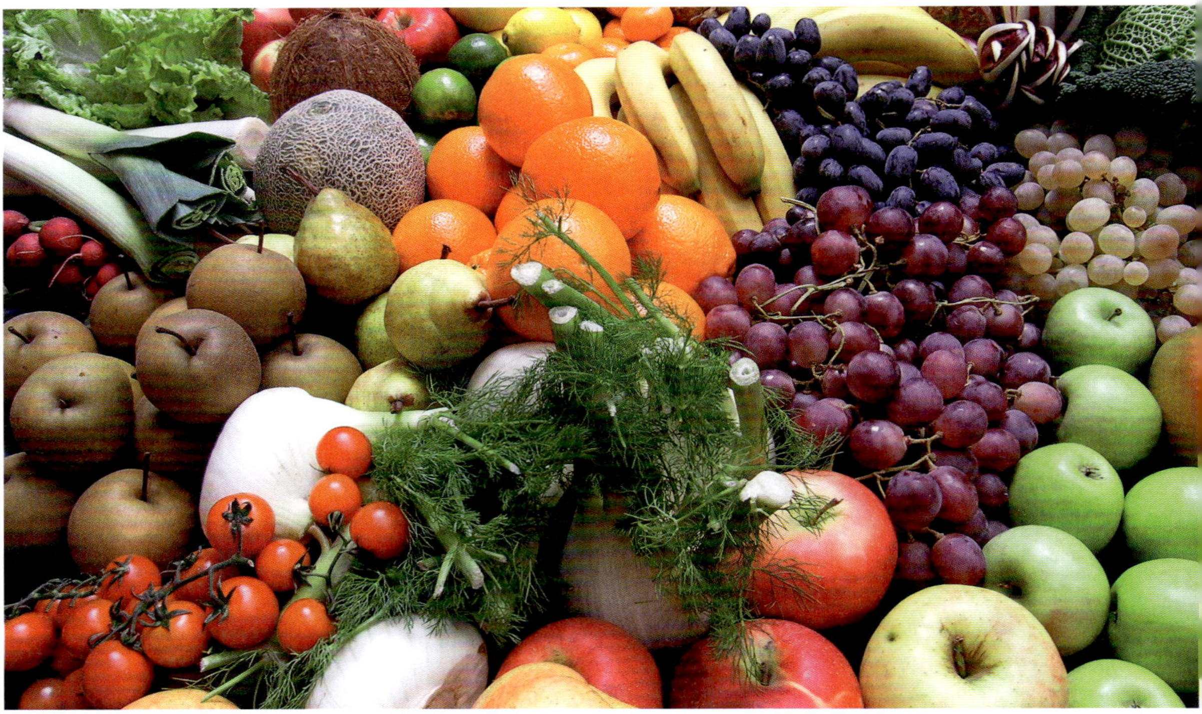

PURINARME ERNÄHRUNG
bei Gicht

Wer unter Gicht leidet, hat einen zu hohen Harnsäurespiegel im Blut. Dieser lässt sich nicht allein durch Medikamente senken; die Patienten müssen außerdem purinhaltige Nahrungsmittel meiden, und das möglichst ihr Leben lang. Dadurch bekommen sie aber oft die Gicht so gut in den Griff, dass der Arzt die Dosis ihrer Medikamente senken oder sie in manchen Fällen sogar ganz absetzen kann.

Purine sind natürliche Zellbausteine, die der Körper selbst bildet und zu Harnsäure abbaut. Neben dieser „Eigenproduktion", an der wir nichts ändern können, nehmen wir aber auch Purine über die Nahrung auf. Für Gicht-Patienten ist es wichtig, diese Purinmenge möglichst gering zu halten.

Gicht – eine Wohlstandskrankheit

Purine sind vor allem in Fleisch, Innereien und Fisch enthalten. Nicht ohne Grund ist Gicht in Ländern mit höherem Lebensstandard besonders häufig. Dort können sich die Menschen Fleisch und Wurst leisten und verzehren oft mehr davon, als ihnen guttut – was nicht nur Herz und Kreislauf schadet, sondern auch den Stoffwechsel durcheinanderbringt.

Fleisch, Wurst, Fisch und Hülsenfrüchte: Vorsicht!

Auch Gicht-Patienten müssen nicht völlig auf Fleisch, Wurst und Fisch verzichten, sollten diese Nahrungsmittel aber nur selten und in kleinen Portionen essen. Bevorzugen Sie mageren Fisch und magere Fleisch- oder Wurstsorten; sie enthalten weniger Purine. Auch den Konsum tierischer Fette sollten Sie reduzieren und stattdessen auf hochwertige pflanzliche Öle und Margarine umsteigen.

Neben Fleisch, Wurst, Innereien und Fisch haben leider auch Hülsenfrüchte einen hohen Puringehalt; bei den meisten Gemüsearten und auch bei Salaten können Sie jedoch bedenkenlos zugreifen. Auch Obst ist sehr purinarm. Vegetarier leiden übrigens relativ selten an Gicht, auch wenn sie häufig Hülsenfrüchte oder Sojaprodukte zu sich nehmen. Purine aus pflanzlichen Lebensmitteln scheinen den Harnsäurespiegel weniger stark in die Höhe schießen zu lassen als solche aus tierischer Nahrung.

Auch Milchprodukte eignen sich gut für Gicht-Patienten, denn sie enthalten kaum Purine. Zudem wirken sie sich deshalb positiv aus, weil sie die Harnsäureausscheidung fördern. Wählen Sie aber fettarme Produkte, wie Magerjoghurt, Magerquark, Kefir oder Ähnliches. Eine fettarme Ernährung ist bei Gicht nicht nur deshalb zu empfehlen, weil die meisten Menschen mit dieser Erkrankung übergewichtig sind, sondern auch, weil zu viel Nahrungsfett die Ausscheidung von Harnsäure über die Nieren hemmt. Die tägliche Fettaufnahme sollte 70 g nicht überschreiten. (Das entspricht in etwa 30 % der Gesamtenergiezufuhr.)

Vorsicht ist auch bei Fertigsoßen, Brühwürfeln und gekörnter Brühe geboten; sie können ziemlich purinreich sein! Bereiten Sie Suppen und Soßen lieber selbst zu. Nur bei hefefreien Gemüsebrühen können Sie bedenkenlos zugreifen.

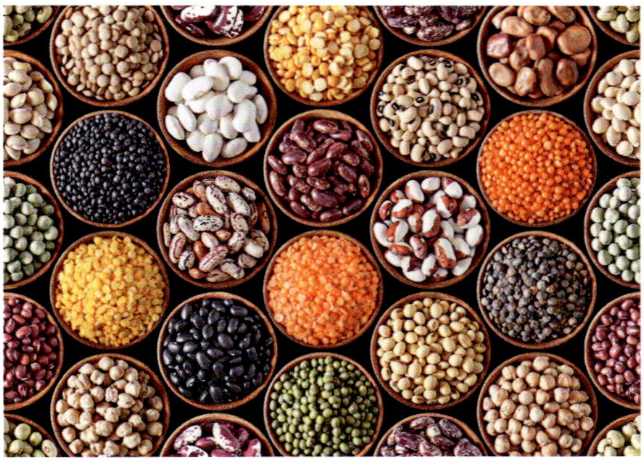

Purine aus pflanzlichen Lebensmitteln wie Hülsenfrüchten sind solchen aus tierischen vorzuziehen.

Auch die Zubereitung spielt eine Rolle

Der Puringehalt von Lebensmitteln variiert je nach Lagerung und Zubereitung. Gelagerte Fleisch- und Fischprodukte erhöhen den Harnsäurespiegel stärker als frische, da während der Lagerung ein Teil der purinhaltigen Verbindungen aufgeschlossen wird. (In Tabellen werden durchschnittliche Harnsäuremengen angegeben.) Dabei entstehen niedermolekulare Verbindungen, die der Darm leichter aufnimmt, sodass die Harnsäurekonzentration im Blut höher ansteigt.

Das Kochen von Lebensmitteln ist günstiger als das Braten, weil dabei ein Teil der Purine ins Kochwasser übergeht. Wird dieses später nicht mitverwendet, lässt sich der Puringehalt des Lebensmittels um 10–20 % verringern.

Sorgen Sie für Vielfalt beim Essen

Wählen Sie aufs Brot lieber Käse oder Ei statt Wurst. Natürlich können Sie es stattdessen auch mit leckerem Kräuterquark bestreichen. Oder gönnen Sie sich anstelle von Brot einen Maiskolben mit Kräuterbutter, einen leckeren Salat oder Gemüsesticks mit verschiedenen (pflanzlichen) Dips. Wer gern Hackbraten isst, kann den Fleischanteil reduzieren: Vermengen Sie das Gehackte mit fein geriebenem Gemüse (wie Karotten), reichlich Kräutern, gerösteten Sesamsamen, Sonnenblumenkernen und gegarten Getreidekörnern.

Welche Getränke sind geeignet?

Alkohol ist bei Gicht nicht völlig verboten, sollte aber in Maßen und keinesfalls täglich konsumiert werden, weil er die Bildung von Harnsäure in der Leber fördert und gleichzeitig deren Ausscheidung über die Nieren hemmt.

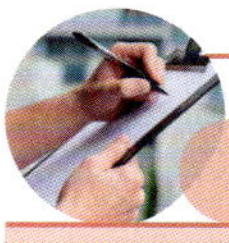

PURINGEHALT IN LEBENSMITTELN

✘ **Hoher Puringehalt – selten oder am besten gar nicht essen!**

- Hackfleisch, Wild, Schweineschnitzel und fettes Geflügel wie Gans oder Ente; Innereien; Wurst und Schinken; Haut von Fleisch, Schweineschwarte, Geflügelhaut (besser wegschneiden!)
- Fette Fische (Hering, Makrelen, Sardellen, Sardinen, Forellen und Sprotten); besonders purinhaltig ist die Fischhaut; Kaviar; Muscheln
- Fleischbrühe, Fleischextrakt und Bratensoßen (Ausnahme: vegetarische Brühen, die allerdings keine Hefe- oder Sojaextrakte enthalten sollten)

✘ **Mittlerer Puringehalt – in Maßen essen; beim akuten Gichtanfall meiden!**

- Rind, Schwein, Lamm
- Hülsenfrüchte (Erbsen, Bohnen, Linsen)
- Haferflocken; Hafer- und Vollkornprodukte; Weizenkeime und -kleie
- Kohl; Spinat; Spargel; Sellerie; Karotten; Lauch
- Hefe- und Sojaprodukte; Pilze

✘ **Purinfreie oder -arme Nahrungsmittel – können (mit Ausnahme von Eiern und Süßwaren) beliebig oft gegessen werden**

- Milch (alle Fettstufen); saure Sahne; süße Sahne; Sauermilchprodukte (Joghurt, Quark, Kefir, Buttermilch usw.); Käse (fettarm); Hartkäse; Eier (nicht mehr als drei oder vier pro Woche!)
- Fette und Öle; Erdnussbutter; Nüsse
- Salatgurke; Tomaten; Paprika; Gemüse (außer Hülsenfrüchten); Obst
- Kartoffeln; Nudeln; Reis; Brot und andere Getreideprodukte
- Zucker, Honig, Süßigkeiten und Marmelade (wegen des hohen Kaloriengehalts bitte nur in Maßen genießen!)

Bier enthält viele Purine. Mit 0,5 l Bier nehmen Sie 170 mg Harnsäureäquivalent auf! Eine amerikanische Studie zeigt, dass täglicher Bierkonsum das Risiko, an Gicht zu erkranken, verdoppelt. Alkoholfreies Bier ist keine Alternative: Es ist genauso reich an Purinen! Wein ist zwar purinfrei, wirkt aber über den relativ hohen Alkoholgehalt negativ auf den Harnsäurespiegel.

Reichliches Trinken (mindestens 2 l pro Tag) ist sehr wichtig, um die Harnsäureausscheidung über den Urin zu fördern und Nierensteinen vorzubeugen. Dies gilt besonders im Sommer und wenn Sie Sport treiben, also durch Schwitzen mehr Flüssigkeit verlieren. Am besten eignen sich kalorienarme Getränke wie Mineralwasser, ungesüßte Kräuter- und Früchtetees oder Fruchtsaftschorlen. Kaffee, Schwarztee und Kakao dürfen Sie ohne Bedenken trinken, weil der Körper die darin enthaltenen Purine nicht in Harnsäure umwandelt. Naturtrübe Säfte sind nicht zu empfehlen. Stellen Sie sich eine Wasserflasche neben das Bett, und trinken Sie immer daraus, wenn Sie nachts aufwachen, damit die Harnsäurekonzentration im Urin auch nachts nicht zu sehr ansteigt!

DAS RÄT DER EXPERTE

So planen Sie purinarme Kost

Ihre Kost sollte bei Gicht nicht mehr als 170 mg Purine (etwa 500 mg Harnsäure) pro Tag und höchstens 3500 mg Harnsäure pro Woche enthalten. Dazu sind etwas Rechnerei und Voraussicht bei der Speiseplanung nötig; mit der Zeit gewöhnt man sich daran. Kaufen Sie sich als Orientierungshilfe einen Ernährungsratgeber für Gicht-Patienten oder ein Buch mit Lebensmitteltabellen, in denen der Puringehalt aufgeführt ist. Darin sollte auch stehen, zu wie viel Harnsäure (im Durchschnitt) das jeweilige Nahrungsmittel abgebaut wird.

Was tun bei einem akuten Gicht-Anfall?

„Gelage" mit üppigem, fettreichem Essen und/oder reichlich Alkohol können bei vorbelasteten Patienten einen Gicht-Anfall auslösen. Davor schützen auch Medikamente nicht. Viele Menschen erleiden den ersten Gicht-Anfall nach einem solchen „feucht-fröhlichen" Abend. Schlagen Sie daher nicht über die Stränge.

Wenn Sie aber die Prinzipien purinarmer Ernährung befolgen und Ihre vom Arzt verordneten Medikamente regelmäßig einnehmen, bleiben Sie vermutlich weitgehend verschont. Sollten Sie doch einen akuten Gicht-Anfall erleiden, ernähren Sie sich besonders streng purinarm (Sie sollten unter 300 mg Harnsäure pro Tag bleiben, bis der Anfall abgeklungen ist), und trinken Sie sehr viel (mindestens 2,5 l pro Tag), damit die Harnsäure ausgeschwemmt wird.

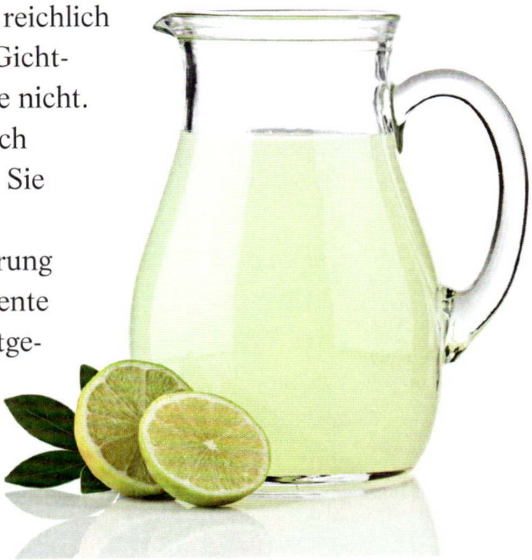

Das Trinken von reichlich alkoholfreien, kalorienarmen Getränken ist bei Gicht besonders wichtig.

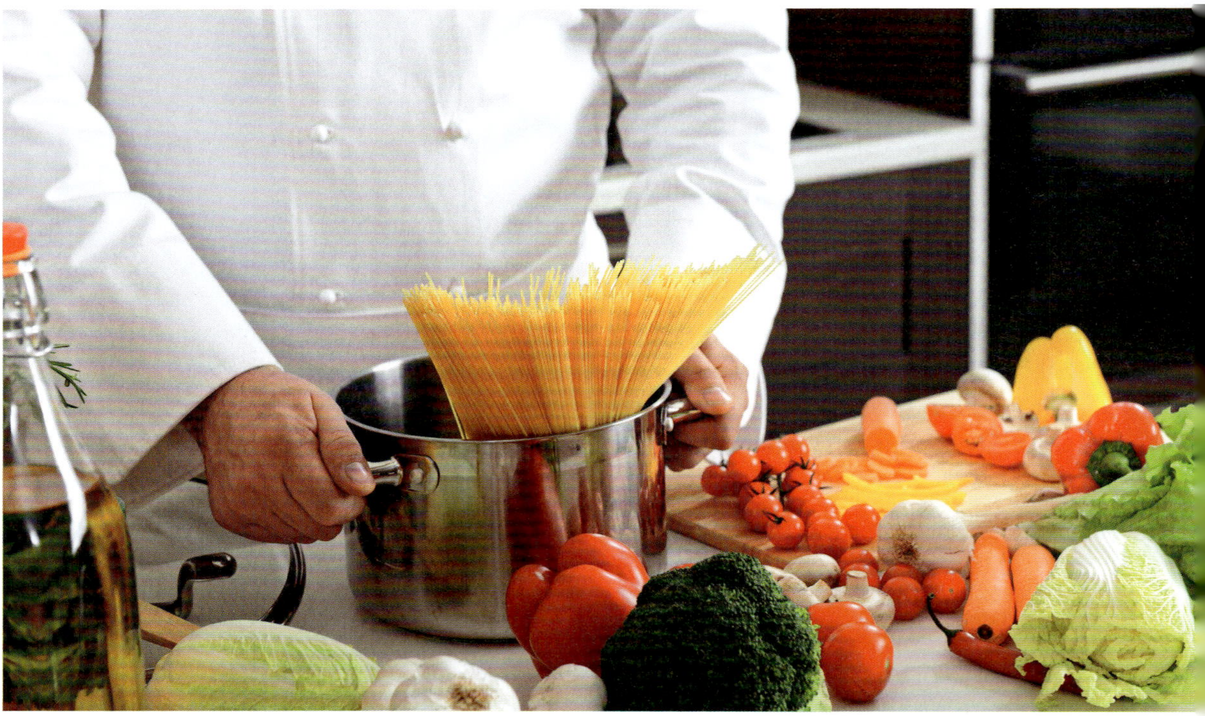

ABWECHSLUNGSREICHE REZEPTE
für gesunde Gelenke

Eine vorwiegend pflanzliche, durch feine Fischgerichte ergänzte Kost ist nicht nur für die Gelenke, sondern auch für Herz und Kreislauf gesund. Die folgende Rezeptauswahl eignet sich für Patienten mit Rheuma oder Arthrose und natürlich auch für alle Menschen, die Gelenkerkrankungen vorbeugen möchten. Durch ihren hohen Gehalt an Kalzium und Vitamin D sorgen die vielfältigen Gerichte gleichzeitig für starke Knochen.

Gönnen Sie sich zum Frühstück ein Müsli mit Obst der Saison, Nüssen oder Kernen und einem fettarmen Milchprodukt wie Magerjoghurt, Magerquark oder Kefir. Oder essen Sie ein Vollkornbrot oder -brötchen mit magerem Käse und etwas Obst oder Salat. Für den Hunger zwischendurch eignen sich Obst, Salate und Rohkost besser als Chips oder Süßigkeiten. Das kostet zwar mehr Zeit, ist dafür aber gesünder für Ihre Gelenke und schmeckt auch besser. Mit fantasievoll zubereiteter vegetarischer Kost werden Sie Fleisch garantiert nicht vermissen. Probieren Sie verschiedene Gemüsesorten, Kräuter und Gewürze aus. Zusätzlich sollten Sie als Hauptgericht regelmäßig Fisch genießen – das ist gesund für Ihre Knochen und Gelenke!

Früchtequark mit Mohn und Pinienkernen

Die Formel „frisches Obst + Nüsse und/oder Kerne + fettarmes Milchprodukt" ist optimal für gelenkgesunde Ernährung und für ein leckeres Frühstück.
Gesunde Inhaltsstoffe: Kalzium, Vitamin C, D und E, sekundäre Pflanzenstoffe, Selen, wertvolle Fettsäuren, Magnesium, sättigende Ballaststoffe

Für 2 Personen
frisches, weiches Obst (etwa Beeren, Pfirsich, Trauben, Banane)
250 g Magerquark
etwas Zucker
etwas Vanillezucker
1 Handvoll Mohnsamen
1 Handvoll Pinienkerne

1. Das Obst klein schneiden, mit der Gabel zerdrücken oder pürieren; mit Quark, Zucker, Vanillezucker und Mohn vermischen.

2. Die Pinienkerne in einer beschichteten Pfanne ohne Fett anrösten und über den Quark geben.

Porridge

Ein Klassiker aus Großbritannien, der sich nach Herzenslust aufpeppen lässt. Porridge hat eine sehr sättigende Wirkung und eignet sich daher besonders gut, wenn Sie auf Ihr Gewicht achten müssen.
Gesunde Inhaltsstoffe: Kalzium, Vitamin D und E, sättigende Ballaststoffe, entzündungshemmende ätherische Öle

Für 2 Personen
800 ml Milch
2 EL Honig
8 EL Vollkorn-Haferflocken
1 TL Zimt
Nüsse und/oder Obst nach Wahl

1. Die Milch im Topf erwärmen und den Honig darin auflösen. Die Haferflocken unterrühren und den Zimt dazugeben. Das Ganze einige Minuten weiterrühren, da die Haferflocken nachquellen.

2. Den Porridge nach Belieben mit klein gehackten Nüssen oder Obst (etwa Heidelbeeren, Bananenscheiben oder auch heißen Himbeeren) garnieren. Warm oder kalt servieren.

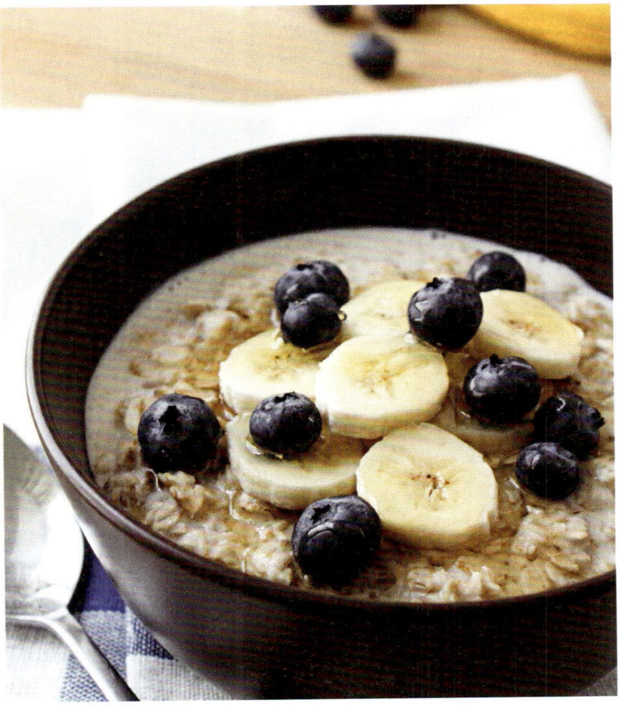

Vollkornmüsli

Noch ein leckeres Frühstück, das Sie ganz nach Geschmack variieren können, etwa indem Sie andere Vollkornflocken oder anderes frisches Obst verwenden. Gesunde Inhaltsstoffe: Kalzium, Vitamin C und D, sekundäre Pflanzenstoffe, Magnesium, sättigende Ballaststoffe

Für 2 Personen
20 g Hafer-Vollkornflocken (oder Hirse-, Dinkel- oder Roggenflocken)
125 g Magerjoghurt
20 g Honig
je 100 g Apfel und Banane (oder anderes Obst nach Saison)

1. Die Vollkornflocken in eine Schüssel geben und mit Joghurt und Honig verrühren.

2. Den Apfel grob raspeln, die Banane schälen, in Scheiben schneiden und dazugeben.

Kichererbsencreme mit Gemüsestäbchen

Ein gesunder Snack für den kleinen Hunger. Sie können die Creme auch als Brotaufstrich verwenden; im Kühlschrank hält sie sich ein paar Tage. Gesunde Inhaltsstoffe: sekundäre Pflanzenstoffe, Kalzium, Betakarotin, Vitamin C und E, wertvolle Pflanzenöle, viel Eiweiß und Eisen, Ballaststoffe

Für 2 Personen
200 g Kichererbsen
1 Lorbeerblatt
1 kleine Zwiebel
2 Knoblauchzehen
5 EL Olivenöl
1 EL Zitronensaft
ca. 50 ml Gemüsebrühe
Salz, Pfeffer, Paprikapulver (edelsüß)
1 Bund Petersilie
5 schwarze Oliven, entkernt
je 150 g Karotte, Kohlrabi, Stangensellerie, rote Paprikaschote, Zucchini
Vollkornbrot, getoastet

1. Die Kichererbsen waschen und über Nacht einweichen. Dann mit dem Lorbeerblatt in 1 l Wasser bei mittlerer Hitze 1 Stunde kochen. Ausquellen lassen, das Kochwasser abgießen.

2. Die Kichererbsen pürieren und abkühlen lassen.

3. Zwiebel und Knoblauch schälen, fein hacken und im Öl glasig dünsten. Auskühlen lassen. Die Zwiebel-Knoblauch-Mischung, Zitronensaft und Brühe zum Kichererbsenpüree geben. Alles zu einer streichfähigen Creme verrühren und mit Salz, Pfeffer und Paprikapulver abschmecken.

4. Vom halben Bund Petersilie die Blättchen abzupfen, die Creme damit und mit den Oliven garnieren.

5. Karotten und Kohlrabi schälen, das Gemüse in Stifte schneiden. Diese mit der übrigen Petersilie garniert auf einer Platte anrichten, mit der Creme und dem Brot servieren.

Griechischer Bauernsalat

Dieser beliebte Salat aus der Mittelmeerküche wird zu einer vollwertigen, sättigenden Hauptmahlzeit, wenn Sie Baguette dazu reichen und/oder ihn durch zwei hart gekochte, in Scheiben geschnittene Eier ergänzen. Achten Sie aber darauf, dass Sie Ihr Wochenlimit von zwei Eiern nicht überschreiten. Gesunde Inhaltsstoffe: Vitamin C, D und E, Betakarotin, sekundäre Pflanzenstoffe, Kalzium, wertvolle Pflanzenöle

Für 2 Personen

- 100 g Schafkäse
- 2 Tomaten
- ¼ Salatgurke
- ¼ Kopf Eisbergsalat
- 1 rote Paprikaschote
- ½ Zwiebel

Für das Dressing:

- ½ Knoblauchzehe
- je ½ EL Essig und Olivenöl
- Salz, Pfeffer
- ¼ Bund Schnittlauch
- 8 schwarze Oliven

1. Den Schafkäse in kleine Würfel schneiden. Die Tomaten waschen, von den grünen Stielansätzen befreien und achteln. Die Salatgurke ebenfalls gründlich waschen, schälen und in Scheiben schneiden. Den Eisbergsalat waschen und zerkleinern, gut abtropfen lassen. Die Paprikaschote waschen, halbieren, aushöhlen und in Streifen, die halbe Zwiebel in feine Ringe schneiden.

2. Für das Dressing den Knoblauch durch die Presse drücken und mit Essig, Öl, Salz und Pfeffer verrühren. Alle Salatzutaten in eine Schüssel geben, mit dem Dressing vermischen und mit dem gehackten Schnittlauch und den Oliven garnieren. Kurz durchziehen lassen und servieren.

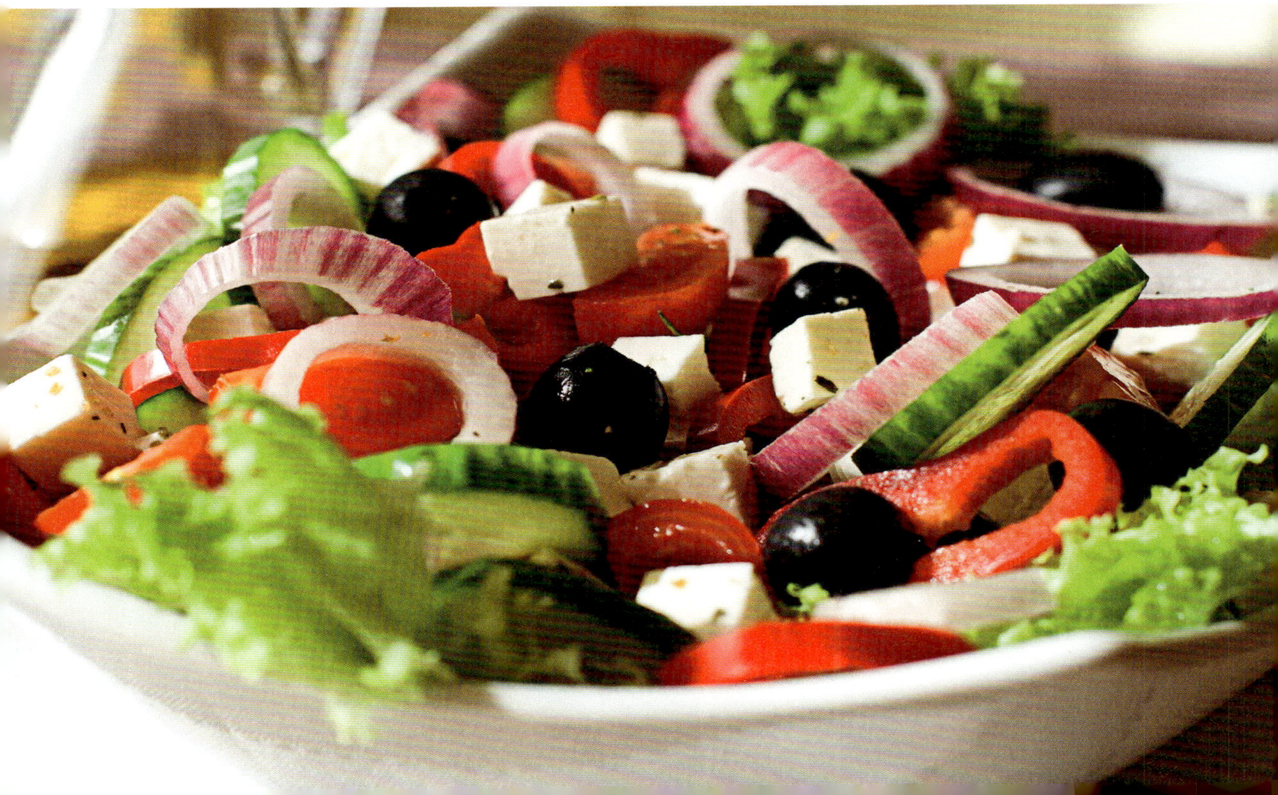

Gefüllte Paprikaschoten mit Räucherlachs

Die Kombination aus Gemüse, Kräutern und Fisch macht diesen Snack besonders raffiniert. Für ein Hauptgericht verdoppeln Sie die Menge der Zutaten.
Gesunde Inhaltsstoffe: Vitamin C und D, Fischöl, Kalzium, Betakarotin, sekundäre Pflanzenstoffe

Für 2 Personen

2 große rote Paprikaschoten
je ½ Bund Dill, Schnittlauch, Petersilie
2 Frühlingszwiebeln
1 Knoblauchzehe
1 Zitrone
100 g Räucherlachs
1 Becher körniger Frischkäse
Salz, Pfeffer

1. Paprikaschoten waschen und aushöhlen. Etwas Dill für die Garnitur beiseitelegen. Kräuter und Frühlingszwiebeln waschen, abtupfen und klein schneiden. Knoblauch schälen, klein schneiden. Zitrone auspressen, Lachs in dünne Streifen schneiden.

2. Den Frischkäse in einer Schüssel mit den anderen Zutaten vermengen und alles mit Salz und Pfeffer abschmecken. Die Masse in die beiden Paprikaschoten füllen und mit Dillzweigen garnieren.

Räucherlachssuppe

Suppen machen gelenkgesunde Ernährung einfach: Aus den verschiedensten vegetarischen Zutaten und Fisch können Sie Ihre Lieblingssuppe kreieren.
Gesunde Inhaltsstoffe: Vitamin D, Fischöl, Kalzium, Betakarotin, sekundäre Pflanzenstoffe

Für 2 Personen

2 mittelgroße Kartoffeln
2 Frühlingszwiebeln
150 g Räucherlachs (in Scheiben)
450 ml Gemüsebrühe
Salz
Pfeffer
100 g Blattspinat

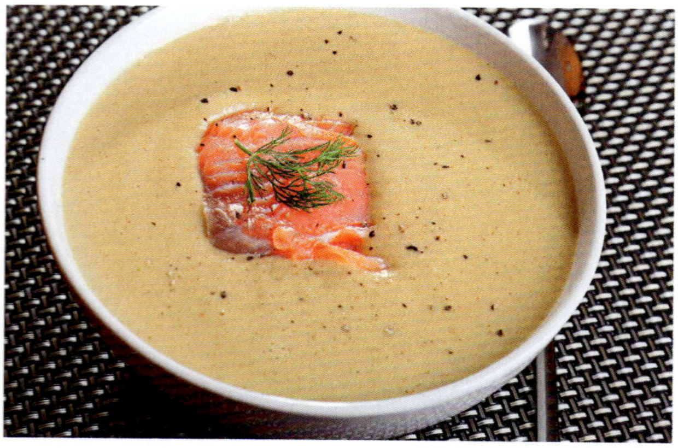

1. Kartoffeln schälen und in Würfel schneiden. Frühlingszwiebeln in dünne Scheiben, den Räucherlachs in mundgerechte Stücke schneiden.

2. Alles mit der Gemüsebrühe in einen Topf geben. Zum Kochen bringen, 15 Minuten zugedeckt köcheln lassen. Mit Salz und Pfeffer abschmecken, Blattspinat dazugeben, 5 Minuten weiterköcheln lassen.

Lachsfilet mit grünem Spargel

Essen Sie nach Möglichkeit mindestens zweimal wöchentlich Fisch. Zu diesem Gericht passen Kartoffeln mit Kräuterquark ausgezeichnet.
Gesunde Inhaltsstoffe: Vitamin C und D, Fischöl, Betakarotin, sekundäre Pflanzenstoffe, sättigende Ballaststoffe

Für 2 Personen

- 500 g grüner Spargel
- Salz
- Muskatnuss, frisch gerieben
- 1 EL weißer Balsamico-Essig
- 1 Prise Zucker
- Pfeffer
- Olivenöl
- Basilikum, frisch gehackt
- 250 g Lachsfilet
- 1 große Zitrone, halbiert

1. Das untere Drittel des Spargels schälen, die holzigen Enden entfernen. Spargel mit je 1 Prise Salz und Muskat etwa 10 Minuten in reichlich Wasser kochen. Inzwischen aus Essig, Zucker, Salz, Pfeffer, 1 TL Olivenöl und Basilikum ein Dressing anrühren.

2. Den Lachs leicht salzen und pfeffern, in 2 EL Olivenöl von beiden Seiten braten. Mit 2 EL Zitronensaft beträufeln. Auf zwei Tellern den Lachs mit dem Spargel und dem Dressing anrichten und mit Zitronenscheiben garniert servieren.

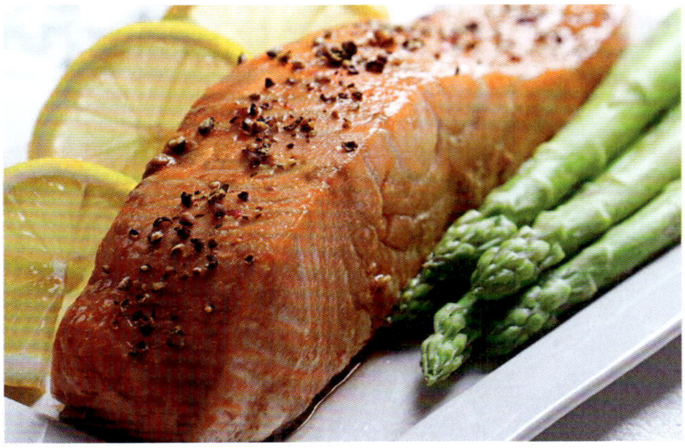

Pellkartoffeln mit Leinöl und Quark

Kalt gepresstes Leinöl ist so gesund, dass man nicht darauf verzichten sollte. Sein etwas eigenwilliges Aroma harmoniert sehr gut mit dem Quark. Leider hält es sich im Kühlschrank nur ein paar Wochen. Wenn Sie es selten verwenden, kaufen Sie es lieber in kleinen Flaschen.
Gesunde Inhaltsstoffe: Vitamin C und D, Kalzium, entzündungshemmendes Pflanzenöl, sekundäre Pflanzenstoffe, sättigende Ballaststoffe

Für 2 Personen

- 500 g Kartoffeln (festkochend)
- 250 g Magerquark
- etwas Milch
- ½ Bund Schnittlauch, klein gehackt
- Salz, Pfeffer
- 125 ml Leinöl (kalt gepresst)

1. Kartoffeln mit der Schale kochen, dann pellen. Quark mit der Milch verrühren und mit dem Schnittlauch vermengen. Salzen und pfeffern.

2. Pellkartoffeln mit dem Quark anrichten und mit Leinöl servieren.

Wildreis-Heidelbeer-Dessert

Eine ungewohnte Kombination, die sehr lecker schmeckt. Sie können dieses Dessert lauwarm oder auch eisgekühlt mit Vanillejoghurt servieren.
Gesunde Inhaltsstoffe: Vitamin C, sekundäre Pflanzenstoffe, Ballaststoffe

Für 2 Personen
100 g Wildreis
Salz
125 g Heidelbeeren (frisch oder tiefgekühlt und aufgetaut)
50 g Zucker
1 EL Maisstärke
½ EL Zitronensaft

1. Den Wildreis mit 1 Messerspitze Salz und 225 ml Wasser in einen Topf geben und aufkochen, dann 30 Minuten kochen lassen. Den Wildreis beiseitestellen.

2. Die Heidelbeeren in einem Topf mit etwas Wasser und 1 Prise Salz mischen. Zucker und Maisstärke in etwas Wasser auflösen, diese Mischung in die Heidelbeeren einrühren. Das Ganze aufkochen, dann köcheln lassen, bis es eingedickt und klar ist. Zuletzt Zitronensaft und Wildreis einrühren.

Rote Grütze

Ein Klassiker, zu dem Vanillesauce oder Sahne passt. Rote und blaue Beeren sind reich an sekundären Pflanzenstoffen mit „Radikalfänger"-Eigenschaften.
Gesunde Inhaltsstoffe: Vitamin C, sekundäre Pflanzenstoffe, Ballaststoffe

Für 2 Personen
300 g gemischte Beeren (Erdbeeren, Heidelbeeren, Rote und Schwarze Johannisbeeren, Brombeeren, Himbeeren), frisch oder tiefgekühlt
50 g Zucker
25 g Stärkemehl

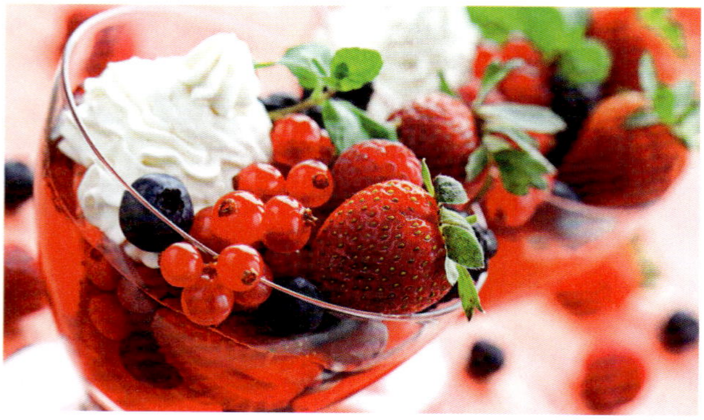

1. Frische Beeren waschen, verlesen und gut abtropfen lassen; tiefgekühlte Früchte auftauen. Eine Tasse mit gemischten Beeren beiseitestellen, die restlichen in einem kleinen Topf mit etwa 500 ml Wasser und 40 g Zucker kurz aufkochen lassen.

2. Das Stärkemehl in wenig Wasser anrühren und die Grütze damit binden; noch einmal kurz aufkochen lassen. Die beiseitegestellten Früchte mit einer Gabel zerdrücken, mit dem übrigen Zucker vermischen und unter die Grütze heben.

3. Kalt stellen und nach Geschmack mit Vanillesauce oder Sahne servieren.

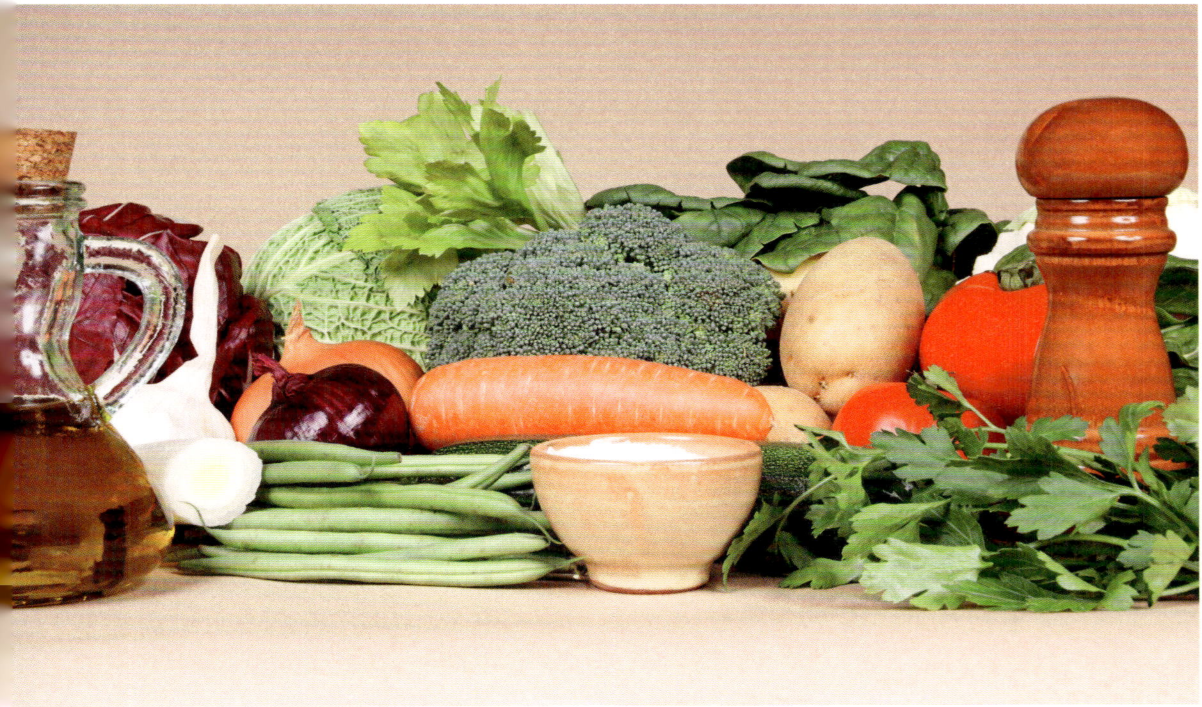

KÖSTLICHE KÜCHE BEI GICHT

Schmackhaft und purinarm

Am Anfang kann eine Gicht-Diät etwas gewöhnungsbedürftig sein. Um Ihnen die Ernährungsumstellung zu erleichtern, haben wir auch hier einige grundsätzliche Regeln und abwechslungsreiche Rezepte zusammengestellt.

Halten Sie sich zum Frühstück und für süße Desserts an Obst, Milchprodukte, Nüsse und Kerne – sie sind purinarm und dürfen in großer Menge verzehrt werden. Drei- bis viermal pro Woche ist ein Frühstücksei erlaubt. Haferflocken und Vollkornprodukte haben einen mittleren Puringehalt, sie dürfen ruhig ab und zu, aber möglichst nicht jeden Morgen auf dem Tisch stehen. Bei Snacks, Salaten, Suppen und Hauptgerichten ist Gemüse optimal: Fast alle Salat- und Rohkostzutaten enthalten wenig Purin – außer Pilze, Spargel, Sellerie, Karotten und Hülsenfrüchte. Auch Tomaten mit Mozzarella sind erlaubt. Wer abnehmen möchte, sollte vor dem Hauptgericht einen kleinen Salat essen. Liebhaber der italienischen Küche können den Speiseplan mit fleisch- und fischlosen Pastagerichten bereichern. Verwenden Sie für Desserts wenig Zucker oder nur Süßstoff. Auf Kuchen, Torten und Eis sollten Sie ganz verzichten; sie sind meist sehr fett- und zuckerhaltig. Obstsalate und auch Sorbets sind ideal.

Griechischer Joghurt mit Nüssen

Milchprodukte, Nüsse und Kerne sind purinarm. Hier können Sie nach Herzenslust zugreifen und kombinieren!
Gesunde Inhaltsstoffe: Kalzium, Vitamin D und E, Omega-3-Fettsäuren, Zink, Selen, sättigende Ballaststoffe

Für 2 Personen
20 g Walnusskernhälften
400 g griechischer (oder anderer milder, cremiger) Joghurt
2 EL Honig

Walnusskerne in einer beschichteten Pfanne ohne Fett anrösten, nach dem Abkühlen zerkleinern. Den Joghurt in zwei Schalen geben, die Nüsse und je 1 EL Honig darüber verteilen.

Mango-Bananen-Smoothie

Auch Obst enthält wenig Purin. Dieser Joghurtdrink ist ein idealer Start in den Tag, wenn Sie morgens wenig Zeit haben oder so früh noch nichts essen können.
Gesunde Inhaltsstoffe: Kalzium, Magnesium, Betakarotin, Vitamin C und D, sekundäre Pflanzenstoffe, sättigende Ballaststoffe

Für 2 Personen
5 Saftorangen
1 reife Mango
1 reife Banane
150 g Joghurt

1. Die Orangen auspressen. Die Mango schälen, das Fruchtfleisch in Scheiben vom Kern schneiden und grob würfeln. Die Banane schälen und in Scheiben schneiden.

2. Die Mango und die Banane mit Orangensaft und Joghurt in einen Mixer geben. Alles glatt pürieren und in zwei Gläser füllen.

Handkäse mit Musik

Harzer Käse ist sehr fett- und kalorienarm. Der Kümmel macht dieses deftige Vespergericht bekömmlicher, zu dem Brot mit Butter gut passt.
Gesunde Inhaltsstoffe: Vitamin D, Kalzium, wertvolle ungesättigte Fettsäuren, sekundäre Pflanzenstoffe

Für 2 Personen
2 Stück reifer Harzer Käse (à 125 g), in Scheiben geschnitten
2 kleine Zwiebeln
2 EL Weißweinessig
4 EL Sonnenblumenöl
Salz, Zucker, Kümmel, Paprikapulver

1. Käsescheiben auf zwei Teller verteilen. Zwiebeln schälen und würfeln.

2. Aus Essig, Öl, Salz, 1 Prise Zucker, Kümmel, den Zwiebelwürfeln und 1 Prise Paprikapulver eine Marinade anrühren, über dem Käse verteilen.

Rucola mit Orangen-Dressing

Gönnen Sie sich regelmäßig einen Salat – ein Genuss ohne Reue, denn fast alle Salatzutaten sind purinarm. Ein Salat als Vorspeise bremst den Appetit. Gesunde Inhaltsstoffe: Vitamin C und E, Betakarotin, sekundäre Pflanzenstoffe, wertvolle Pflanzenöle, sättigende Ballaststoffe

Für 2 Personen
200 g Rucola
1 Orange
½ Zwiebel
Für das Dressing:
2 EL Orangensaft
2 EL Olivenöl
Salz, Pfeffer
Zum Garnieren:
2 EL geröstete Pinienkerne
rote Pfefferkörner

1. Rucola waschen, abtropfen lassen. Blätter entstielen, in Stücke schneiden. Orange schälen und filetieren. Zwiebel schälen, fein hacken.

2. Für das Dressing Orangensaft, Öl, Salz und Pfeffer verrühren. Alle Zutaten in einer Schüssel mit dem Dressing vermischen, mit Pinienkernen und rotem Pfeffer bestreuen.

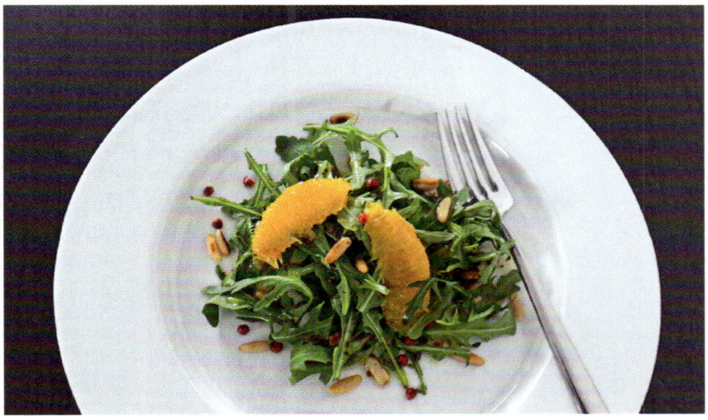

Avocado-Gurken-Kaltschale

Eine leichte, kalorienarme, schnell zubereitete vegetarische Zwischenmahlzeit. Gesunde Inhaltsstoffe: Vitamine C, D und E, Kalzium, Zink, Eisen, Kalium, Magnesium, ungesättigte Fettsäuren, sekundäre Pflanzenstoffe, Ballaststoffe

Für 2 Personen
1 Avocado (ca. 200 g)
1 kleine Salatgurke (ca. 125 g)
2 Frühlingszwiebeln
2 Limetten
150 g Joghurt
300 ml Gemüsebrühe (ohne Hefe- oder Sojaextrakt)
Salz, Pfeffer
1 Bund Schnittlauch, klein geschnitten

1. Die Avocado halbieren und entsteinen, das Fruchtfleisch herauslösen. Die Gurke schälen, längs halbieren und die Kerne herausschaben. Die Frühlingszwiebeln waschen, putzen und in Stücke schneiden. Gurke und Avocado klein schneiden, Limetten auspressen.

2. Gurke, Avocado und Frühlingszwiebeln mit Joghurt, Gemüsebrühe, 2 EL Limettensaft, Salz und Pfeffer im Mixer fein pürieren und etwa 1 Stunde kalt stellen. Mit Schnittlauch garniert servieren.

Kürbissuppe mit Tomaten und Paprikaschoten

Eine raffinierte Variante des Herbstklassikers, der auch sehr oft mit Kartoffeln oder Karotten zubereitet und mit Kürbiskernen bestreut wird.
Gesunde Inhaltsstoffe: Vitamin C, Betakarotin, sekundäre Pflanzenstoffe, sättigende Ballaststoffe

Für 2 Personen
200 g frischer Kürbis, ohne Schale, entkernt, in Würfel geschnitten
Salz
1 Tomate
½ grüne Paprikaschote
1 kleine Zwiebel
1 EL Butter (oder Pflanzenöl)
je 1 Prise Zucker und Muskat
einige Pfefferminzblätter
300 ml Gemüsebrühe (ohne Hefe- oder Sojaextrakt)
30 g Sahne
½ EL Mehl
frische Petersilienzweige

1. Den Kürbis in Salzwasser etwa 20 Minuten weich kochen. Tomate blanchieren, häuten, entkernen und in kleine Würfel schneiden. Die Paprikaschote aushöhlen und ebenfalls klein schneiden, die Zwiebel würfeln.

2. Butter in einem großen Topf erhitzen. Tomate, Paprika, Zwiebel, Zucker, Muskat und Pfefferminze dazugeben, alles etwa 5 Minuten andünsten. Brühe und Kürbis dazugeben, vom Herd nehmen, alles pürieren. Aufkochen lassen. Zugedeckt 15–20 Minuten köcheln lassen.

3. Sahne und Mehl glatt rühren, in die Suppe geben, unter ständigem Rühren noch einmal kurz aufkochen. Mit Petersilie garnieren.

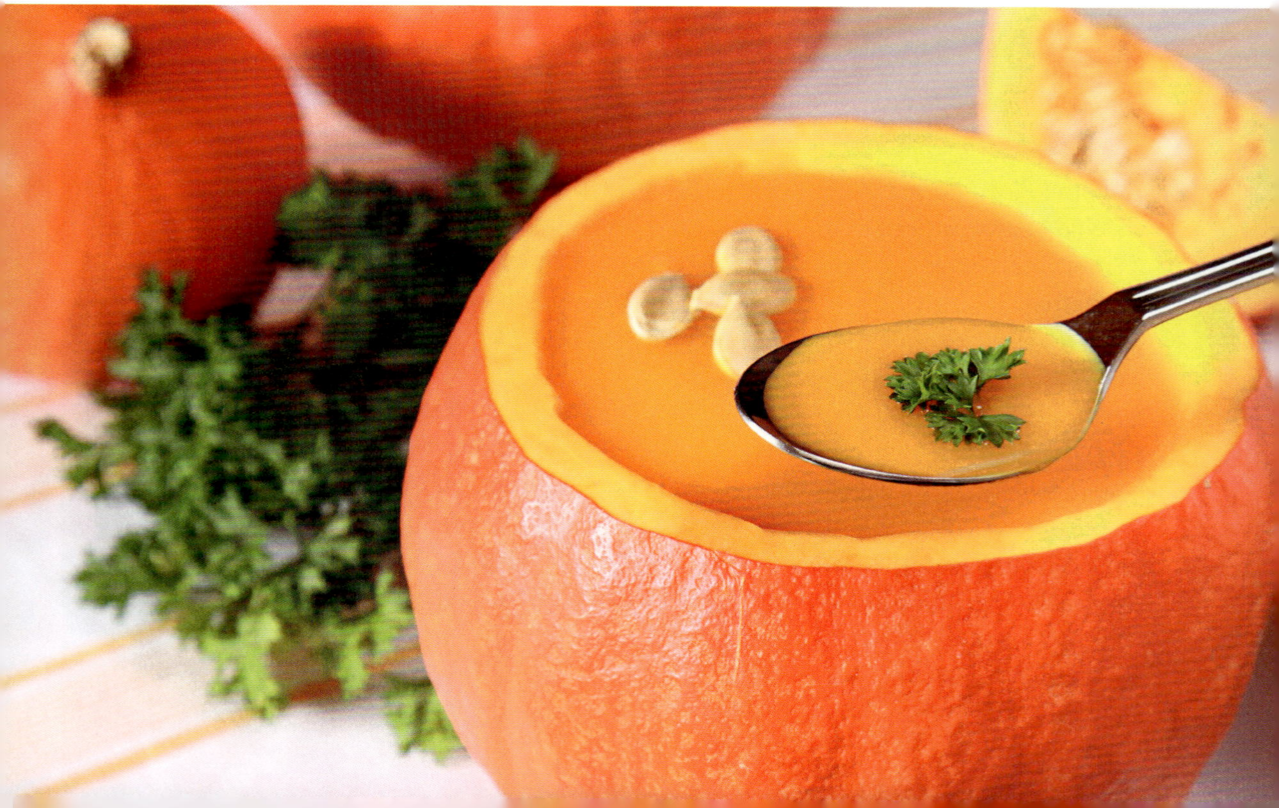

Allgäuer Käsespätzle

Bei Gicht muss man nicht auf Deftiges verzichten. Dieses sättigende Gericht aus der schwäbischen Küche lässt sich schnell und einfach zubereiten.
Gesunde Inhaltsstoffe: Vitamin D, Kalzium, Eiweiß, sekundäre Pflanzenstoffe

Für 2 Personen
2 kleine Zwiebeln
Butter
200 ml Sahne
¼ Bund Petersilie
Salz, Pfeffer
50 g Allgäuer Emmentaler (gerieben)
500 g Spätzle (frisch zubereitet oder aus dem Kühlregal)

1. Die Zwiebeln in Ringe schneiden, in etwas Butter glasig dünsten und mit der Sahne ablöschen. Von der Petersilie einige Zweiglein für die Garnitur beiseitelegen, den Rest hacken und zu den Zwiebeln geben. Alles mit Salz und Pfeffer abschmecken. Kurz aufkochen lassen, dann die Hälfte des Käses hinzufügen.

2. Die Spätzle unterheben, in eine gefettete Auflaufform geben, mit restlichem Käse bestreuen. 20 Minuten bei 200 °C goldbraun überbacken.

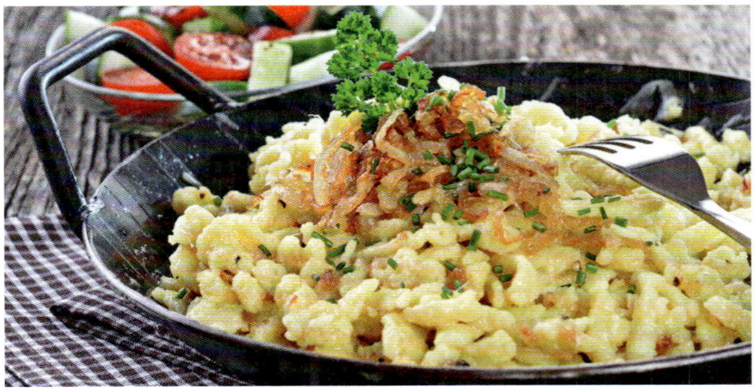

Obstsalat mit Walnüssen

Bereiten Sie Ihren Obsalat nach Saison zu. Geeignet sind alle Früchte, die beim Vermengen nicht matschig werden. Probieren Sie auch exotische aus, wie Melonen, Litschis, Physalis, Kakis, Mangos oder Kaktusfeigen. Bei den Nüssen können Sie ebenfalls variieren: Zu exotischem Obst passen ungesalzene Cashewkerne oder geröstete Pinienkerne sehr gut.
Gesunde Inhaltsstoffe: Vitamin C und E, wertvolle Omega-3-Fettsäuren, sekundäre Pflanzenstoffe, sättigende Ballaststoffe

Für 2 Personen
1 kleine Banane
2 Mandarinen
1 mittelgroßer, nicht zu säuerlicher Apfel
ca. 15 grüne Weintrauben
1 Handvoll Walnusskerne
Saft von 1 Zitrone
Zucker, Honig oder Süßstoff

1. Banane, Mandarinen und Apfel schälen und in kleine Stücke schneiden. Die Weintrauben halbieren, die Nüsse zerkleinern.

2. Zitronensaft mit Zucker, Honig oder Süßstoff glatt rühren, mit Obst und Kernen vermengen. 30 Minuten durchziehen lassen, dann servieren.

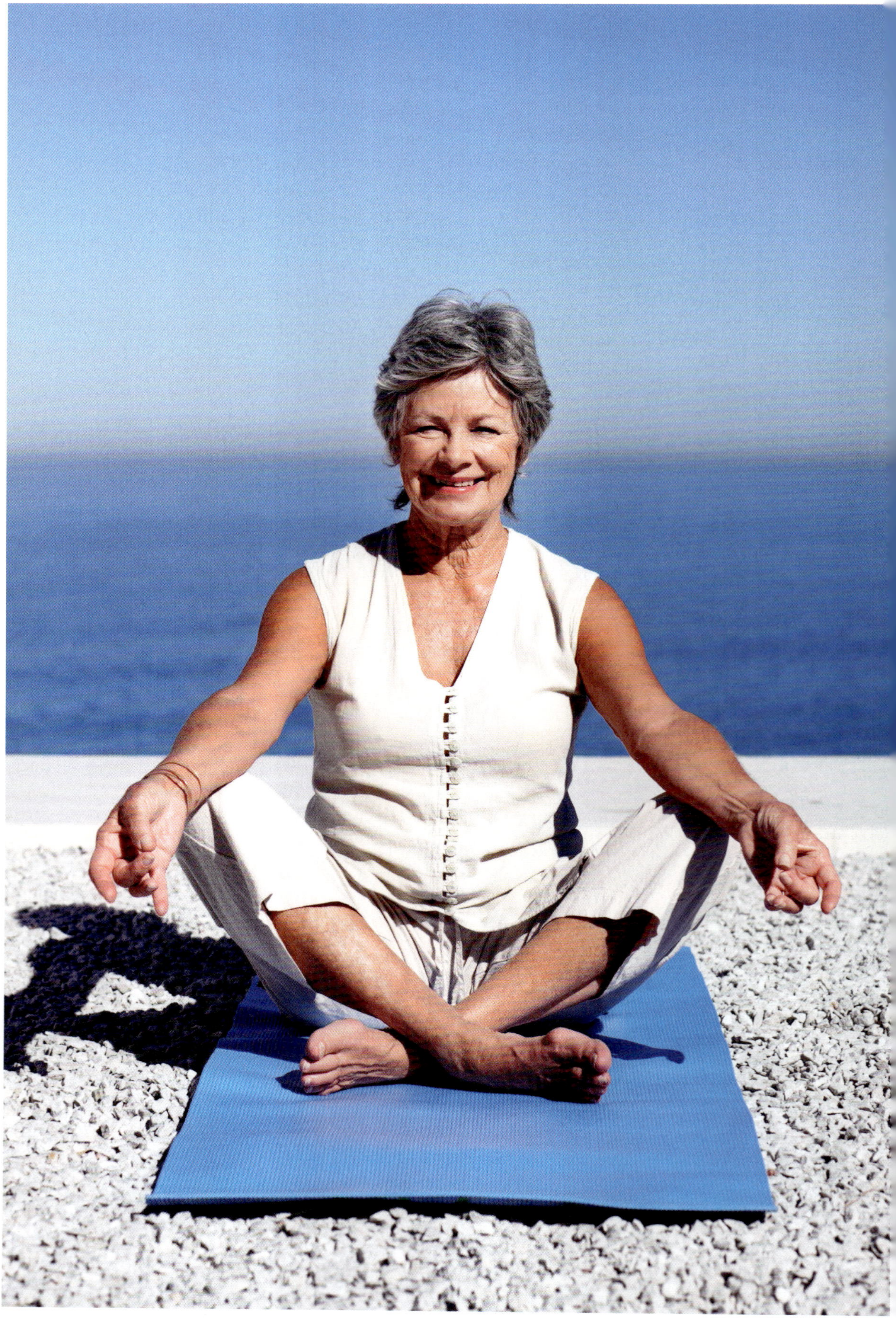

ALTERNATIVE MEDIZIN

Schulmedizin und Alternativmedizin sind zwei gegensätzliche Behandlungsweisen. Die Schulmedizin bietet an, was sich in wissenschaftlichen Studien als wirksam erwiesen hat. Die Alternativmedizin versteht sich als eine Ergänzung dazu. Ihre Wirksamkeit wird vermutet, lässt sich jedoch häufig wissenschaftlich nicht exakt nachweisen. Versagt jedoch die Schulmedizin, suchen viele Patienten Hilfe bei der Alternativmedizin – und finden sie erstaunlicherweise oft! Zudem beschreiben wir in diesem Kapitel Hilfsmittel, die Menschen mit Gelenkhandicap das Leben erleichtern.

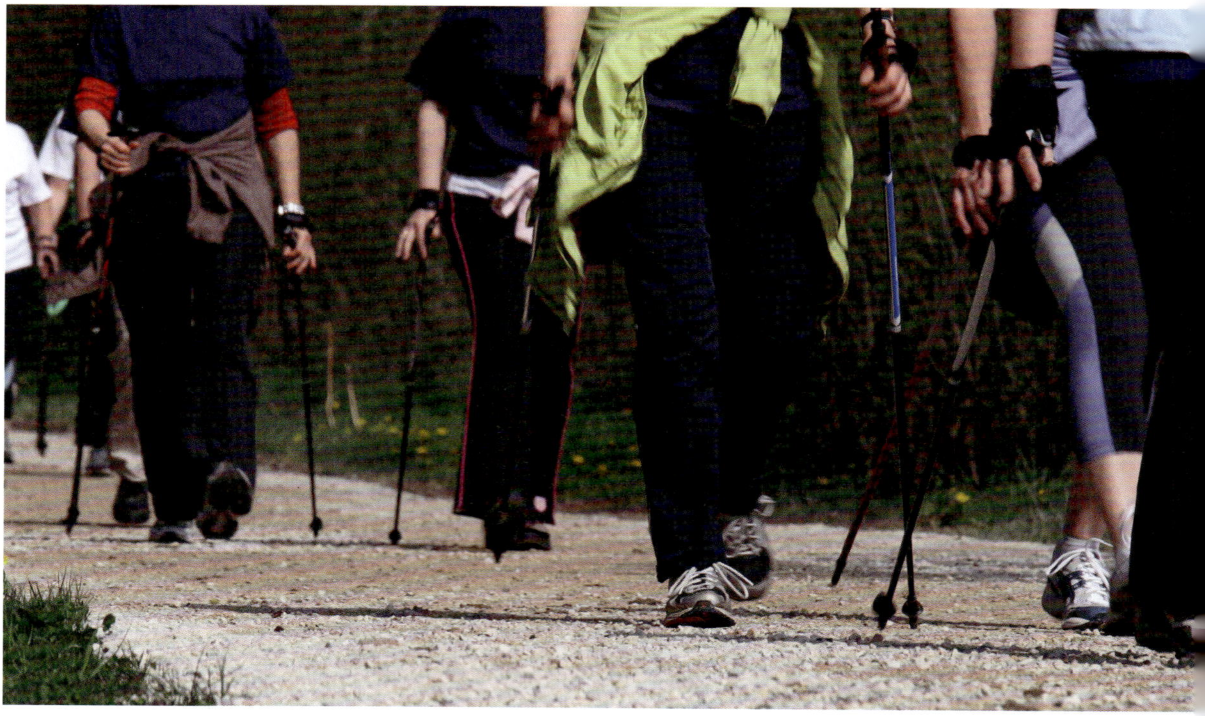

ENTSPANNUNG
und Stressbewältigung

Fast alle Krankheiten haben auch eine psychische Komponente und lassen sich somit über die Psyche beeinflussen. Das gilt ebenso für Schmerzen: Sie sind auf Dauer eine psychische Belastung, und dieser Stressfaktor verstärkt wiederum das Schmerzempfinden – ein echter Teufelskreis. Gerade bei schmerzhaften Gelenkerkrankungen sind aus diesem Grund Entspannung und die Bewältigung von Stress äußerst hilfreich.

Entspannungstechniken wirken sich bei Gelenkerkrankungen gleich in mehrfacher Hinsicht positiv auf den Schmerz aus: Häufig ist bei Gelenk- und Rückenproblemen die Muskulatur verspannt. Dies lässt sich einerseits auf Fehlstellungen und Fehlbelastungen zurückführen, andererseits aber sind wir bei Schmerz oft angespannt und verstärken ihn dadurch noch. Um diesen Teufelskreis zu durchbrechen, müssen wir lernen, Stress abzubauen.

Wichtig sind vor allem regelmäßige Entspannungsphasen im Alltag. Beim Gefühl wohliger Entspannung schüttet unser Organismus körpereigene „Glückshormone“ (Endorphine) aus, die – wie Opioide – schmerzhemmend wirken, d.h., wir nehmen den Schmerz weniger stark wahr.

Entspannungsverfahren haben den positiven Nebeneffekt, dass man durch sie lernen kann, die bei Schmerzen häufig auftretenden Ängste, Unruhezustände und Depressionen besser in den Griff zu bekommen. Man fühlt sich dem Schmerz nicht mehr so hilflos ausgeliefert.

Außerdem fördern Entspannungsverfahren einen gesunden Schlaf, der durch Schmerzen häufig stark beeinträchtigt ist: Tut etwas weh, dann fällt das Einschlafen schwerer, und Bewegungen wie das Umdrehen schmerzen derart, dass man dabei jedes Mal wach wird oder unruhig schläft. Wer schlecht oder zu wenig schläft, ist jedoch schmerzempfindlicher, wie wissenschaftliche Untersuchungen gezeigt haben. Guter Schlaf wiederum wirkt sich positiv auf das Schmerzempfinden aus. Regelmäßige Entspannungsübungen vor dem Einschlafen helfen, besser abzuschalten und den Schmerz auszublenden, sodass man schneller zur Ruhe kommt. Auch wenn man in der Nacht schmerzbedingt wach wird, helfen spezielle Übungen, rasch wieder einzuschlafen.

Entspannung ist erlernbar

Die Vielfalt unterschiedlicher Entspannungsmethoden ist mittlerweile so groß, dass garantiert für jeden etwas Passendes dabei ist. Der folgende Überblick über die wichtigsten Verfahren soll die „Qual der Wahl“ ein wenig erleichtern.

- Das *autogene Training* ist eine auf Autosuggestion beruhende Entspannungstechnik, bei der man in aufeinanderfolgenden Übungen ein Gefühl der Ruhe, Schwere und Wärme im ganzen Körper erzeugt sowie Herzschlag und Atem beruhigt. Ein wohliger Zustand der Ruhe und Entspannung entsteht, aus dem man am liebsten gar nicht mehr „erwachen“ möchte. Optimal zum Einschlafen! Am besten liegt man bei diesen Übungen auf dem Rücken.
- Bei der *progressiven Muskelrelaxation* nach Jacobson werden nacheinander verschiedene Muskelgruppen angespannt und wieder entspannt. Durch diesen Wechsel gerät man in einen Entspannungszustand. Gleichzeitig wird die Durchblutung gefördert, und Muskelverspannungen können durch den Wechsel zwischen An- und Entspannung gelockert werden. Bei der progres-

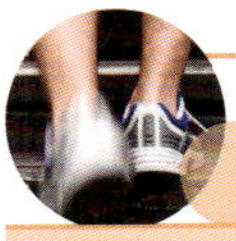

TIPPS FÜR DEN ALLTAG

Die meisten Entspannungsverfahren kann man sich anhand von Büchern oder CDs selbst aneignen. Besser ist es jedoch, einen Kurs zu besuchen, in dem man unter professioneller Anleitung eine Methode erlernen kann und regelmäßig und intensiv übt. Außerdem kann der Dozent Ihre individuellen Fragen beantworten, Fehler frühzeitig erkennen und korrigieren. Rufen Sie einfach bei Ihrer Krankenversicherung an, oder fragen Sie Ihren Arzt, er wird Sie sicher über entsprechende Angebote informieren.

siven Muskelrelaxation soll durch die Konzentration auf den Unterschied zwischen Anspannung und Entspannung außerdem die Körperwahrnehmung geschult werden. Das hilft auch, mit Schmerzen besser umzugehen. Für diese Methode ist ebenfalls die Rückenlage am besten geeignet.

- *Yoga*-Übungen werden in Indien bereits seit über 4000 Jahren praktiziert. Bei uns erfreuen sie sich seit einigen Jahrzehnten wachsender Beliebtheit. Die Übungen umfassen spezielle Körperpositionen, Atemtechniken, Entspannungs- und Konzentrationsübungen. Sie senken nachweislich die Ausschüttung des Stresshormons Kortisol und lindern Ängste und Depressionen.

DAS RÄT DER EXPERTE

Schmerzfrei üben!

Wichtig ist, dass Sie bei den Entspannungsübungen keine Schmerzen haben! Wer gegen den Schmerz übt, erreicht genau das Gegenteil von Entspannung: Stress! Das bedeutet aber, dass man sich schmerzfreie Übungsvarianten suchen muss. Dies gilt insbesondere für die progressive Muskelrelaxation nach Jacobson, denn gerade an Stellen mit Muskelverhärtungen (Myogelosen) oder schmerzenden Gelenken tut das Anspannen der Muskulatur weh. Experten raten daher, schmerzende Muskeln oder Gelenke bei den Übungen auszulassen oder die Muskeln dort nur sanft anzuspannen, sodass kein Schmerz entsteht. Eine andere Möglichkeit besteht darin, schmerzhafte Körperregionen nicht anzuspannen, sondern sanft zu dehnen. Auch beim Yoga sollten Sie sich auf Übungen beschränken, die Ihnen keine Schmerzen bereiten. Ein erfahrener Physiotherapeut kann bei der Zusammenstellung eines schmerzfreien Übungsprogramms helfen.

Auf Fantasiereise gehen

Eine beliebte und leicht zu erlernende Entspannungsmethode, die sich auch gut als Einschlafhilfe eignet, sind Fantasiereisen. Dazu setzen Sie sich entspannt auf einen Stuhl oder legen sich bequem hin. Sie sollten in einem Raum üben, in dem Sie möglichst nicht gestört werden, denn Sie müssen sich konzentrieren können.

Stellen Sie sich nun eine schöne Situation vor, die Sie einmal erlebt haben oder die Sie gern erleben würden – z. B. einen Strandspaziergang oder eine weite, wunderschöne Blumenwiese:

Spüren Sie den weichen, warmen Sand unter Ihren Füßen und die leichte Brise im Gesicht, riechen Sie den salzigen Geruch des Meeres, den der Wind Ihnen in die Nase treibt. Vielleicht schmecken Sie sogar Salzwasser auf den Lippen. Hören Sie das wiederkehrende Rauschen der Wellen, das so gleichmäßig, rhythmisch und entspannend wirkt wie Ihr eigener ruhiger Atem. Oder stellen Sie sich die Wiese vor, die sich bis zum Horizont hinzieht. Die Blumen und Gräser wiegen sich im Sommerwind, und Sie spüren den zarten Windhauch auf Ihrem Gesicht. Auf allem liegt das angenehm warme Licht der Nachmittagssonne. Ja, stellen Sie sich vor, Sie könnten langsam über diese Wiese hinwegschweben. Sie werden dabei ein Gefühl der Ruhe, Entspannung und des Glücks empfinden.

Stress besser bewältigen lernen

Zunächst einmal sollten Sie analysieren, welche Stressfaktoren Sie in Ihrem Leben besonders quälen. Was belastet Sie am meisten? Überlegen Sie, ob sich diese Faktoren nicht vielleicht doch irgendwie abbauen lassen – oft bürden wir uns nämlich Dinge auf, die eigentlich gar nicht unbedingt notwendig sind. Hier ein paar Tipps und Tricks zum Abbau von Stress:

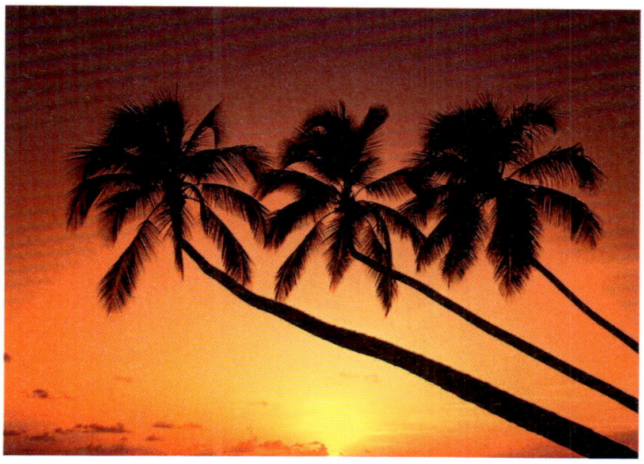

Fantasiereisen dienen der Entspannung. Sie bauen Stress ab und helfen überdies beim Einschlafen.

- Lernen Sie, Aufgaben, die Sie nicht unbedingt selbst erledigen müssen, an andere zu delegieren! Geben Sie es auf, immer perfekt sein zu wollen.
- Lernen Sie, Nein zu sagen, wenn Sie das Gefühl haben, dass jemand Sie ausnutzt oder zu Dingen (z. B. gesellschaftlichen Verpflichtungen) drängen will.
- Pflegen Sie ein Hobby, am besten in einer Gruppe! Das macht Spaß und lenkt Sie von Ihren Beschwerden ab.
- Pflegen Sie den Kontakt zu Freunden und Bekannten. Nichts ist hilfreicher für die Bewältigung schwerer, chronischer Krankheiten als ein gutes soziales Netzwerk! Versuchen Sie herauszufinden, ob es in Ihrer Gegend eine Selbsthilfegruppe für Ihre Erkrankung gibt.
- Teilen Sie sich Ihre Zeit und Ihre Kräfte gut ein. Manchen Menschen hilft es, ihren Tag bereits am Vorabend schriftlich vorauszuplanen und dabei auch regelmäßige Ruhephasen festzulegen.

Hypnose für emotionales und körperliches Wohlbefinden

Hypnose und Selbsthypnose gehören zu den ältesten Heilverfahren der Menschheit. Bereits in frühen Kulturen wurden Heilungsrituale mithilfe von Hypnosetechniken angewandt – durchaus mit Erfolg! Die medizinische Hypnose ist heute eine anerkannte Behandlungsmethode. Durch die Hypnose, die man auch selbst erlernen kann, gelangt man in einen veränderten Bewusstseinszustand, der durch vorübergehend veränderte Wahrnehmung, tiefe Entspannung und Empfänglichkeit für suggestive Reize charakterisiert werden kann. Wenn Sie sich in diesem Zustand der Trance befinden, blenden Sie Außenreize aus, und konzentrieren Sie sich ganz selbstverständlich und gelöst auf Ihr inneres Erleben. Auf diese Weise kann man lernen, die Symptome von Krankheitsbildern, wie z. B. Schmerzen, zu beherrschen.

Es ist wichtig, dass Sie einen seriösen Spezialisten finden, der die Heilhypnose bei Ihnen durchführt und Sie dazu anleiten kann, zu Hause die Behandlung weiterzuführen – etwa durch eigens für Sie persönlich besprochene Aufnahmen auf CD, die Ihnen einen Rahmen für die Übungen geben.

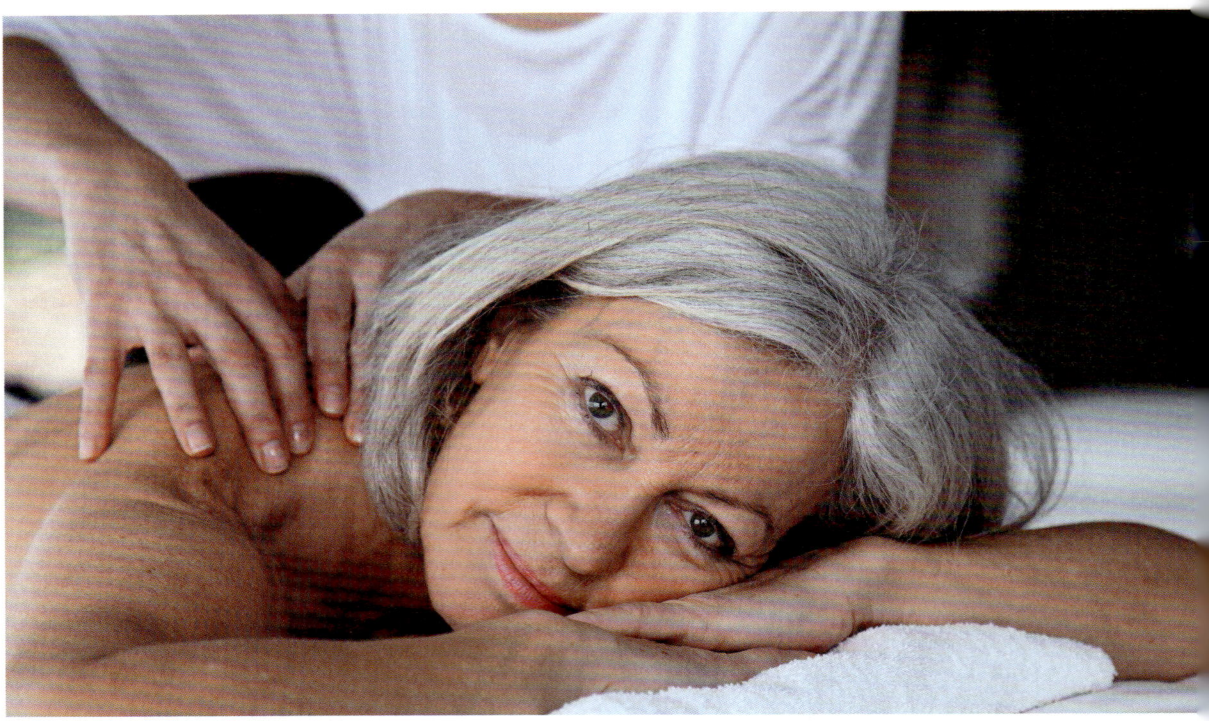

MASSAGEN
Die heilende Kraft der Hände

Massagen dehnen die Muskulatur auf sanfte Weise und können dadurch selbst hartnäckige Verspannungen lösen und Schmerzen lindern. Außerdem fördern Massagen die Durchblutung des Gewebes, sodass der Gelenkknorpel wieder besser ernährt wird und giftige Stoffwechselendprodukte und Entzündungsstoffe abtransportiert werden können.

Patienten mit rheumatischen Erkrankungen haben ein besonders hohes Risiko für Muskel- und Sehnenverkürzungen, weil sie aufgrund ihrer Gelenkprobleme und der daraus resultierenden Schmerzen häufig Schon- oder Fehlhaltungen einnehmen. Regelmäßige Massagen können hier wahre Wunder wirken. Sie erhöhen die Beweglichkeit oder erhalten diese zumindest. Außerdem erzeugen sie ein wohltuendes Gefühl der Entspannung. Langfristig reduzieren Massagen zudem die Schmerzen und verringern die Entzündungsneigung, sodass die Patienten oft sogar weniger antirheumatische Medikamente einnehmen müssen.

Auch an Rückenschmerzen sind meistens Muskelverspannungen beteiligt. Massagen wirken sich daher auch hier äußerst positiv aus. Die Techniken, die dabei zum Einsatz kommen, sind recht unterschiedlich:

- Die *Tiefenmassage* wird mit festem Druck durchgeführt und verstärkt die Durchblutung des Gewebes. Besonders gut hilft sie bei Muskelverspannungen und Verhärtungen.
- Die *Bindegewebsmassage (Subkutane Reflextherapie)* löst u. a. Verklebungen im Gewebe.
- Die *Fußreflexzonenmassage* geht davon aus, dass sich an den Fußsohlen Zonen befinden, die mit bestimmten inneren Organen oder Körperregionen in Verbindung stehen. Diese Organe oder Regionen sollen sich durch eine Druckpunktmassage der entsprechenden Stellen am Fuß positiv beeinflussen lassen. Einen wissenschaftlichen Nachweis hierfür gibt es allerdings nicht.

Probieren Sie aus, welche spezielle Form der Massage Ihnen gut tut! Massagen sollten grundsätzlich immer von einem Profi (in der Regel einem Masseur oder Physiotherapeuten) durchgeführt werden.

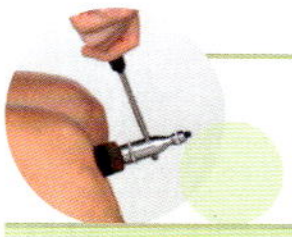

DAS RÄT DER EXPERTE

Sie sind der Experte für Ihren Körper

Zeigen Sie Ihrem Masseur oder Physiotherapeuten ruhig, an welchen Stellen Sie Verspannungen spüren! Sie sind schließlich der beste Experte für Ihren eigenen Körper. An Schulter-, Nacken- oder Kreuzschmerzen müssen übrigens nicht unbedingt immer die Rückenmuskeln schuld sein. Auch die Bauchmuskulatur – vor allem der Lenden-Darmbein-Muskel *(Iliopsoas)*, der an der Wirbelsäule ansetzt – ist häufig stark verspannt und trägt zur Entstehung eines muskulären Ungleichgewichts bei. Das wiederum kann auf Dauer starke Schmerzen verursachen. Dieser Muskel lässt sich im Rahmen einer Massage oder einer physiotherapeutischen Behandlung lockern. Außerdem gibt es gute Dehnübungen dafür, die die Beschwerden reduzieren. Das gilt ebenso für verkürzte Oberschenkel- und verspannte Gesäßmuskeln.

Massage in Kombination mit anderen Behandlungen

Oft werden Massagen mit Krankengymnastik oder Wärmebehandlung kombiniert, weil sich ihre Wirkung dadurch erhöht. Eine Wärmetherapie (Sauna, Voll- oder Teilbad, Infrarotbestrahlung oder Fangopackung) vor der Massage lockert die Muskeln, sodass der Masseur die tieferen Muskeln besser bearbeiten kann. Eine Massage vor der Krankengymnastik bereitet die Muskeln auf das Üben vor, indem sie sie lockert, dehnt und ihre Beweglichkeit verbessert.

Gut gegen Schwellungen: Lymphdränage

Eine besondere Form der Massage ist die Lymphdränage. Durch sanfte Handgriffe wird der Lymphabfluss angeregt und gestaute Flüssigkeit aus dem Gewebe gelöst. Die Behandlung hilft bei rheumatischen Erkrankungen wie Arthrose oder rheumatoider Arthritis, die oft mit Schwellungen einhergehen. Durch Abtransport überschüssiger Lymphflüssigkeit können Stoffwechselendprodukte und entzündungsunterhaltende Substanzen aus der Gelenkumgebung entfernt werden – der Knorpel wird wieder besser ernährt.

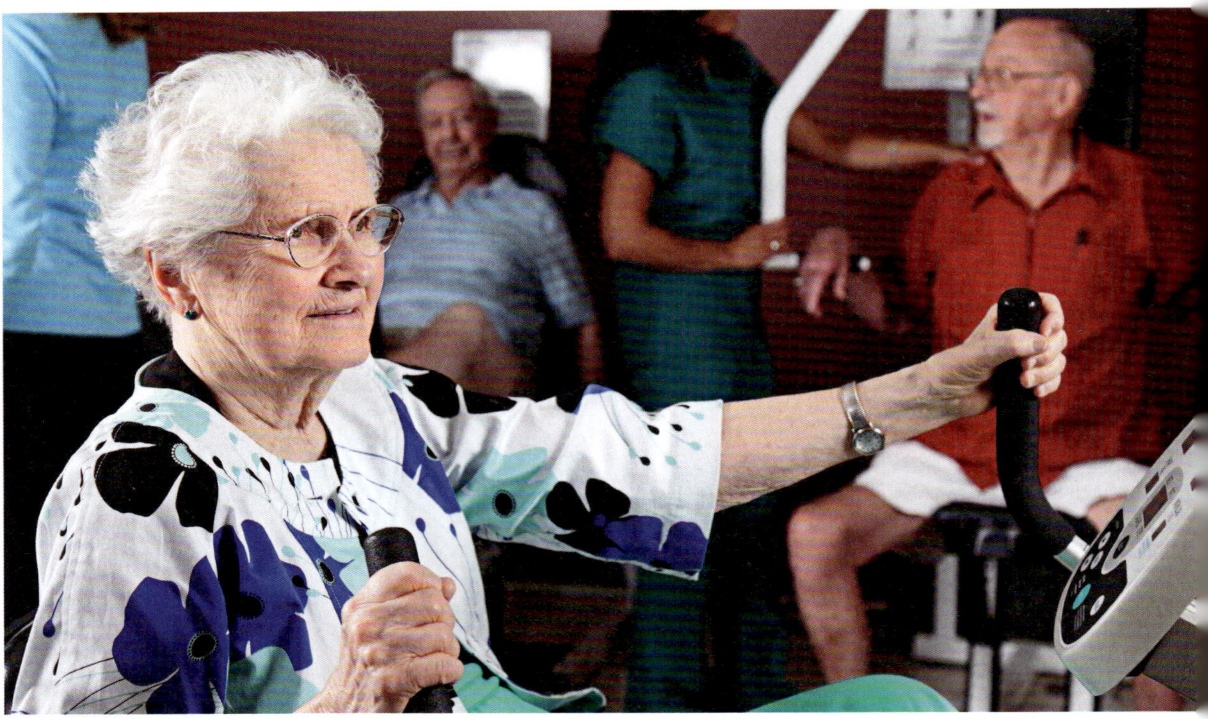

MANUELLE THERAPIE UND KRANKENGYMNASTIK

Lockerung und Bewegung helfen

Bei der manuellen Therapie werden Gelenkblockaden und Verspannungen der Muskulatur durch gezielte Handgriffe gelockert. Krankengymnastische Übungen erhalten oder verbessern die Beweglichkeit der Gelenke und beugen somit der Entwicklung von Fehlstellungen vor. Außerdem fördern sie die Durchblutung und die Knorpelernährung.

Regelmäßige manuelle Therapie spielt bei der Behandlung der rheumatoiden Arthritis eine wesentliche Rolle. Bei einem akuten Schub ist sie allerdings nicht die richtige Wahl. Hier werden schmerzlindernde Verfahren wie schmerzarme Lagerungen angewendet. Lassen die Krankheitssymptome nach, dann helfen aktive Bewegungsübungen (Krankengymnastik), die Gelenke beweglich zu halten, zu stabilisieren und die Muskeln zu kräftigen, damit sie den geschädigten Gelenken möglichst guten Halt bieten. Beim Morbus Bechterew dienen die manuelle Therapie und die Krankengymnastik in erster Linie dazu, die Beweglichkeit der Wirbelsäule zu verbessern.

Krankengymnastische Übungen wirken bei Arthrose sehr unterstützend, denn sie erhalten die Gelenke so flexibel wie möglich und stärken die Muskulatur. Bei schlechter Belastbarkeit des Patienten oder in akuten Arthrosestadien mit Entzündungen und Schmerzen wird der Physiotherapeut vielleicht zuerst mit gelenkschonenden Übungen im schmerzfreien Bereich beginnen, bei denen er die Bewegungen des Patienten führt. Auf diese Weise wird die Muskulatur aktiviert und die Mobilität verbessert. Diese Maßnahmen sollten dann so bald wie möglich durch Übungen ersetzt werden, bei denen der Patient zunehmend selbst aktiv werden muss.

Bei Einschränkungen der Gelenkfunktion wird der Physiotherapeut mit Ihnen üben, wie Sie sich im Alltag trotzdem einigermaßen normal bewegen können. Wenn Sie das Hüftgelenk nur unter Qualen beugen können, zeigt er Ihnen beispielsweise eine besondere Technik, die schmerzfreies Bücken ermöglicht.

Bei Rückenschmerzen geht es nicht ohne Krankengymnastik!

Rückenschmerzen sind meist auf ein muskuläres Ungleichgewicht zurückzuführen, das durch einseitige Fehlbelastungen (z. B. durch ständiges Sitzen am Schreibtisch), aber auch durch Dauerstress zustande kommen kann. D. h.: Manche Muskeln sind zu schwach ausgebildet, andere verspannt und verkürzt. Bei Muskelverspannungen und -verkürzungen helfen Dehnübungen. Zu schwache Muskulatur hingegen muss gekräftigt werden, damit sie den Rücken stabilisieren kann. Zu diesem Zweck kann Ihnen der Arzt Krankengymnastik verschreiben.

Die Übungen, die Ihnen Ihr Krankengymnast oder Physiotherapeut beibringt, müssen Sie allerdings zu Hause regelmäßig ausführen, sonst sind sie nutzlos.

Intensiv ist die sogenannte gerätegestützte Krankengymnastik, bei der bestimmte Muskelgruppen an Übungsgeräten gezielt trainiert werden. Diese Art von Gymnastik betreibt man in der Regel in krankengymnastischen und physiotherapeutischen Einrichtungen, die über spezielle Übungsgeräte verfügen und in denen die Patienten fachmännisch beaufsichtigt und angeleitet werden.

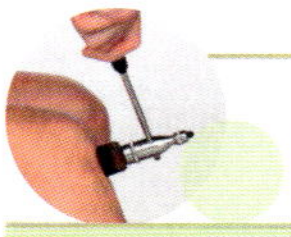

DAS RÄT DER EXPERTE

Maßgeschneiderte Therapie!

Jeder Patient leidet unter anderen Rückenbeschwerden und braucht daher eine individuelle, für seine Bedürfnisse maßgeschneiderte Therapie. Übungen, die einem anderen Rückenschmerz-Patienten sehr wohl helfen, nützen Ihnen vielleicht gar nichts, weil völlig andere Muskelgruppen trainiert bzw. gedehnt werden müssen. Außerdem sollte die Krankengymnastik bei chronischen Rückenschmerzen durch andere Maßnahmen ergänzt werden, z. B. durch schmerzlindernde oder muskelentspannende Medikamente, Entspannungsverfahren, Biofeedback, bei psychisch bedingten Rückenbeschwerden eventuell auch durch eine Psychotherapie. Falls die Behandlungsmaßnahmen, die Ihr Hausarzt oder Orthopäde Ihnen gegen Ihre Rückenbeschwerden verschreibt, nicht helfen sollten, dann könnnen Sie sich an einen erfahrenen Schmerztherapeuten wenden.

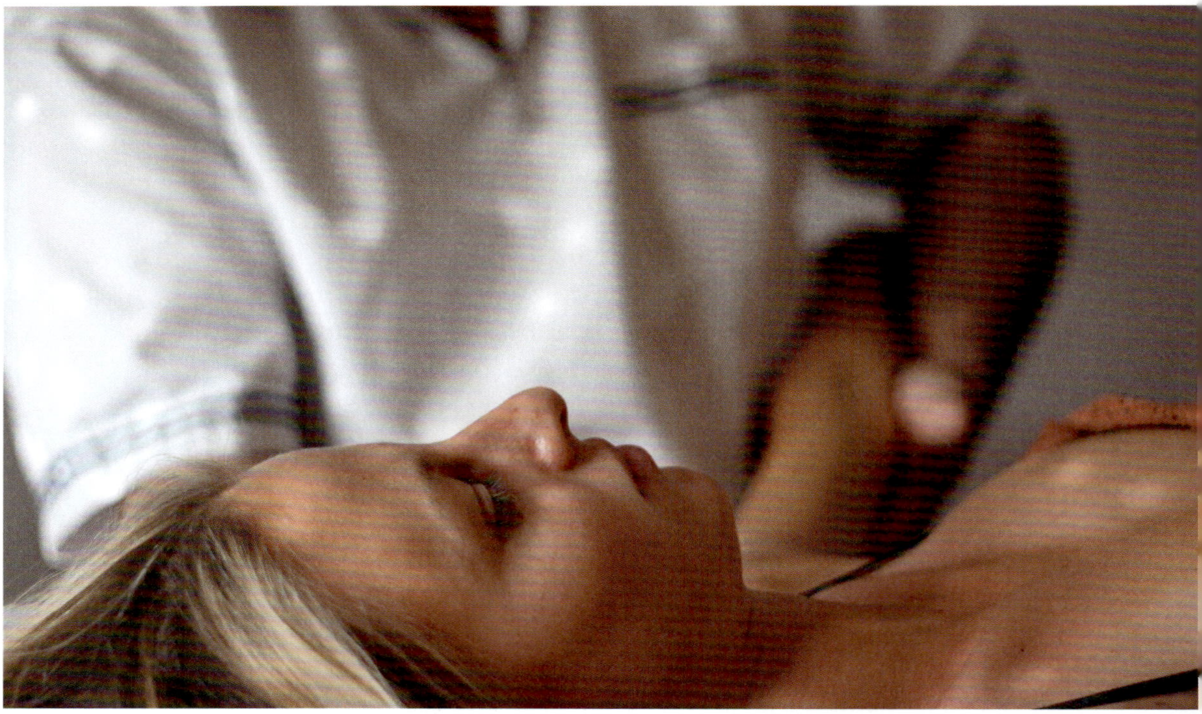

OSTEOPATHISCHE BEHANDLUNG

Die Balance wiederherstellen

Die Osteopathie ist eine sanfte und ganzheitliche Heilmethode, die von dem amerikanischen Arzt Andrew Taylor Still im 19. Jahrhundert entwickelt wurde. Still entdeckte, dass der Körper über Selbstheilungskräfte verfügt und man durch die Stimulation dieser Kräfte auch in der Lage ist, Krankheiten zu heilen. Das Ziel einer osteopathischen Behandlung ist es, den Körper wieder in sein natürliches Gleichgewicht zurückzuführen.

Die Osteopathie erfreut sich heute immer größerer Beliebtheit. Vor allem bei Gelenkbeschwerden, Bewegungseinschränkungen, Rückenschmerzen und Muskelverspannungen wird sie erfolgreich eingesetzt, denn bei solchen Beschwerden und Erkrankungen ist ein ganzheitlicher Therapieansatz wichtig.

Kopfschmerzen haben beispielsweise ihre Ursache nicht unbedingt im Kopf. Dahinter stecken in vielen Fällen Schulterverspannungen, Blockaden der Wirbelgelenke oder auch ein Schleudertrauma. Ebenso müssen Kreuzschmerzen nicht von der Lendenwirbelsäule herrühren, sondern sind womöglich auf eine Hüftgelenkarthrose, eine Blockade des Iliosakralgelenks, ja sogar auf eine Fußfehlstellung zurückzuführen. Selbst gutartige Wucherungen in der Gebärmutter (Myome) können dieses Organ derart vergrößern, dass es Zug auf die Lendenwirbelsäule ausübt und dadurch Schmerzen verursacht. Diesen oft verborgenen Ursachen, die der Schulmediziner nicht immer entdeckt, kommt der Osteopath auf die Spur.

Der erste Besuch

Zuerst einmal wird ein Osteopath die Krankheitsgeschichte (Anamnese) des Patienten erheben: D. h., er befragt ihn genau nach seinen derzeitigen Beschwerden, aber auch nach früheren Erkrankungen und der bisherigen Behandlung. Auch nach weit zurückliegenden Stürzen, Unfällen und Operationen wird er sich erkundigen. Als Nächstes untersucht der Osteopath seinen Patienten im Stehen, Sitzen und Gehen und eventuell auch bei verschiedenen anderen Bewegungsabläufen, um sich einen möglichst genauen Eindruck von Fehlhaltungen, Funktionsstörungen und Bewegungseinschränkungen zu verschaffen. Liegt womöglich eine Fußfehlstellung oder Wirbelsäulenverkrümmung (Skoliose) vor? Befinden sich die Hüften auf einer Linie, oder leidet der Patient an einem Beckenschiefstand? Sind Gelenke geschwollen und in ihrer Beweglichkeit eingeschränkt? All das kann ein erfahrener Osteopath mit seinem geschulten Blick und seinen sensiblen Händen sehr rasch feststellen.

Behandlung und Kosten

Der Osteopath verlässt sich – wie bei der Diagnostik – einzig und allein auf seine Hände. Dabei geht er sanft und behutsam vor. Durch leichten Druck mit den Fingerspitzen, Streichbewegungen und gezielte Handgriffe kann er Gelenkblockaden, Verklebungen und Muskelverspannungen lösen oder Fehlhaltungen korrigieren. Natürlich ist selbst der beste Therapeut nicht in der Lage, Veränderungen der Gelenk- und Knochenstruktur rückgängig zu machen, aber er kann durchaus Schmerzen und Bewegungseinschränkungen lindern und Fehl- und Schonhaltungen richten. Da es sich wie bei Rheuma häufig um systemische Krankheitsprozesse handelt, die den ganzen Körper betreffen, wird der Osteopath sich nicht nur auf Knochen, Muskulatur, Sehnen und Gelenke konzentrieren, sondern auch die inneren Organe untersuchen und zu beeinflussen versuchen.

Fragen Sie vorher bei Ihrer Krankenkasse an, ob und unter welchen Bedingungen und in welcher Höhe die Kasse die Behandlungskosten übernimmt.

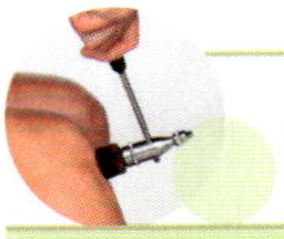

DAS RÄT DER EXPERTE

Achten Sie auf die Ausbildung!
Osteopath ist in Deutschland keine geschützte Berufsbezeichnung. Die Qualität der Berufsausbildung ist daher sehr uneinheitlich. Erkundigen Sie sich vorher, ob Ihr Therapeut seine Ausbildung an einer der vom Verband der Osteopathen Deutschland (VOD) anerkannten Schulen absolviert hat. Auf der Website dieses Verbands (www.osteopathie.de) finden Sie eine Liste mit Therapeuten in Ihrer Nähe.

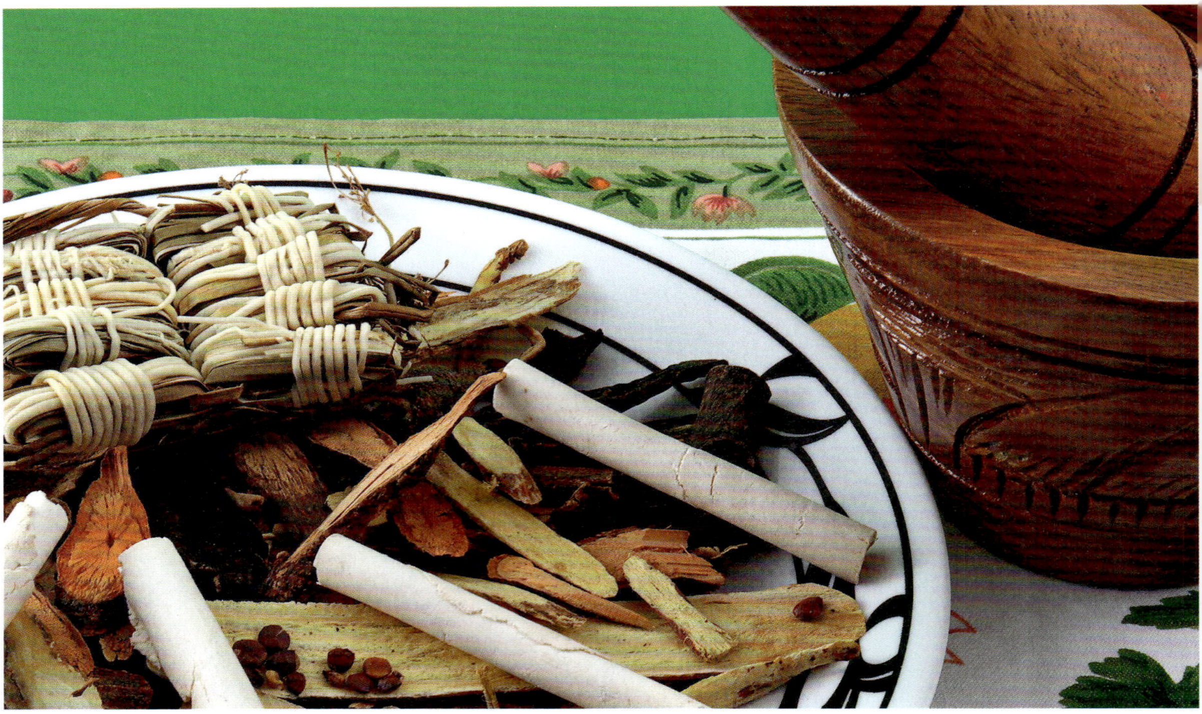

FERNÖSTLICHE HEILKUNDE
Traditionelle Chinesische Medizin

Mittlerweile wird die Traditionelle Chinesische Medizin (TCM) auch hierzulande zunehmend praktiziert. Die TCM umfasst u. a. Maßnahmen wie die Akupunktur und Akupressur sowie Bewegungsübungen aus dem Tai-Chi, Shiatsu oder Qigong. Insbesondere bei der Behandlung von rheumatischen Erkrankungen spielt TCM eine bedeutende Rolle.

Die Wissenschaftsmedizin begegnet der Traditionellen Chinesischen Medizin eher mit Skepsis, weil sich deren therapeutische Wirksamkeit durch wissenschaftliche Studien nicht nachweisen lässt. Trotzdem haben sich einige Behandlungsmethoden der TCM in der westlichen Medizin etabliert. So stellte beispielsweise die Weltgesundheitsorganisation (WHO) schon vor einiger Zeit in mehreren Studien fest, dass die Akupunktur oft bessere Heilungsergebnisse zeitigt als Therapiemethoden der herkömmlichen Medizin.

Die TCM ist eine Erfahrungsmedizin, die auf der chinesischen Lebens- und Gesundheitsphilosophie beruht. Sie geht von der Prämisse aus, dass der Mensch nur dann gesund ist, wenn seine Lebensenergie (Qi) ausgewogen fließen kann. Blockaden und Unstimmigkeiten im Fluss dieser Lebensenergie führen demgemäß zu Krankheiten. Diese ganzheitliche Betrachtungsweise der Traditionellen Chinesischen Medizin steht in vielen Bereichen im Gegensatz zu dem analytischen Ansatz der Wissenschaftsmedizin der westlichen Welt.

Das bedeutet aber nun nicht, dass man sich unbedingt für eine dieser beiden Richtungen entscheiden muss. Die TCM ist eine sehr gute Ergänzung zu unserer klassischen westlichen Medizin und hat sich besonders in der Therapie von Gelenkerkrankungen und Rückenschmerzen bestens bewährt.

Akupunktur: mit Nadeln Schmerzen lindern

Die Akupunktur basiert auf einem Grundmodell der Traditionellen Chinesischen Medizin. Demnach ist der menschliche Körper von Meridianen überzogen, einem unsichtbaren, feinen Netzwerk von Wegen oder Kanälen, durch die die Lebensenergie (Qi) fließt. Jeder Meridian ist einem bestimmten Organ oder einem Organsystem zugeordnet, und auf jedem Meridian liegen wiederum Akupunkturpunkte. Nach Auffassung der TCM kann man durch das Einstechen von feinen Nadeln in diese Punkte Einfluss auf bestimmte Organe oder Körperregionen nehmen und energetische Unstimmigkeiten – sogenannte Disharmonien – im Körper ausgleichen.

Besonders hilfreich ist eine Behandlung mit Akupunktur bei einer Arthrose der Kniegelenke: Akupunktur kann zerstörte Knorpelstrukturen und Gelenke nicht heilen, aber eine deutliche Linderung der Beschwerden bewirken. Auch bei Rückenschmerzen zeigen Akupunkturbehandlungen oftmals erstaunliche Erfolge. In der Regel sind aber mehrere Behandlungen notwendig, bis der Patient eine deutliche Erleichterung verspürt.

Akupunktur allein hilft jedoch in den meisten Fällen nicht als Behandlungsmethode, sie kann dann von weiteren Maßnahmen (Physiotherapie, Entspannungsverfahren, Medikamente etc.) begleitet werden.

So hab ich's erlebt

Sigrid K. hatte bisher noch nie unter Rücken- oder Gelenkbeschwerden gelitten. Doch mit 63 Jahren stellten sich bei ihr plötzlich starke Schmerzen in der Halswirbelsäule ein. Der Orthopäde diagnostizierte zwei Bandscheibenvorfälle im Halswirbelsäulenbereich und verschrieb Frau K. Massagen, Krankengymnastik, entzündungshemmende Medikamente und Opioide gegen die Schmerzen – doch nichts half wirklich, obwohl sie die Arzneimittel am Ende sogar in der Höchstdosis einnahm. Zwei Akupunkturserien von jeweils zehn Behandlungen brachten jedoch schließlich den Durchbruch. Die quälenden Rückenschmerzen ließen allmählich nach. Heute ist Frau K. wieder beschwerdefrei.

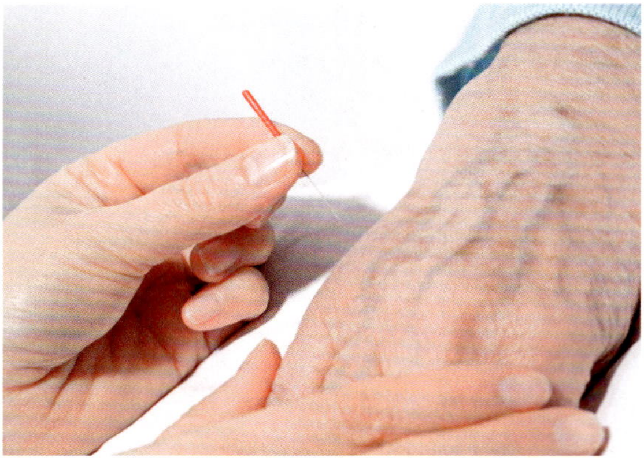

Keine Sorge! Wenn es zu einer Erstverschlimmerung kommt, dann spricht der Körper auf die Therapie an.

Nach unserem modernem Verständnis der Schmerzentstehung handelt es sich bei der Akupunktur um ein sogenanntes Gegenirritationsverfahren. D. h., sie aktiviert die körpereigene Schmerzhemmung und verhindert damit, dass die Schmerzen chronisch werden. Außerdem werden durch den Reiz der Akupunkturnadeln „Glückshormone" (Endorphine) im Körper ausgeschüttet. Diese Botenstoffe, die in ihrer chemischen Zusammensetzung dem Morphium ähneln, dämpfen das Schmerzempfinden. Das Einstechen der Nadeln spürt man in der Regel nicht – zumindest tut es weit weniger weh als die Schmerzen, die Sie aufgrund Ihrer Beschwerden ohnehin haben. Es ist nicht einmal so schmerzhaft wie eine Spritze, denn bei der Akupunktur benutzt man haarfeine Nadeln.

Varianten der Akupunktur: die Ohrakupunktur

Bei der Ohrakupunktur geht man davon aus, dass der gesamte menschliche Körper mit all seinen Organen und Bereichen gewissermaßen in der Ohrmuschel „abgebildet" ist. Fast jedes Organ, Gelenk oder Gefäß hat einen entsprechenden Punkt am Ohr. Durch eine Reizung dieser Reflexzonen kann man die ihnen zugeordneten Körperregionen beeinflussen. Das hilft gerade bei chronischen Wirbelsäulenerkrankungen und Gelenkproblemen recht gut. Im Gegensatz zu den „normalen" Akupunkturnadeln können die Ohrakupunkturnadeln über mehrere Tage im Ohr verbleiben, denn es sind kurze Nadeln, die eher wie ein „Knopf im Ohr" aussehen. Sie fallen also kaum auf und stören nicht.

Manche Therapeuten behandeln die Akupunkturpunkte auf den Meridianen anstelle von Nadeln mit anderen Verfahren, beispielsweise mit Ultraschall, Laser oder durch Wärme (Moxibustion).

Nur durch Fingerdruck: Akupressur

Eigentlich kennen und praktizieren die meisten von uns ganz unbewusst diese Technik: Bei Kopfschmerzen reiben wir mit den Fingern sanft unsere Schläfen oder die Stirn. Haben wir Bauchschmerzen, fassen wir mit den Fingern an die schmerzende Stelle und drücken leicht dagegen. Das tut offenbar gut.

Die Traditionelle Chinesische Medizin hat daraus ein eigenes Behandlungssystem entwickelt: die Akupressur. Sie war die Vorläuferin der Akupunktur. Dieselben Punkte, die man von der Akupunktur kennt, werden nicht mit Nadeln, sondern durch Fingerdruck stimuliert. Die zu behandelnden Punkte liegen auf insgesamt 20 Meridianen im Körper. Werden die Punkte mit dem

DAS RÄT DER EXPERTE

Akupressur selbst anwenden!
Bei Schmerzen im Gesichtsbereich spielt der Akupressurpunkt „Dickdarm 4“ eine wichtige Rolle. Er liegt in der Mitte zwischen Daumen und Zeigefinger der linken und der rechten Hand. Bearbeiten Sie diesen Punkt auf beiden Seiten mehrmals täglich mit langsamen, kreisenden Daumenbewegungen, wobei Sie den Druck leicht erhöhen und wieder abschwellen lassen oder den Punkt längere Zeit drücken.

Finger angeregt, stellt der Therapeut eine Verbindung zu verschiedenen Gefäßen und Organen her. Dabei werden auch Punkte angesprochen, die von der eigentlich schmerzenden Stelle weit entfernt liegen können.

Die Akupressur ist eine sanfte Behandlungsmethode ohne jede Nebenwirkung, die von speziell ausgebildeten Ärzten und Therapeuten angeboten wird. Sie lässt sich aber auch sehr gut selbst praktizieren. Der Druck auf bestimmte Punkte kann dabei nicht nur Schmerzen lindern, sondern auch seelische Störungen positiv beeinflussen. Selbstverständlich muss man dazu die entsprechenden Akkupressurpunkte sehr genau kennen. Wie für andere Behandlungsformen gilt für die Akkupressur auch: Während eines akuten Rheuma-Schubs sollte keine Anwendung erfolgen. Vorsicht sollte ebenfalls bei schweren Herz-Kreislauf-Beschwerden geboten sein.

Schröpfen

Schröpfen wird nicht nur in der TCM, sondern mehr und mehr auch in der westlichen Naturheilkunde eingesetzt. Dabei setzt man mit einer Vakuumpumpe versehene Gläser oder Kugeln auf die zu behandelnden Körperstellen und erzeugt dort einen Unterdruck. Dies fördert die Durchblutung des erkrankten Gewebes: Es wird wieder besser ernährt und Stoffwechselendprodukte und Schadstoffe abtransportiert. Schröpfen wirkt deshalb bei rheumatischen Erkrankungen positiv. Gut hilft es auch gegen schmerzhafte Verhärtungen der Muskulatur (Myogelosen) oder Verklebungen des Bindegewebes im Schulter- und Nackenbereich sowie der Lendenwirbelsäule. Die Behandlung wird von naturheilkundlich orientierten Ärzten und Physiotherapiepraxen angeboten.

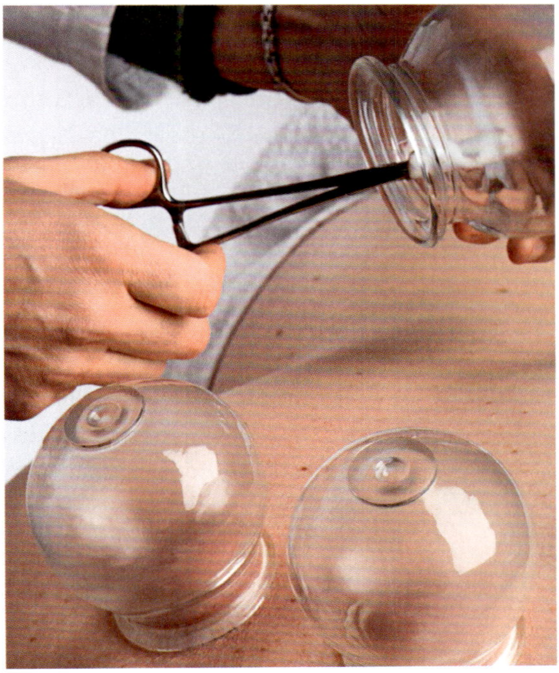

Blutergüsse, die häufig beim Schröpfen entstehen, klingen bereits nach ein bis zwei Tagen wieder ab.

Die Energie in Bewegung halten: Tai-Chi und Qigong

Durch sanfte und harmonische Bewegungen versucht man in der TCM die Lebensenergie, das Qi, im Fluss zu halten. Damit lassen sich Krankheiten behandeln und sogar vorbeugen, wenn man die Übungen regelmäßig praktiziert. Dadurch werden die Funktionsfähigkeit und die Beweglichkeit der Glieder und Gelenke langfristig erhalten bzw. verbessert. Die Chinesen nehmen dies überaus ernst: In den frühen Morgenstunden sieht man sie in kleinen Gruppen oder allein überall in den Parks der chinesischen Städte ihre Tai-Chi- oder Qigong-„Morgengymnastik“ absolvieren.

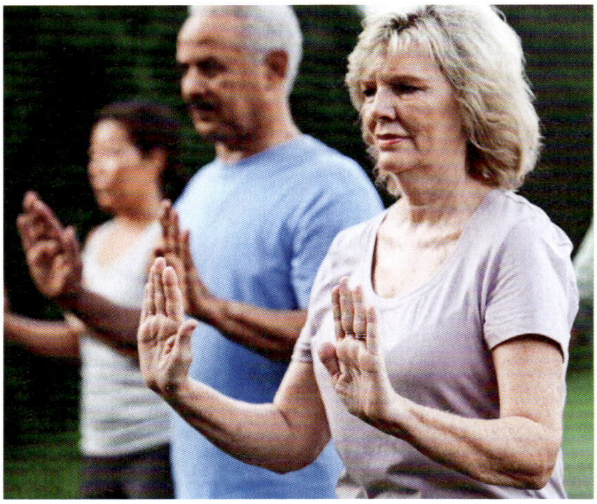

Nachweislich kann Tai-Chi sogar dabei helfen, Entzündungszellen im Körper zu reduzieren.

Bei den Tai-Chi-Übungen, die sich aus einer chinesischen Kampfkunst („Schattenboxen“) entwickelt haben, stehen langsame, fließende Bewegungen im Vordergrund, die sich bei Arthrose, rheumatoider Arthritis und Rückenschmerzen positiv auswirken. Regelmäßig geübt, stärkt Tai-Chi Knochen, Muskeln, Sehnen und Bänder. Außerdem ist es ein hervorragendes Gleichgewichtstraining und senkt das Risiko für Stürze, das bei Patienten mit rheumatischen Erkrankungen erhöht ist – schließlich sind die in ihrer Funktion gestörten Gelenke nicht mehr so beweglich und bieten weniger Halt.

Auch bei Qigong handelt es sich um langsame, meditative Übungen, die Atemtherapie, Meditation und Heilgymnastik miteinander verbinden. Dabei stellt sich mit der Zeit ein Zustand entspannter Ruhe und Gelassenheit ein.

Das Gute daran: Die Übungen sind auch für ältere Menschen zu erlernen und auszuführen. Viele Krankenkassen, Volkshochschulen und Gesundheitsinstitutionen bieten inzwischen Kurse in Tai-Chi und Qigong an.

Regt den Energiefluss an: die Tuina-Massage

Die Tuina-Massage lockert Muskeln und Sehnen, löst Blockaden in den Gelenken und lindert Schmerzen. Durch sanften Fingerdruck auf bestimmte Akupunkturpunkte sowie streichende Bewegungen entlang der Meridiane im Körper wird der Fluss des Qi gefördert, und Durchblutung und Stoffwechsel im Bereich von Knochen, Gelenken und Muskulatur werden verbessert.

Die Massage hilft bei vielen orthopädischen Erkrankungen wie Gelenkproblemen, Muskelverspannungen sowie Rücken- und Spannungskopfschmerzen (die häufig von einer verspannten Schulter-Nacken-Muskulatur herrühren). Vor allem in Kombination mit Akupunktur ist Tuina äußerst wirkungsvoll.

Druckpunkt-Massage: Shiatsu

Die Shiatsu-Massage, eine japanische Körpertherapie, hat sich aus der chinesischen Tuina-Massage entwickelt. Shiatsu stimuliert nicht nur einzelne Punkte, sondern wird am ganzen Körper angewendet. Das Grundprinzip dabei ist das immerwährende Prinzip der chinesischen Heilkunst – die Verbindung zwischen Körper, Geist und Seele. Shiatsu dient zwar in erster Linie der Gesunderhaltung, unterstützt den Körper aber auch in Genesungsphasen.

Meist wird Shiatsu auf einer Matte oder einem Futon auf dem Boden praktiziert, manchmal auf einem Massagestuhl. Der Therapeut arbeitet nicht nur mit den Händen – mit Fingern und Handballen –, sondern auch mit den Ellbogen und den Knien. Er setzt sanfte rhythmische Bewegungen ein, ebenso Dehnungen und Rotationen und nutzt dabei sein eigenes Körpergewicht.

Chinesische Heilkräuter

Das Standardwerk der Traditionellen Chinesischen Medizin, ein Abriss der Kräutermedizin aus dem 16. Jahrhundert, das der chinesische Arzt Li Shizen verfasst hat, beschreibt über 10 000 Rezepturen. Heute kennt man über 3000 Heilkräuter, aus denen die chinesischen Ärzte ihre Medizin zusammenstellen. Diese Heilkräuter werden oftmals mit mineralischen und tierischen Substanzen vermischt. Die TCM fordert, dass ein Medikament für jeden Patienten exakt auf seine Beschwerden hin zusammengestellt werden muss.

Allerdings ist große Vorsicht bei der Einnahme solcher Mixturen angebracht, die auch im Internet mit hochgegriffenen Heilversprechungen angeboten werden. Vereinzelt wurde bereits über Vergiftungsfälle bei der Anwendung von chinesischen Arzneien berichtet.

Die Apotheken in Deutschland sind einer strengen Kontrolle der Arzneimittelbehörden unterworfen und müssen strengste Qualitätsmerkmale erfüllen. Das trifft jedoch nicht für die chinesische Heilkräutermedizin zu. Ausschließen lässt sich überdies nicht, dass die importierten chinesischen Arzneimittel durch Pestizide und Schwermetalle verunreinigt sind. Da sie nicht standardisiert sind, sondern für jeden Patienten individuell angefertigt werden, ist eine bei uns übliche Qualitätskontrolle auch nicht möglich.

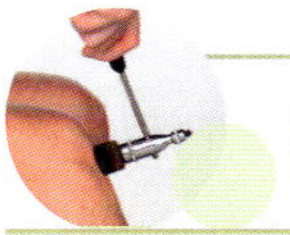

DAS RÄT DER EXPERTE

Vorsicht bei Heilkräutermixturen!
Bei den in chinesischen Kräutermischungen verwendeten Substanzen handelt es sich keinesfalls um harmlose Stoffe, wie der Laie gern annimmt, wenn Medikamente als „natürlich" etikettiert sind. Wenn Pflanzenteile abgekocht werden, ist es kaum möglich, die Stärke eines Konzentrats exakt festzulegen. Kommt es so zu einer Überdosierung, kann diese schwere gesundheitliche Schäden hervorrufen. Mediziner geben außerdem zu bedenken, dass chinesische Arzneien, bei denen es sich oft um hochpotente Substanzen handelt, möglicherweise auch zu Leberschäden führen können. Seien Sie also vorsichtig bei Heilkräutermischungen!

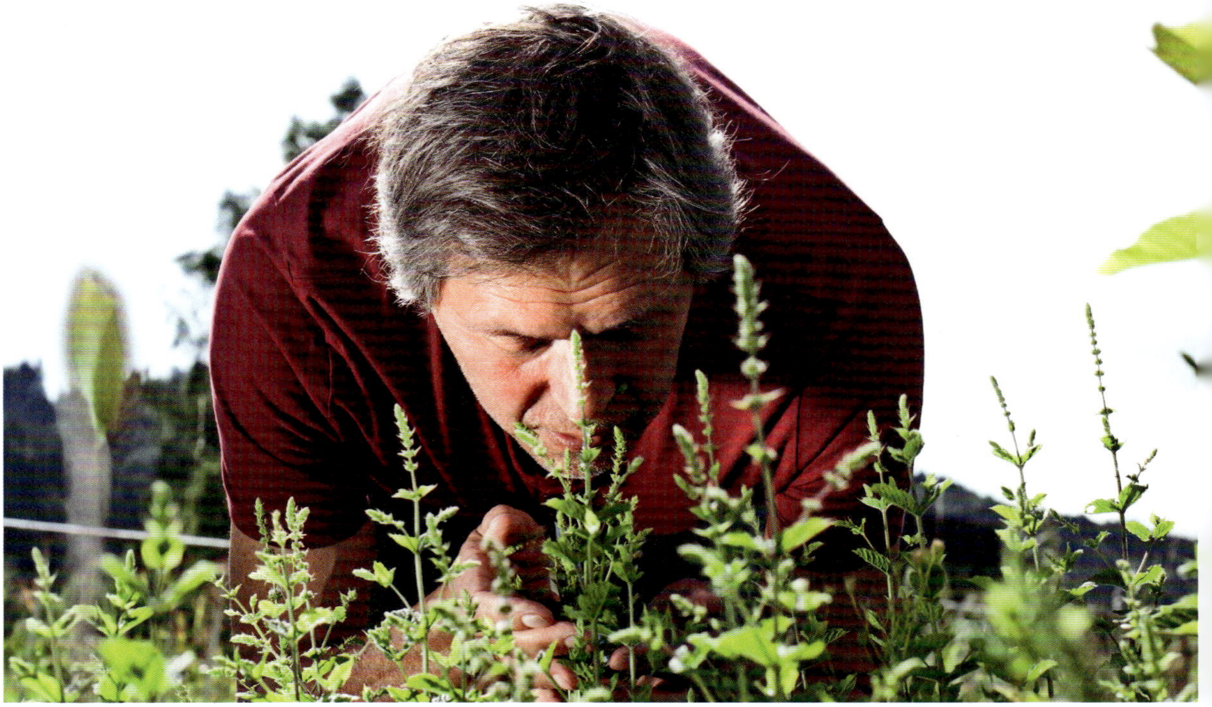

AUCH DIE NATUR HEILT
Phytotherapie und Homöopathie

Heutzutage bauen immer mehr Menschen bei gesundheitlichen Problemen auf sanfte und naturheilkundliche Therapien. Mit natürlichen Heilverfahren allein kommt man zwar in den meisten Fällen schweren oder chronischen Erkrankungen wie Gelenkproblemen oder hartnäckigen Rückenschmerzen nicht bei, doch Pflanzenheilkunde und Homöopathie sind unbestritten eine sinnvolle Ergänzung zu den herkömmlichen Heilmethoden.

Zu den wichtigsten Zweigen der Naturheilkunde gehören die Phytotherapie (Pflanzenheilkunde) und die Homöopathie. Es gibt zahlreiche Pflanzen mit Wirkstoffen, die Schmerzen lindern und Entzündungen eindämmen und aus diesem Grund gerade bei Gelenkproblemen gut einsetzbar sind. Machen Sie ruhig einen Behandlungsversuch mit natürlichen Heilmitteln: Zeigen sie bei Ihnen eine positive Wirkung, dann kommen Sie vielleicht mit weniger Medikamenten gegen Ihre rheumatischen Beschwerden aus – allein das ist schon ein großer Gewinn. Sie müssen allerdings ein wenig Geduld mitbringen, denn pflanzliche Mittel entfalten bei regelmäßiger Einnahme meistens erst über einen Zeitraum von mehreren Wochen ihre heilende Wirkung.

Heilpflanzenmittel, innerlich angewendet

Zahlreiche Pflanzen mit heilenden Wirkstoffen werden bei Gelenkproblemen in Form von Kapseln, Dragees, Pulver, Presssaft oder Tee eingesetzt.

- *Birkenblätter* wirken blutreinigend und helfen als unterstützende Therapie gut bei rheumatischen Erkrankungen, einschließlich Gicht. Dabei trinkt man über einen Zeitraum von drei bis vier Wochen täglich drei Tassen Birkenblättertee oder zwei bis drei Gläser verdünnter Presssaft aus Birkenblättern.
- *Brennnesselblätter* wirken entzündungshemmend. Studien haben gezeigt, dass Wirkstoffe im Extrakt die Bildung und Freisetzung von entzündungsfördernden Gewebshormonen verhindern und somit auch das Fortschreiten einer Arthrose hemmen. Nachgewiesen ist ebenfalls, dass die Einnahme des Extrakts die Beweglichkeit der Gelenke verbessert.
- *Teufelskralle* ist für ihre entzündungshemmende und schmerzlindernde Wirkung bekannt und wird unterstützend bei schmerzhaften Arthrosen, Sehnenscheidenentzündungen, Rückenschmerzen und rheumatoider Arthritis angewendet. Unerwünschte Nebenwirkungen wie Übelkeit, Erbrechen, Durchfall, Kopfschmerzen und allergische Reaktionen treten nur selten auf.

Natürliches »Aspirin«

In seiner Wirkstoffkombination ähnelt *Weidenrindenextrakt* dem Schmerzmittel Acetylsalicylsäure (ASS, Aspirin®), denn der wichtigste Inhaltsstoff der Weidenrinde ist Salicin, das in der Leber zu Salicylsäure umgebaut wird. Diese Säure wirkt entzündungshemmend und schmerzlindernd und wird bei rheumatischen Beschwerden eingesetzt.

Die Wirkung von Weidenrindenextrakt lässt sich laut Studien sogar mit entzündungshemmenden Medikamenten wie Ibuprofen oder Diclofenac vergleichen. Zudem soll es knorpelschützende Effekte haben. Patienten, die unter Asthma oder Bronchitis leiden oder ein Magen- oder Darmgeschwür hatten, sollten auf die Einnahme von Weidenrindenextrakt verzichten. Außerdem kann es die Wirkung blutgerinnungshemmender und blutzuckersenkender Arzneimittel verstärken.

Eine ähnlich entzündungshemmende und schmerzlindernde Wirkung wie Antirheumatika (Diclofenac, Idometacin) kann auch ein Kombinationspräparat aus *Zitterpappel, Esche* und *Goldrutenkraut* (Phytodolor®) haben.

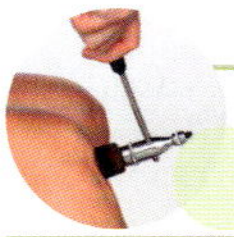

DAS RÄT DER EXPERTE

Am besten in der Apotheke kaufen! Gerade bei pflanzlichen Heilmitteln sollte Qualität an erster Stelle stehen. Kaufen Sie diese Mittel grundsätzlich in der Apotheke! Ihr Apotheker kann Sie über mögliche Nebenwirkungen aufklären und Ihnen die besten Präparate empfehlen. Werfen Sie auch einen Blick in die Packungsbeilage: Sie sollte eine genaue Beschreibung des Extrakts enthalten (handelt es sich um Wurzeln, Blüten oder Blätter) und das Extraktionsmittel nennen. Zudem sollte dort angegeben sein, gegen welche Leiden das Mittel eingesetzt wird.

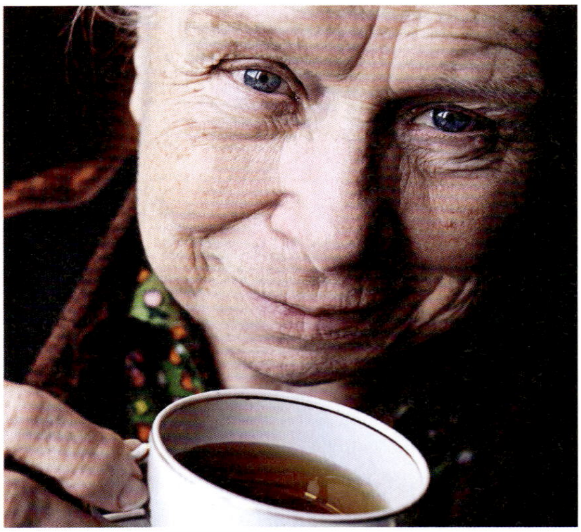

In Apotheken gibt es spezielle Kräutermischungen als Rheuma-Tees, die schmerzlindernde Wirkung zeigen.

Blutreinigungstees

In der Naturheilkunde wird gern das Verfahren der Blutreinigung praktiziert. Dahinter steckt die Idee, den Körper von Stoffwechselendprodukten und Giftstoffen zu befreien. Im Mittelalter führte man dazu einen Aderlass durch. Heute erreicht man dies auf sanftere Weise mittels spezieller Teemischungen. In der Schulmedizin ist dieses Verfahren recht umstritten, weil man Blut eigentlich nicht „reinigen" kann. Wissenschaftlich betrachtet, läuft der Entgiftungsprozess über Nieren und Leber ab. Schädliche Substanzen und Abfallstoffe, die beim Stoffwechsel anfallen, werden entweder über den Stuhl oder den Urin ausgeschieden. Genau darin besteht jedoch die Wirkung von Blutreinigungstees: Sie regen die Tätigkeit von Leber, Galle, Nieren und Darm an und haben dadurch eine leicht wassertreibende und abführende Wirkung.

Viele Menschen berichten, dass sie sich nach einer solchen „Blutreinigungskur" besser fühlen und weniger unter Müdigkeit, Schmerzen und Gelenkproblemen leiden. Wasseransammlungen, z. B. im Bereich entzündeter Gelenke, werden ausgeschwemmt, und Gichtanfälle treten seltener auf.

Viele dieser „blutreinigenden" Pflanzen enthalten entzündungshemmende und schmerzlindernde Wirkstoffe und sind daher sehr gut bei chronischen Gelenkerkrankungen einsetzbar. Je nach Ihren individuellen Bedürfnissen können Sie sich die Blutreinigungstees von Ihrem Apotheker zusammenstellen lassen: Wenn Sie unter Verstopfung leiden, mischt der Apotheker auch leicht abführende Kräuter (z. B. Sennesblätter) dazu. Als Bestandteil eines Blutreinigungstees eignen sich Ackerschachtelhalm, Birkenblätter, Brennnesselblätter, Johannisbeerblätter, Löwenzahn, Schlüsselblume und Sennesblätter.

Allerdings besteht bei längerer Anwendung von Blutreinigungstees die Gefahr einer Gewöhnung an die harntreibende und verdauungsanregende Wirkung. Derartige Tees sollten daher im Rahmen einer Trinkkur nur über einen Zeitraum von ein bis zwei Wochen eingenommen werden. Während der Kur trinkt man mehrmals täglich eine Tasse des frisch aufgegossenen Tees. Außerdem sollte eine Kur bei eingeschränkter Herz- und Nierentätigkeit nicht ohne eine vorherige Rücksprache mit dem Arzt durchgeführt werden.

Weihrauchextrakt zum Einnehmen

Indisches Weihrauchharz *(Boswellia serrata)* ist ein uraltes Heilmittel. Die Boswellia-Säuren und andere Inhaltsstoffe des Weihrauchs hemmen nachweislich die Bildung entzündungsfördernder Substanzen im Körper und sind gut zur Behandlung entzündlicher rheumatischer Erkrankungen einsetzbar. Eine in Indien durchgeführte Studie hat gezeigt, dass Weihrauchextrakt Arthroseschmerzen im Knie reduziert, die Kniegelenke abschwellen lässt und ihre Beweglichkeit verbessert. In einer anderen Untersuchung linderte ein Extrakt aus Weihrauch ebenfalls Schmerzen in den Gelenken und verbesserte die Gelenkfunktion. Bei vielen Patienten mit rheumatoider Arthritis oder Morbus Bechterew lässt sich durch Einnahme von Weihrauch sogar die Dosis von Kortisonpräparaten und anderen Arzneimitteln senken.

Trotz der Heilerfolge ist in Deutschland zurzeit kein Weihrauchpräparat als Arzneimittel zugelassen. Obwohl wissenschaftliche Untersuchungen auf die positiven Wirkungen von *Boswellia serrata* hinweisen, entsprechen diese Studien leider nicht den hierzulande geforderten Zulassungsbedingungen im Hinblick auf Qualität, Wirksamkeit und Unbedenklichkeit. Es gibt allerdings Weihrauchpräparate in Form von Nahrungsergänzungsmitteln (z. B. Weihrauch H15 von Hecht Pharma oder das indische Präparat Sallaki).

Unerwünschte Nebenwirkungen wurden bei einer Boswellia-Therapie bislang nicht beobachtet. Das Indische Weihrauchharz ist gut verträglich und eignet sich auch für die Langzeitanwendung.

Um Wechselwirkungen mit anderen Arzneimitteln oder mögliche Risiken auszuschließen, sollte die Einnahme solcher Präparate dennoch stets mit dem behandelnden Arzt abgesprochen werden.

So hab ich's erlebt

Ich litt schon immer unter Ekzemen (Neurodermitis), die schubweise auftraten. Meine Haut wurde dann trocken und rissig, juckte und blutete manchmal. Der Hautarzt verschrieb mir gegen meine Neurodermitis-Schübe eine Kortisonsalbe, die auch gut half. Mit zunehmendem Alter kamen dann leider Knieschmerzen aufgrund einer Kniearthrose dazu. Dieses Problem wollte ich nicht auch noch mit Medikamenten behandeln. Ein befreundeter Apotheker stellte deshalb für mich einen Blutreinigungstee zusammen. Diesen Tee trank ich anderthalb Wochen lang mehrmals täglich. Nach dieser Blutreinigungskur waren die Ekzeme, unter denen ich gerade besonders stark litt, verschwunden – und auch meine Gelenkschmerzen hatten sich gebessert.

Marlies W.

Heilpflanzen zur äußerlichen Anwendung

Tinkturen, Salben und Öle auf Heilpflanzenbasis sowie Heilpflanzenzusätze für Bäder sind ebenfalls ein bewährtes Mittel bei Gelenkerkrankungen, die mit Schmerzen, Entzündungen und Schwellungen einhergehen.

- *Beinwell* ist als Tinktur und Salbe in Apotheken erhältlich. Von alters her wird das Heilkraut für das Zusammenwachsen von Knochenbrüchen und Wunden eingesetzt, denn es wirkt entzündungshemmend und schmerzlindernd. Reiben Sie die betroffenen Gelenke zweimal täglich mit Beinwell ein.
- *Brennnessel* verwendet man schon seit dem Mittelalter zur Behandlung rheumatischer Erkrankungen. Damals bediente man sich aber weitaus drakonischerer Methoden als heute: Die Patienten wurden mit Brennnesselblättern gepeitscht. Reizende und durchblutungsfördernde Inhaltsstoffe der Brennnessel wie Histamin und Ameisensäure gelangten dabei in die Haut. Die Hautreizung förderte die Durchblutung und bewirkte eine oft lang anhaltende Schmerzfreiheit. Ähnlich wirkt frisches Brennnesselkraut, das Sie einmal täglich für eine halbe Minute auf Ihre schmerzenden Gelenke auflegen.

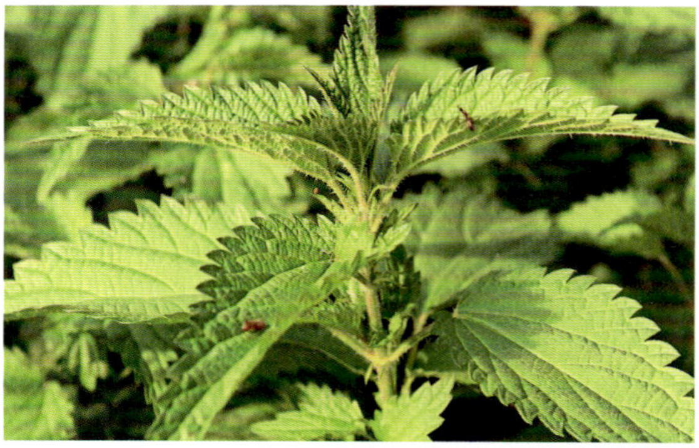

Brennnessel, ein vielseitiges Heilkraut, hilft innerlich und äußerlich angewendet bei Gelenkerkrankungen.

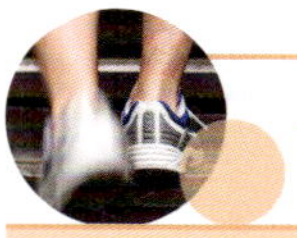

TIPPS FÜR DEN ALLTAG

Stark schmerzlindernd wirkt eine Einreibung der betroffenen Gelenke mit Brennnesselgeist. Normalerweise ist dieser in Apotheken nicht erhältlich, aber man kann ihn leicht selbst herstellen: Setzen Sie dazu frische Brennnesselblätter in einem Einmachglas mit hochprozentigem Alkohol an. Die Konzentration des Brennnesselkrauts sollte so stark sein, dass sich der Alkohol intensiv grün färbt. Dieses Gemisch lassen Sie zwei Wochen bei einer Temperatur von etwa 20 °C durchziehen. (Im Winter stellen Sie das Glas am besten in Heizungsnähe, im Sommer in den Halbschatten, da es keiner direkten Sonneneinstrahlung ausgesetzt werden sollte.) Dann seihen Sie den Kräuterauszug ab und reiben Sie Ihre Gelenke zweimal täglich damit ein. Man kann Brennnesselgeist auch innerlich „anwenden". Er hat eine stoffwechselanregende Wirkung wie Brennnesseltee, nur viel intensiver!

- *Arnika* gibt es in verschiedenen Zubereitungen – als Tinktur, Geist, Salbe oder Öl. Auch viele Rheuma-Badezusätze enthalten Arnikaextrakt. Die Pflanze wirkt entzündungshemmend und schmerzlindernd und eignet sich zur Einreibung bei Schmerzen.
- *Franzbranntwein* enthält *Menthol*, was zu seiner kühlenden Wirkung beiträgt. Einreibungen damit helfen bei rheumatischen Erkrankungen, vor allem weichteilrheumatischen Beschwerden, bei Muskelschmerzen oder -verspannungen.

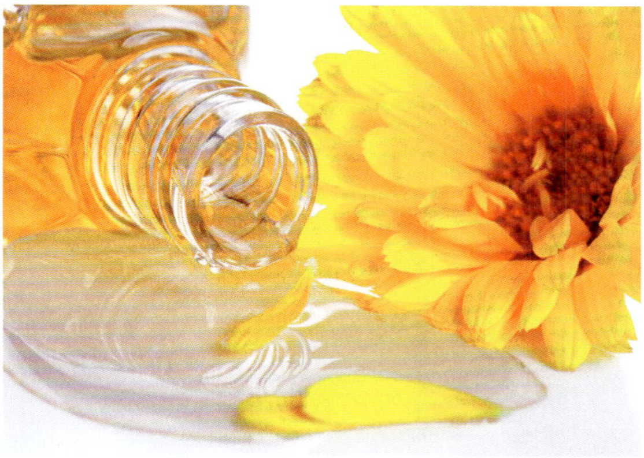

Arnikablütenöl wirkt entzündungshemmend, abschwellend und stillt außerdem den Schmerz.

- *Fichtennadelöl* ist oft Bestandteil von Franzbranntwein und zudem in antirheumatischen Badezusätzen enhalten.
- Ein Gel mit Wirkstoffen der *Rosskastanie* sowie mit synthetischem, entzündungshemmendem *Diethylaminsalizylat* (Reparil®-Gel N) kann gegen akute Schmerzen und Schwellungen helfen.

Schmerzlindernde Umschläge und Packungen

Umschläge mit *Weißkohlblättern* sind ein beliebtes naturheilkundliches Mittel gegen entzündliche Gelenkerkrankungen. Entfernen Sie dazu von einem frischen Weißkohl die großen Blätter, und schneiden Sie die Blattstiele heraus. Erwärmen Sie die Blätter in einem Sieb über einem Topf mit heißem Wasser, und walken Sie sie mit einem Nudelholz so lange durch, bis sie weich und die Blattrippen zerquetscht sind. Legen Sie die Kohlblätter um das erkrankte Gelenk, umwickeln Sie sie mit einer dünnen Binde und schließen Sie das Ganze mit Plastikfolie luftdicht ab. Der Umschlag sollte mehrere Stunden oder über Nacht auf dem Gelenk verbleiben. Praktizieren Sie das mehrere Tage bzw. Nächte. Entzündung, Schwellungen und Schmerzen gehen zurück!

Bei Entzündungen, Verstauchungen und Blutergüssen kann man auch *Quarkumschläge* anwenden. Kasein – Hauptbestandteil von Quark – hat eine entzündungshemmende und abschwellende Wirkung, während der kühlende Effekt auf den Flüssigkeitsgehalt des Quarks zurückzuführen ist: Die Flüssigkeit verdunstet auf der Haut und erzeugt eine Verdunstungskälte, die bei Entzündungen als sehr angenehm empfunden wird. Holen Sie den Quark einige Minuten vorher aus dem Kühlschrank, denn er sollte kühl, aber nicht eiskalt sein. Geben Sie etwas Quark auf das schmerzende Gelenk, umwickeln Sie es mit Verbandsmaterial, und fixieren Sie den Verband mit Pflaster oder Klebeband. Sobald der Quark zu warm oder bröselig wird, sollten Sie den Umschlag entfernen und bei Bedarf durch einen frischen ersetzen. Bei starken Entzündungen können zwei bis drei Wickel nacheinander angelegt werden.

Kalte Heilerdeumschläge helfen bei heißen, schmerzenden Gelenken. Sie sind ebenfalls in der Apotheke erhältlich (z. B. Luvos Heilerde). Sie sind auch als warme Auflage, z. B. bei Rückenschmerzen, anwendbar. Auch Umschläge mit *Ackerschachtelhalm* (Zinnkraut) lindern Beschwerden und können bei akuten Entzündungen mehrmals pro Tag aufgelegt werden.

Homöopathie: Gleiches mit Gleichem heilen

Beim Thema Homöopathie scheiden sich die Geister. Manch einer schwört darauf, andere glauben nicht an die Wirkung, weil in den homöopathischen Mitteln eigentlich „gar nichts drin ist, weil sie ja so stark verdünnt werden".

Begründet wurde die naturheilkundliche Behandlungsmethode im späten 18. Jahrhundert von dem deutschen Arzt Samuel Hahnemann, der einen bemerkenswerten Selbstversuch durchführte: Er nahm Chinarinde zu sich – ein Medikament, das gegen Malaria eingesetzt wird –, obwohl er nicht an Sumpffieber litt, und bekam daraufhin ähnliche Symptome, wie sie bei Malaria auftreten. Als er die Dosis verringerte, klangen die Symptome wieder ab. Daraus leitete Hahnemann den – wissenschaftlich nicht begründbaren – Schluss ab, dass Chinarinde gegen Malaria wirke, weil sie bei einem Gesunden ähnliche Symptome hervorrufe wie die, an denen man im erkrankten Zustand leide.

Dieser Gedanke ließ dem eigenwilligen Mediziner keine Ruhe: In den darauffolgenden Jahren benutzte er sich und seine Familie als „Versuchskaninchen" für Arzneimittelprüfungen, bei denen er körperliche oder psychische Reaktionen akribisch dokumentierte. Aufgrund der Ergebnisse dieser Versuche entwickelte er das berühmte Ähnlichkeitsprinzip, das der Homöopathie zugrunde liegt: „Similia similibus curentur" (Ähnliches wird durch Ähnliches geheilt) – das bedeutet, dass jedes Arzneimittel beim Kranken in niedrigerer Dosierung genau die Beschwerden kuriert, die es in höherer Dosis bei einem Gesunden erzeugen kann. Aus dieser Erkenntnis heraus begründete Samuel Hahnemann eine neue Heilweise: die Homöopathie (von griechisch „homoios" = ähnlich und „pathos" = Leiden).

DAS RÄT DER EXPERTE

Die Erstverschlimmerung ist normal!
Ähnlich wie bei anderen Naturheilverfahren (z. B. Akupunktur) kann es bei der Behandlung mit homöopathischen Mitteln zu einer Erstverschlimmerung kommen. Dabei handelt es sich um eine positive Reaktion des Körpers, die zeigt, dass die Behandlung seine Selbstheilungskräfte angeregt hat. Verlieren Sie also nicht den Mut, und nehmen Sie die Mittel weiter ein! Die Verschlechterung der Symptome lässt nach kurzer Zeit nach – und dann geht es mit dem Heilungsprozess bergauf. Bei starken oder länger anhaltenden Erstverschlimmerungen sollten Sie jedoch Ihren Homöopathen konsultieren. Er wird Ihnen dann vielleicht ein anderes Mittel oder eine andere Potenz verschreiben. Das Gleiche gilt auch, wenn Sie das Gefühl haben, dass die Mittel, die er Ihnen verordnet hat, nicht wirken.

Das naturheilkundliche Verfahren der Homöopathie betrachtet Krankheiten aus einem völlig anderen Blickwinkel als die herkömmliche Hochschulmedizin: Aus Sicht der Homöopathie liegt allen Krankheiten eine Störung der Lebenskraft zugrunde. Ohne diese Störung könnten wir nicht krank werden. Insofern sind Erkrankungen etwas Positives: Durch sie versucht der Organismus, die gestörte innere Harmonie wieder ins Lot zu bringen.

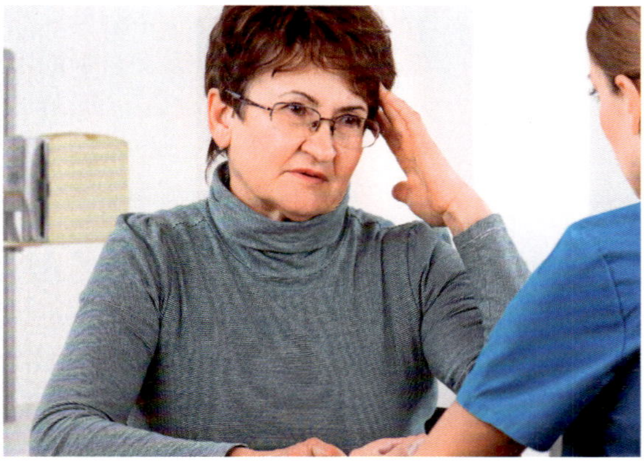

Bei einer homöopathischen Therapie spielt auch die Befindlichkeit eines Patienten eine wichtige Rolle.

Krankheitssymptome oder -beschwerden sind im Grunde also nichts anderes als Anzeichen eines Selbstheilungsversuchs des Körpers – und sie können einem erfahrenen Homöopathen den Weg zu den richtigen Heilmitteln zeigen, die den Körper in seinen Bemühungen unterstützen, wieder gesund zu werden.

Individuelle und ganzheitliche Therapie

Die Homöopathie ist eine „sprechende Medizin“. In einem langen Gespräch erfasst der Homöopath zunächst die Krankheitsgeschichte des Patienten. Das geschieht weitaus individueller und eingehender als bei einem schulmedizinisch ausgebildeten Arzt: Wichtig sind nicht nur die Symptome des Patienten, sondern auch seine Befindlichkeit mit all den Begleitphänomenen: Treten die Beschwerden eher bei Kälte oder bei Wärme auf? Ist der Schmerz brennend, reißend, ziehend, dumpf oder stechend? Ist der Patient dabei deprimiert, reizbar oder lethargisch; schwitzt oder friert er, wenn die Beschwerden auftreten?

Auch der Allgemeinzustand des Patienten ist wichtig: Fühlt er sich meist wach und fit oder eher müde und abgeschlagen? Schläft er gut? Wie funktioniert seine Verdauung? Ist er anfällig für bestimmte Beschwerden oder Erkrankungen? Welche Krankheiten hat er in seinem bisherigen Leben gehabt, und wie wurden sie behandelt? Auch die Persönlichkeit des Patienten fließt in die Diagnostik ein – z. B., ob er eher ein optimistischer oder schwarzseherischer Mensch ist, ängstlich oder zupackend, fröhlich und heiter oder zu depressiven Verstimmungen neigend. Aus alldem ergibt sich für den Homöopathen ein Gesamtbild des Patienten und seiner „Konstitution“. Darauf aufbauend, erfolgt die Wahl der geeigneten homöopathischen Mittel, wobei meist mehrere Homöopathika miteinander kombiniert werden. Eine solche Erstanamnese dauert in der Regel bis zu zwei Stunden.

Vermutlich ist die Homöopathie bei vielen Menschen gerade deshalb so beliebt, weil der Therapeut individuell und intensiv auf sie eingeht, was konventionellen Ärzten bei dem heutigen Zeitdruck oft nicht möglich ist.

In dieser einfühlsamen Beschäftigung des naturheilkundlich ausgerichteten Therapeuten mit seinem Patienten mag bereits ein erster Ansatz zur Linderung seiner Symptome liegen. Aufgrund der individuellen besonderen Vorgehensweise des Homöopathen werden zwei Patienten mit derselben Diagnose und ähnlichen Beschwerden höchstwahrscheinlich nicht das gleiche homöopathische Mittel erhalten, da sie sich in ihrer Individualität und in der Gesamtheit ihres Krankheitsbilds grundlegend voneinander unterscheiden.

Mit welchen Heilmitteln arbeitet die Homöopathie?

Homöopathische Arzneimittel werden aus unterschiedlichen Grundsubstanzen hergestellt. Meist handelt es sich um pflanzliche, tierische, organische oder anorganische Ausgangsstoffe. Sehr häufig kommen Heilpflanzen (teils auch giftige) zum Einsatz. Diese Substanzen werden jedoch einer sogenannten Potenzierung unterzogen: D. h., sie werden wiederholt mit Wasser oder Alkohol verschüttelt oder mit Milchzucker verrieben. Dadurch wird aus Sicht der Homöopathie zwar die Konzentration der Grundsubstanz, also des Wirkstoffs, verringert, aber dafür erhöht sich paradoxerweise die Wirkung. Oft arbeitet die Homöopathie mit Hochpotenzen, bei denen die Ausgangsstoffe so stark verdünnt werden, dass sie in dem Mittel nicht mehr nachweisbar sind. Homöopathika gibt es in verschiedenen Darreichungsformen:

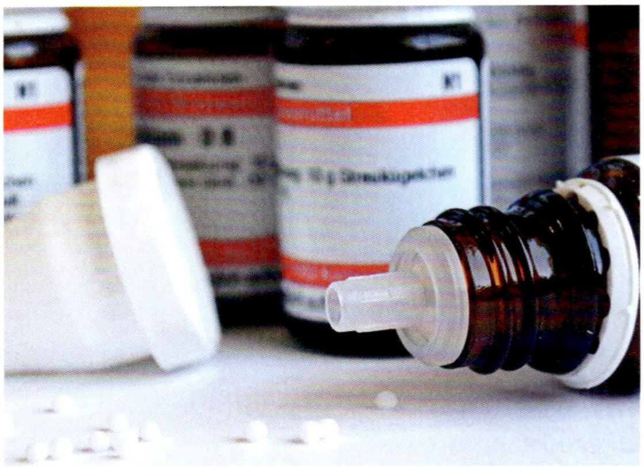
Die passende Dosierung der homöopathischen Globuli (Streukügelchen) entscheidet der Arzt individuell.

- *Globuli* (Streukügelchen), die durch Zuckerverreibung hergestellt werden. Buchstaben bezeichnen ihr Verdünnungsverhältnis (D steht für das Verhältnis 1:10, C für 1:100, LM für 1:50 000). Die Zahlen hinter den Buchstaben nennen die Potenzierung (Niedrigpotenz, mittlere Potenz, Hochpotenz).
- Homöopathika in Tablettenform, die man im Mund zergehen lässt.
- *Dilutionen* (Alkoholverdünnungen), die je nach Grad der Verdünnung mit D4, D5, D6 etc. bezeichnet werden.

Während einer Behandlung wechselt man die Mittel oft. Daher folgen nach dem Erstgespräch regelmäßige Termine, bei denen der Therapieerfolg beurteilt wird. Die Gesamtbehandlungsdauer hängt von der Erkrankungsart ab und davon, wie lange die Beschwerden bestehen. Die Behandlung chronischer Krankheiten ist oft langwierig und kann sich über Monate oder Jahre erstrecken.

Die Kritik der Naturwissenschaft und Schulmedizin an der Homöopathie beruht hauptsächlich auf der starken Verdünnung der Heilmittel, die eigentlich gar keine Wirkung mehr zulässt.

Demgegenüber argumentieren Befürworter der Homöopathie, die Wirkung beruhe auf einer energetischen Information oder „Schwingungsinformation", welche die Grundsubstanz in dem homöopathischen Mittel hinterlasse, auch wenn sie dort rein rechnerisch nicht mehr nachzuweisen ist. Die Studienlage ist widersprüchlich: Manche Untersuchungen sprechen für eine Wirksamkeit der Homöopathie, andere dagegen. Oft trägt aber auch schon der Glaube des Patienten zum Heilungsprozess bei. Also lassen Sie es auf einen Versuch ankommen! Letztendlich spielt es keine Rolle, auf welche Art und Weise die Wirkung eines Mittels zustande kommt – Hauptsache, es wirkt.

Homöopathie bei Rheuma

Aus dem bisher Gesagten geht hervor, dass man sich gerade bei chronischen, komplexen Erkrankungen wie Arthrose, rheumatoider Arthritis oder Rückenschmerzen unbedingt in die Hand eines erfahrenen Homöopathen begeben sollte, statt auf eigene Faust herumzuexperimentieren. Allein der Homöopath ist aufgrund seiner fundierten Ausbildung und langjährigen Erfahrung in der Lage, zu beurteilen, welche homöopathischen Mittel in welcher Dosierung und Kombination für Sie geeignet sind.

Falls Sie trotz allem eigenhändig homöopathische Mittel ausprobieren möchten, sollten Sie Folgendes beachten: Für eine Selbstmedikation empfiehlt sich bei den meisten Mitteln die Verdünnung D6. Am allerbesten ist es jedoch, Sie lassen sich in einer naturheilkundlich ausgerichteten Apotheke erst einmal beraten. Dort kann man Ihnen sagen, welches homöopathische Mittel in welcher Potenz und in welcher Dosierung für Sie geeignet sein könnte.

Zu klären ist auch die wichtige Frage der Erstattung der Kosten für eine homöopathische Therapie: Krankenversicherungen verfahren recht unterschiedlich in puncto Kostenerstattung. Manche Kassen sind offen für naturheilkundliche Verfahren, andere nicht. Wenn Sie sichergehen wollen, sollten Sie vor Beginn einer Behandlung beim Homöopathen bei Ihrer Krankenkasse nachfragen, ob diese bereit ist, die Kosten dafür zu übernehmen.

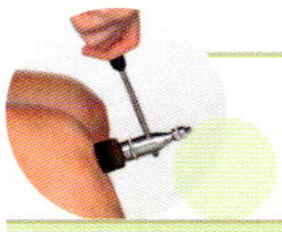

DAS RÄT DER EXPERTE

Homöopathie nur als Ergänzung!

Bei einer homöopathischen Therapie sollten Sie Ihre schulmedizinischen Behandlungsverfahren und Medikamente nicht einfach weglassen und ausschließlich auf die Homöopathie vertrauen. Sprechen Sie stets mit Ihrem Arzt, bevor Sie ein von ihm verordnetes Medikament absetzen! Homöopathische Mittel haben zwar im Gegensatz zu den Medikamenten, die in der Schulmedizin eingesetzt werden, wenige bis gar keine Nebenwirkungen und gehen auch nicht mit besonderen gesundheitlichen Risiken einher – sie sind dafür aber oft auch nicht so wirksam. Leiden Sie unter den Nebenwirkungen bestimmter Arzneimittel, dann lässt sich meist Abhilfe schaffen: Ihr Arzt kann beispielsweise die Dosis des Medikaments verringern oder es mit einem anderen, besser verträglichen Arzneimittel kombinieren.

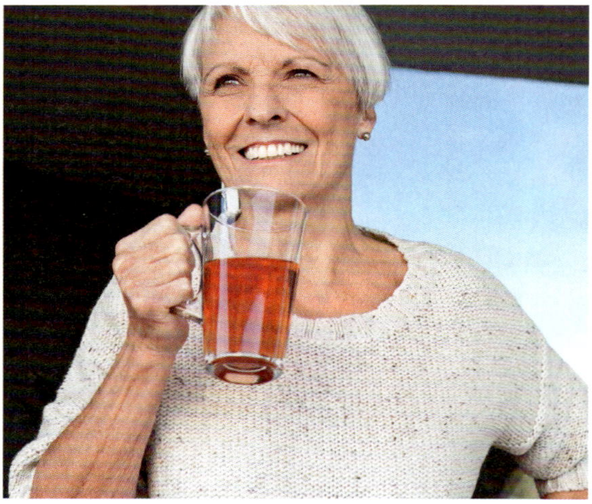

Natürlich und einfach: Ein paar Fastentage führen zu einer deutlichen Verbesserung der Beschwerden.

Fasten gegen den Schmerz

Bei rheumatoider Arthritis führt Fasten oft zu einer spontanen Besserung der Beschwerden. Akute Arthritisschübe lassen sich stoppen, und während des Heilfastens kann man sogar oft auf die gewohnten Rheuma- und Schmerzmittel verzichten, was Leber und Nieren entlastet. Bei Arthrose, Fibromyalgie und schmerzhaften Muskelverspannungen hilft vor allem *Saftfasten*. Bei akuten Gelenkentzündungen wirkt bereits ein Saftfastentag pro Woche, regelmäßig wiederholt, abschwellend und entzündungshemmend. Dabei trinkt man am Morgen einen Rheuma-Tee und vormittags entweder Fruchtsaft, der mit Wasser vermischt wird, oder Kräutertee. Mittags nimmt man eine salzlose Brühe zu sich, nachmittags Fenchel-, Anis- oder Kamillentee und mit Wasser verdünnten Saft, am Abend Tee.

Entlastungstage: Entzündungsprozesse hemmen

Es gibt verschiedene Fastenformen: *Reistage* entziehen dem Gewebe Wasser und wirken abschwellend und entzündungshemmend. Den (ohne Salz) gekochten Reis isst man morgens mit Trockenpflaumen, die am Abend zuvor in Wasser eingeweicht wurden. Mittags nimmt man Reis mit gedünsteten Tomaten und frischen Kräutern zu sich, am Abend Reis mit zuckerfreiem Apfelmus. Auch *Kartoffeltage* wirken entzündungshemmend und entwässernd. Pro Tag kocht man dazu etwa 1,5 kg Kartoffeln (ohne Salz). Morgens bereitet man daraus eine leckere Suppe zu: Dazu dünstet man eine gehackte Zwiebel in Butter an, gibt die Hälfte der Kartoffeln, geschält und in Stücke geschnitten, dazu, füllt diese Mischung mit Wasser auf und kocht sie, bis die Kartoffeln gar sind. Gewürzt wird nicht mit Salz, sondern mit frischen Kräutern. Mittags steht eine Folienkartoffel auf dem Speiseplan, die man mit Kräutern und gedünstetem Gemüse (ohne Salz zubereitet) serviert; abends gibt es Kartoffelbrei.

DAS RÄT DER EXPERTE

Achtung: Bei Gicht nicht fasten!
Fasten kann bei Gicht-Erkrankungen zu einer Verschlimmerung der Beschwerden führen. Zwar ist bei einer Stoffwechselerkrankung wie Gicht eine Gewichtsreduktion durchaus wünschenswert, doch muss diese langsam erfolgen. Grundsätzlich sollten Sie sich vor einer Fastenkur immer von Ihrem behandelnden Arzt beraten lassen. Er wird Ihnen sagen, ob und in welcher Form Fastentage für Sie geeignet sind.

Blutegeltherapie bei Arthrose

Bei der Vorstellung, wie sich die Würmchen an der Haut festsaugen, reagieren die meisten Menschen unwillkürlich mit Abwehr. An einen solchen Gedanken muss man sich erst gewöhnen. Tatsächlich aber ist die Behandlung mit Egeln bei Arthrose wirksam und wird nicht nur von Alternativmedizinern, sondern auch von hochschulmedizinisch orientierten Ärzten empfohlen.

Den Abbau des Gelenkknorpels kann eine Blutegeltherapie nicht beeinflussen, doch während des Beißens und Saugens injizieren die Tiere dem Patienten über ihren Speichel Stoffe in die Blutbahn, die sich entzündungshemmend und schmerzlindernd auswirken. Zudem regen sie den Stoffwechsel im Gewebe an und fördern die Durchblutung. Bei der Behandlung werden die Blutegel vom Arzt an den erkrankten Stellen angelegt. Nach 20 bis 90 Minuten hat der Egel sich so vollgesogen, dass er satt ist, seinen Kiefer aus der Wunde löst und abfällt. Bis die Blutung zum Stillstand gekommen ist, kann es jedoch bis zu 24 Stunden dauern, denn der Egel injiziert seinem Wirt u. a. eine blutgerinnungshemmende Substanz namens Hirudin.

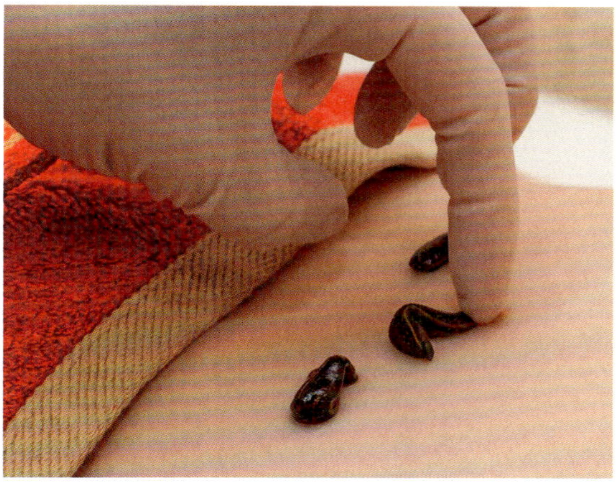

Der kleine Aderlass durch Blutegel hat eine lange Tradition bei der Behandlung von Gelenkerkrankungen.

Erfolge der Blutegeltherapie

Nach einer Behandlung sollte der Patient auf intensivere körperliche Aktivitäten verzichten und viel trinken. Durch die Therapie wird unter Umständen die Lymphtätigkeit angeregt (ein durchaus wünschenswerter Effekt), was zu einer vermehrten Flüssigkeitsausscheidung führen kann. Nach der Behandlung wird die Wunde vom Arzt verbunden. Sie kann leicht anschwellen, wodurch ein Spannungsgefühl entsteht. Die Wundumgebung verfärbt sich rötlich bis violett, ähnlich wie bei einem Bluterguss. Es kann auch ein starker Juckreiz auftreten, der sich jedoch mit Essigwasser- oder Quarkumschlägen lindern lässt. All diese Effekte gehören zur Behandlung dazu. Wie viele Behandlungstermine notwendig sind, hängt davon ab, wie gut der Patient auf die Therapie anspricht. Viele spüren nach der ersten Behandlung eine deutliche Besserung ihrer Beschwerden. Oft hält diese positive Wirkung drei bis vier Monate an.

Für die Kniegelenkarthrose gibt es Studien der Klinik für Naturheilverfahren in Essen, die zeigen, dass die Beschwerden sich oft schon nach einmaliger Therapie monatelang zurückbilden, sodass die Patienten keine Schmerzmittel mehr benötigen. Patienten, die blutverdünnende Medikamente (Marcumar/Warfarin) einnehmen, dürfen generell nicht mit Egeln behandelt werden.

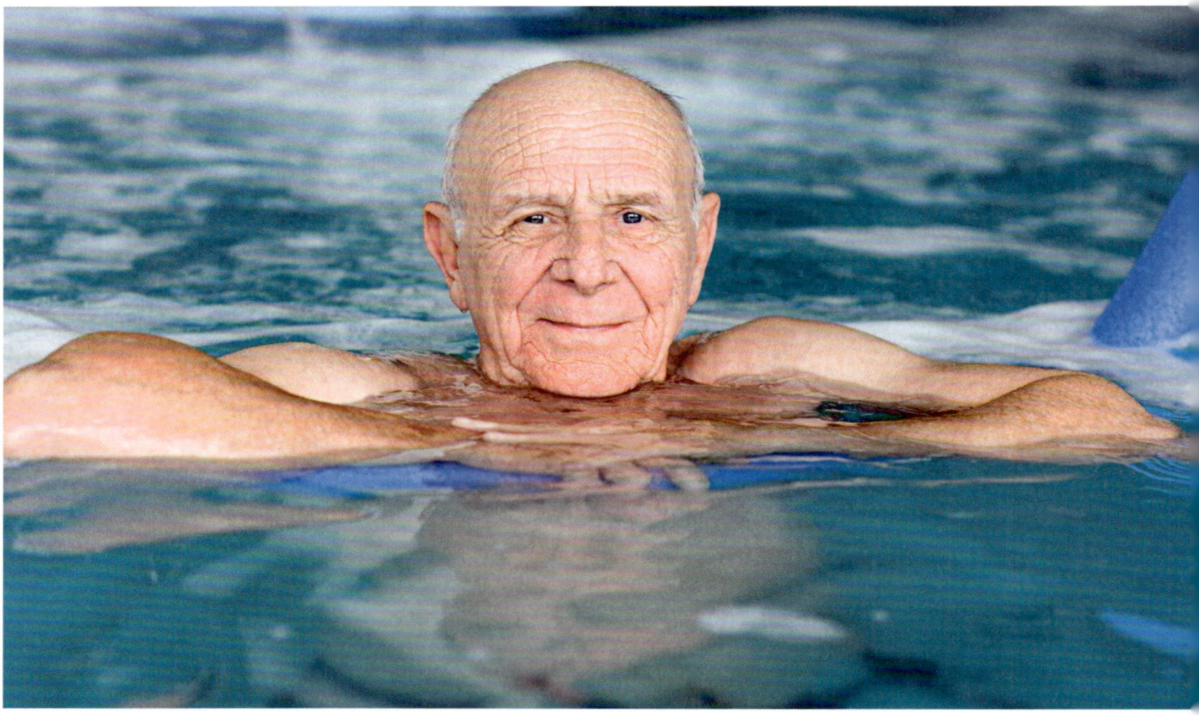

WASSER HILFT HEILEN
Hydrotherapie und Schwimmen

Wasser kann enorme Heilkräfte etwickeln. Eigentlich ist das ja auch nicht verwunderlich, schließlich bestehen wir Menschen ja selbst zu 60 bis 80 Prozent aus Flüssigkeit. Wasser ist wie Medizin: Schon Bäder sind eine Wohltat. Vielleicht haben Sie auch schon einmal die Erfahrung gemacht, dass Sie sich nach einem Urlaub am Meer mit Strandspaziergängen und regelmäßiger Bewegung im Wasser wie ein neuer Mensch gefühlt haben.

Während seines Studiums erkrankte der bayerische Priester und Naturheilkundler Sebastian Kneipp (1821–1897) an einer schweren Lungentuberkulose, von der er sich mithilfe von eiskalten Tauchbädern in der Donau und Wassergüssen aus der Gießkanne selbst kurierte. Dieser Behandlungserfolg überzeugte ihn von der Heilkraft des Wassers, und Kneipp wurde zu einem der wichtigsten Wegbereiter der Hydrotherapie in Deutschland. Darunter versteht man sämtliche Maßnahmen, die mit Wärme- oder Kältereizen des Wassers arbeiten. Noch heute wird Kneipps Behandlungskonzept in vielen Kureinrichtungen praktiziert. Es dient nicht nur der Behandlung von Krankheiten, sondern auch der Vorbeugung.

Wasseranwendungen

Bevor Sie selbst eine Wasseranwendung durchführen, sollten Sie mit Ihrem Arzt sprechen, ob diese für Sie geeignet ist. Sinnvollerweise lassen Sie sich zuerst die Durchführung zeigen, z. B. von einem Physiotherapeuten. Als Faustformel gilt, dass warmes Wasser sowohl bei Arthrosen als auch bei weichteilrheumatischen Beschwerden, chronischer Arthritis und Fibromyalgie guttut. Bei akuten entzündlichen Prozessen jedoch sollte man auf Anwendungen mit warmem Wasser verzichten, da sie die Entzündung verschlimmern können. Bei Kreislaufproblemen, Herzerkrankungen und einer Reihe anderer schwerer Erkrankungen (z. B. Krebs) sind Wärmeanwendungen meist ungeeignet. Kaltes Wasser hingegen kann die Beschwerden bei entzündlichen Prozessen in den Gelenken lindern.

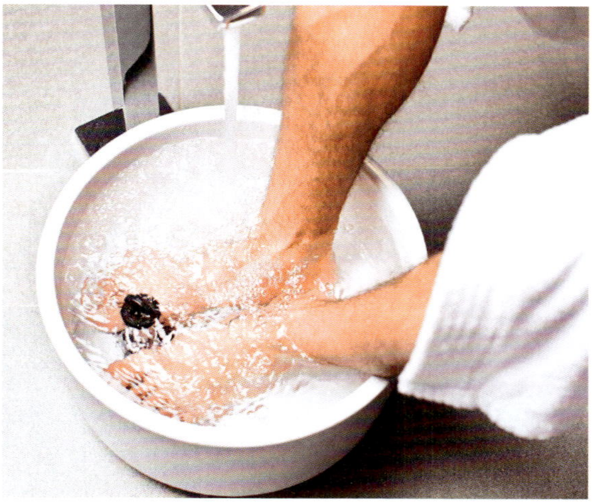

Fußbäder sind Bestandteil der Hydrotherapie: Sie entspannen, entkrampfen und fördern die Durchblutung.

Welche Anwendungen gibt es?

Zu den Anwendungen der Hydrotherapie gehören Güsse, Waschungen, Wickel, Kompressen, Bäder für einzelne Körperteile oder den ganzen Körper, Wassertreten, Bürstungen, Dampfbäder und die Sauna. Bei den Güssen unterscheidet man zwischen „einfachen“ Güssen, bei denen ein Wasserstrahl ohne größeren

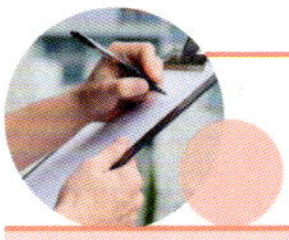

CHECKLISTE FÜR DAS RICHTIGE KNEIPPEN

- ✘ Kaltes Wasser auf kalter Haut ist ein Tabu bei allen Kneipp-Anwendungen. Bei jeder Anwendung, bei der kaltes Wasser zum Einsatz kommt, gilt: Erst muss der Körper warm sein (warme Kleidung, Bewegung), dann erst kommt kaltes Wasser zum Einsatz.
- ✘ Am Ende der Anwendung sollte der Körper nicht frieren, gegebenenfalls eine Nacherwärmung durchführen.
- ✘ Sie sollten sich nach der Anwendung wohlfühlen. Ist Ihnen kalt, reagiert Ihr Körper mit anhaltender Gänsehaut oder beginnt Ihr Herz zu rasen, dann war die Anwendung nicht auf Ihren Körper abgestimmt.
- ✘ Eine halbe Stunde vor und nach der Anwendung sollten Sie nichts essen.
- ✘ Nach jeder Anwendung ist eine Ruhephase angesagt. Sie müssen sich nicht hinlegen, aber Sie sollten sich auch nicht gleich wieder anstrengen.

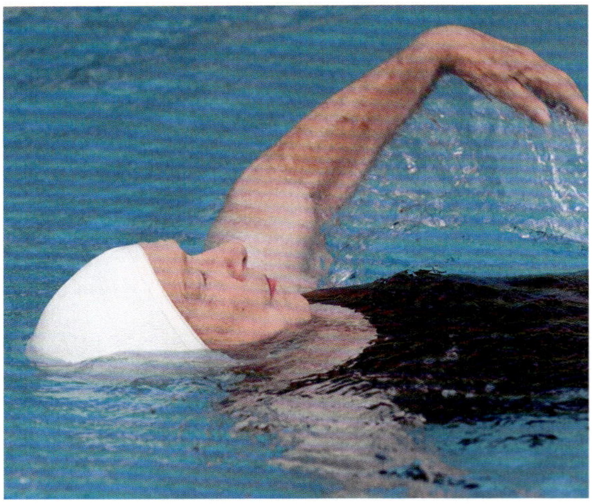

Rückenschwimmen gilt bei Rückenproblemen als besonders schonend und entspannend.

Druck an bestimmte Körperstellen geführt wird, und Güssen, bei denen das Wasser mit Druck auf den Körper gelangt. Letztere sollten man von einem Profi durchführen lassen, da zu starker Druck zu Verletzungen führen kann.

Als kalt werden Anwendungen bezeichnet, bei denen die Wassertemperatur bei maximal 18 °C liegt. Für empfindlichere Naturen sind temperierte Anwendungen (18–22 °C Wassertemperatur) geeignet. Von warmen Anwendungen spricht man bei einer Temperatur von etwa 38 °C, von heißen Anwendungen bei einer Temperatur von bis zu 42 °C.

Schwimmen – der ideale Sport bei Rheuma

Aufgrund des Auftriebs ist Bewegung im Wasser der optimale Sport für die Gelenke. Wem das Gehen und andere Bewegungsformen „im Trockenen“ Schmerzen bereiten, für den sind Schwimmen und Wassergymnastik die idealen Sportarten: Selbst stark geschädigte Gelenke lassen sich im Wasser meist noch relativ schmerzfrei bewegen. Gleichzeitig bietet das Wasser Ihrem Körper Widerstand, gegen den er „anarbeiten“ muss. Auf diese Weise ist ein sanftes und dennoch effektives Training für Muskeln und Gelenke möglich.

Auch für verspannte Muskeln ist Bewegung im Wasser Labsal: Da der Körper nicht so sehr gegen die Schwerkraft ankämpfen muss, können die Muskeln sich von ihrer anstrengenden Haltearbeit ausruhen und in „schwerelosem Milieu“ trainiert werden.

Wichtig ist auch die richtige Wassertemperatur. Für Patienten mit Gelenkerkrankungen darf das Wasser nicht zu kalt sein, da dies Gelenkbeschwerden verstärken kann. Die Wassertemperatur sollte mindestens 30 °C betragen. Freilich sollte man sich bei diesen Temperaturen nicht allzu intensiv bewegen, um den

DAS RÄT DER EXPERTE

Rückenschwimmen als Therapie

Für Patienten mit Rückenschmerzen ist regelmäßiges Schwimmen eine der besten Therapien, weil die Rücken- und Bauchmuskulatur dadurch auf sanfte, schmerzfreie Weise trainiert wird. Am besten eignet sich jedoch Rückenschwimmen, weil beim Brustschwimmen oft die Halswirbelsäule zu stark überstreckt wird. Wer nicht auf dem Rücken schwimmen kann oder möchte, der sollte beim Brustschwimmen zumindest darauf achten, den Kopf nicht zu sehr aus dem Wasser herauszustrecken, sondern möglichst flach im Wasser zu liegen, denn: „Frisurschonendes“ Schwimmen ist Gift für die Wirbelsäule!

Kreislauf nicht zu überlasten. Schwimmen Sie daher langsam! Bei Rückenbeschwerden ist das Wasser bei 24–28 °C ideal temperiert. Diese Temperatur lockert Muskelverspannungen, während kaltes Wasser das Gegenteil bewirkt. Berücksichtigen Sie dies auch bei der Urlaubsplanung! Ein Urlaub an der Nord- oder Ostsee oder am Atlantik, wo die Wassertemperaturen recht kalt sind, ist für Menschen mit Rücken- oder Gelenkproblemen weniger geeignet.

Welches Wasser ist das richtige?

In manchen Gegenden gibt es *Mineralbäder*, deren Wasser aus Mineralquellen stammt. Sie enthalten Mineralien und Spurenelemente wie Kalzium-, Kalium- und Natriumsalze, Schwefel, Eisen oder Jod. Ob diese Substanzen schmerzlindernd oder entzündungshemmend wirken, ist bislang nicht geklärt. In den wenigen bisher durchgeführten Vergleichsstudien konnten keine heilsamen Effekte in dieser Richtung nachgewiesen werden. Trotzdem: Machen Sie ruhig einmal einen Versuch damit, wenn es in Ihrer Nähe ein Mineralbad gibt!

- *Thermalbäder* (kurz „Thermen" genannt) sind Badeanlagen, die mit natürlichem, meist mineralisiertem Grundwasser mit einer Quellaustrittstemperatur von über 20 °C gespeist werden. Dieses Thermalwasser stammt entweder aus einer natürlichen Quelle oder wurde durch eine Tiefbohrung erschlossen. Es wirkt schon allein durch seine Temperatur entspannend auf die Muskulatur und ist für Patienten mit Gelenkerkrankungen optimal geeignet.
- *Salzwasser* bietet dem Körper einen stärkeren Auftrieb und Widerstand als Süßwasser. Ab welcher Salzkonzentration dieser Effekt für Schmerz und Gelenke von Bedeutung ist, ist leider ebenfalls nicht nachgewiesen; aber es gibt Menschen, die sich nach einem Urlaub am Meer wie neugeboren fühlen. Auch dies muss jeder individuell für sich ausprobieren und entscheiden.

So hab ich's erlebt

Ich leide schon seit Längerem unter Arthrose und überlasteten Bändern in den Sprunggelenken beider Füße, die bei mir nicht nur altersbedingt, sondern auch durch eine Fehlstellung der Füße entstanden sind. Bei einem Urlaub am Mittelmeer, während dem ich jeden Tag anderthalb bis zwei Stunden schwamm, weil das Wasser so warm und das Meer sehr ruhig war, fiel mir auf, dass meine Fußschmerzen beim Gehen sich im Lauf der Zeit stark besserten. Seitdem gehe ich auch zu Hause mehrmals pro Woche zum Schwimmen. Außerdem mache ich regelmäßig ein- bis zweimal pro Jahr einen Badeurlaub am Meer, um etwas für meine Gelenke zu tun.

Carla S.

Nachhaltige Hilfe durch Radontherapie

Radonquellen werden schon seit Jahrhunderten zu medizinischen Zwecken genutzt. Sie enthalten das Edelgas Radon, ein Zerfallsprodukt von Radium. Bei einer Radonkur begeben sich die Patienten über einen Zeitraum von drei bis vier Wochen regelmäßig zu einer Behandlung in einen feuchtwarmen Heilstollen und inhalieren das Edelgas oder nehmen Bäder in radonhaltigem Wasser. Dies führt vielfach zu einem deutlichen Rückgang des Entzündungsprozesses: Die entzündungsfreie Krankheitsphase verlängert sich deutlich, die Beweglichkeit wird gesteigert. Oft ist eine solche Therapie sogar der letzte Ausweg, um einer völligen Gelenkversteifung entgegenzuwirken.

Vor den schädlichen Wirkungen der Strahlen braucht man in diesem Zusammenhang keine Angst zu haben, denn die Strahlenbelastung bei einer Radontherapie bewegt sich im Niedrigdosisbereich. Zudem wird die Behandlung ja nur über ein paar Wochen durchgeführt.

Wie wirkt eine Radontherapie?

Die Wirksamkeit von Radonanwendungen ist bei Gelenkerkrankungen wie Arthrose, rheumatoider Arthritis, Psoriasisarthritis und Morbus Bechterew gut belegt – und sie scheint länger anzuhalten als der positive Effekt einer herkömmlichen Bäderkur. Der Wirkmechanismus der Behandlung ist noch ungeklärt. Man geht davon aus, dass die positive Wirkung in erster Linie auf die ionisierende Strahlung und nicht auf chemische Eigenschaften des Edelgases zurückzuführen ist. U. a. steigert Radon die körpereigene Kortisonausschüttung – Kortison wiederum hat entzündungshemmende Wirkung, weshalb es zur Behandlung entzündlicher Gelenkerkrankungen eingesetzt wird. Im Gegensatz zu kortisonhaltigen Medikamenten hat körpereigenes Kortison einen großen Vorteil: Unerwünschte Nebenwirkungen treten hier nicht auf.

In Deutschland gibt es mehrere Kurorte mit radonhaltigen Heilquellen. Auch in anderen europäischen Ländern (u. a. Österreich, Tschechien und Polen) kann man eine Radontherapie durchführen.

Ist eine solche Kur erforderlich und wird sie vom Arzt verschrieben, übernehmen die gesetzlichen Krankenkassen in der Regel die Kosten dafür.

DAS RÄT DER EXPERTE

Radontherapie: Was ist zu beachten?
Um gesundheitliche Risiken auszuschließen, müssen Patienten sich vor dem Besuch des Radonstollens von einem Badearzt untersuchen lassen. Dieser legt die erforderliche Anzahl der Behandlungen fest. Bei Patienten mit Schilddrüsenüberfunktion, einer akuten Infektion oder Krebserkrankung sollte keine Therapie durchgeführt werden. Auch im hochakuten Entzündungsstadium einer rheumatoiden Arthritis oder eines Morbus Bechterew ist von einer Therapie abzusehen. Das gilt auch für eine Herzinsuffizienz, da der Aufenthalt in dem feuchtwarmen Heilstollen anstrengend sein kann und den Kreislauf belastet.

Wassergymnastik: Rücken und Gelenke sanft trainieren

Diese Sportart liegt im Trend: Schwimmbäder und Wellnessoasen, Sportvereine und Volkshochschulen bieten heutzutage Wassergymnastik oder „Aquafitness"-Kurse in den verschiedensten Varianten an. Gerade für ältere Menschen ist diese Sportart ausgesprochen gut geeignet, weil sie Sehnen und Gelenke schont und außerdem im Wasser keine Sturz- und Verletzungsgefahr besteht.

Muskeln und Beweglichkeit werden trainiert, und gleichzeitig tut die Bewegung im Wasser Herz und Kreislauf gut. Meistens werden die Bewegungsübungen durch Musik begleitet; dabei kommen Hilfsmittel wie Schaumstoffröhren, Hanteln oder Bälle zum Einsatz.

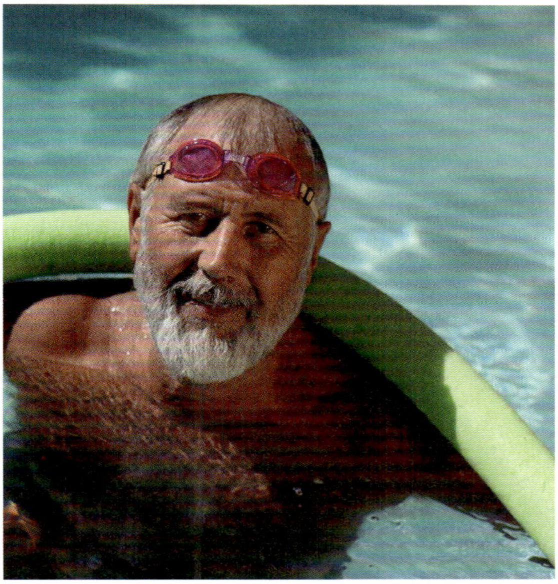

Ob mit Hanteln oder Schaumstoffröhren: Wassergymnastik tut gut und macht auch noch Spaß.

Erkundigen Sie sich nach solchen Angeboten in Ihrer Gegend – und wenn Sie etwas für sich Passendes finden, probieren Sie es aus! Bei besonderen Problemen und Erkrankungen (z. B. stark geschädigte oder deformierte Gelenke, Bandscheibenschäden etc.) sollten Sie vorher sicherheitshalber mit dem Kursleiter sprechen und fragen, ob die Übungen im Kurs für Sie geeignet sind.

Muskelentspannende Wassermassage

Bei der *Unterwasserdruckstrahlmassage*, sie gehört zur Hydrotherapie, liegt oder sitzt man in einem Becken oder einer Wanne mit Wasser- oder Druckluftdüsen. In medizinischen und physiotherapeutischen Einrichtungen wird die Unterwasserdruckstrahlmassage von einem Masseur durchgeführt, der dafür bewegliche Düsen oder Schläuche verwendet. Dazu liegt der Patient in einer großen Wanne, und der Therapeut behandelt den erkrankten Bereich aus einer Entfernung von 10–30 cm mit einem Wasserschlauch oder schaltet die entsprechenden Düsen ein. Durch den Druckstrahl werden Ablagerungen im Gewebe mobilisiert, die der Körper dann abtransportieren und ausscheiden muss. Daher sollte der Patient anschließend mindesten 30 Minuten ruhen.

Auch *Luftsprudelbäder* wirken muskelentspannend und durchblutungsfördernd und haben vor allem bei Rückenschmerzen und verspannten, verhärteten Muskeln, aber ebenso bei Fibromyalgie positive Effekte. Sie werden in fast allen Kurorten angeboten. Um solche Bäder zu Hause durchführen zu können, brauchen Sie eine Luftsprudelmatte, die in die Badewanne eingelegt wird, und ein Aggregat zur Regelung der Luftzufuhr.

Heilbäder: was Sie selbst zu Hause tun können

Es gibt Badezusätze – erhältlich in Drogerien oder Apotheken–, die gegen Muskelverspannungen, Rücken- und Gelenkbeschwerden helfen. Entsprechende Bäder werden auch in Kur- und Wellnesseinrichtungen angeboten.

- *Solebäder* sind kochsalzhaltige Bäder bzw. Badezusätze. Sie wirken entsäuernd, entgiftend und stoffwechselanregend, entspannend und schmerzlindernd und wirken sich positiv auf Hauterkrankungen (z.B. Ekzeme) aus. Für ein Solebad verwenden Sie entweder Kochsalz aus dem Haushalt oder das preisgünstigere Badesalz aus Drogerie oder Apotheke. Ferner gibt es Salz aus dem Toten Meer. In Deutschland finden Sie Soleheilquellen u.a. in Baden-Baden, Bad Kreuznach, Bad Kissingen und Bad Reichenhall.
- *Moorbäder* wirken entschlackend und stoffwechselanregend und eignen sich für Patienten mit chronischen rheumatischen Erkrankungen, insbesondere Fibromyalgie. Pulver, Pasten oder wässrige Lösungen für die Anwendung zu Hause erhalten Sie in Drogerien und Apotheken. Für eine Intensivtherapie können Sie einen Moorkurort wie Bad Wurzach, Bad Aibling, Bad Bramstedt oder Bad Zwischenahn aufsuchen.
- *Meeresalgenbäder*, deren Jodgehalt besonders stoffwechselanregend und durchblutungsfördernd wirkt, haben einen ähnlichen Effekt. Der Körper nimmt über die Haut zusätzlich andere Mineralien und Spurenelemente aus der Alge in sich auf. Solche Bäder können Sie sich nicht nur zu Hause, sondern auch in einem Kurort oder Bad gönnen, wo Thalassotherapie angeboten wird. Die Angebote dort umfassen außer Algenbädern auch Algen- und Meeresschlammpackungen, Bindegewebsmassagen und verschiedene andere Behandlungen. Sie helfen nicht nur gegen rheumatische Beschwerden, sondern lindern Stress und haben eine positive Wirkung bei Hauterkrankungen. Besonders intensiv ist eine Thalassotherapie, wenn man sie in einem Kur- oder Badeort am Meer durchführt.
- *Schwefelbäder* wirken sich positiv auf Schmerzen und Entzündungsprozesse aus. Darüber hinaus bauen sie Knorpelsubstanz auf, da die in den Zusätzen enthaltene Chondroitin-Schwefelsäure vom Gelenkknorpel aufgenommen wird. Wichtig: Halten Sie sich bei der Benutzung der Badezusätze genau an die Gebrauchsanleitung, damit es nicht zu Verätzungen der Haut kommt! Schwefelheilquellen gibt es in Deutschland u.a. in Bad Wiessee, Bad Füssing, Bad Eilsen und Aachen.

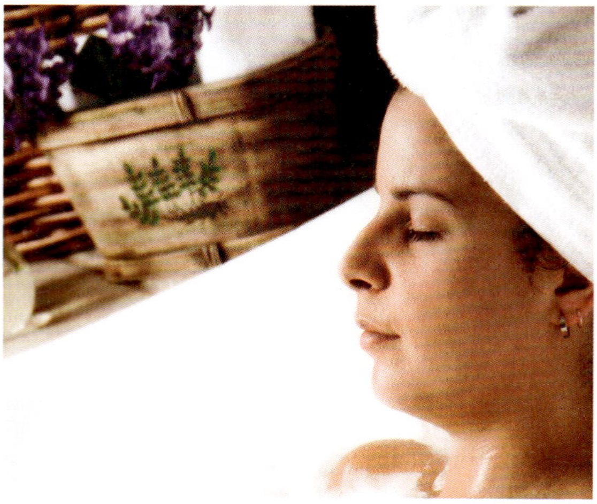

Bäder mit heilenden Zusätzen wirken entspannend, durchblutungsfördernd und somit schmerzlindernd.

Pflanzliche Badezusätze

Positiv bei rheumatischen Erkrankungen wirken auch pflanzliche Badezusätze:

- *Ackerschachtelhalm* (Zinnkraut) als Badezusatz entwässert und lindert Schmerzen bei rheumatoider Arthritis, Morbus Bechterew, Bandscheibenbeschwerden, Ischias, Hexenschuss und Hüftgelenkarthrose.
- *Brennnesselblätter* als Badezusatz eignen sich bei Ischiasbeschwerden.
- *Fichtennadelöl* oder *Fichtenrindenextrakt* wirkt entspannend.
- *Heublumenextrakt* oder *-öl* wirkt entzündungs- und schmerzlindernd.
- *Rosmarinöl* oder *Rosmarinextrakt* hat kreislaufanregende und durchblutungsfördernde Wirkung und hilft bei Muskelverspannungen und Fibromyalgie.
- *Rosskastanie* ist oft Bestandteil von Rheuma-Bädern. Sie wirkt abschwellend und fördert die Durchblutung.
- *Weidenrinden-* und *Ulmenspieskrautextrakte* beinhalten Wirkstoffe, die Schmerzen lindern und Entzündungsprozesse hemmen. Sie sind in vielen Fertig-Rheuma-Bädern enthalten.

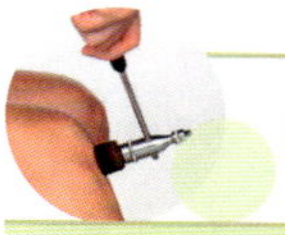

DAS RÄT DER EXPERTE

Allergisch gegen Badezusätze?

Bäder zur Behandlung entzündlicher rheumatischer Erkrankungen dürfen nicht während akuter Schübe angewendet werden. Ferner reagieren manche Menschen auf bestimmte Zusätze allergisch. Falls Sie Reaktionen wie Hautrötungen, Ekzeme, Hautjucken oder Atemwegsbeschwerden bei sich bemerken, sollten Sie den Zusatz nicht anwenden. Fragen Sie Ihren Arzt oder Apotheker. Er kann Ihnen Zusätze empfehlen, die keine Allergien verursachen. Falls Sie zu trockener Haut neigen, sollten Sie nach jedem Bad eine feuchtigkeitshaltige Körperlotion verwenden.

Heilwässer innerlich angewendet

Viele Kurorte bieten Trinkkuren gegen chronische Erkrankungen an. Manchen Wässern wird positive Wirkung bei rheumatischen Beschwerden zugeschrieben:

- *Jodhaltige Heilwässer* zeigen bei chronisch-entzündlichen Gelenkerkrankungen positive Effekte. Vor einer Anwendung sollten Sie jedoch mit Ihrem Arzt sprechen. Kurorte, in denen man solche Trinkkuren durchführen kann, sind u. a. Bad Tölz, Bad Schwartau und Bodenwerder.
- *Radioaktive Heilwässer* enthalten in der Regel Radon, das nach wenigen Stunden aus dem Körper ausgeschieden wird. Sie regen die Hormonproduktion an und wirken sich positiv auf rheumatische Beschwerden aus; außerdem fördern sie die Ausschwemmung von Harnsäure (gut bei Gicht!). Trinkkuren sind in Bad Kreuznach, Bad Brambach und Bad Steben möglich.
- *Schwefelhaltige Heilwässer* hemmen Entzündungen und fördern die Durchblutung. Es gibt sie u. a. in Bad Boll, Bad Harzburg und St. Peter-Ording.
- *Sulfatwässer* kurbeln die Harnsäureausscheidung an (gut bei Gicht!) und helfen bei Fibromyalgie. Sie finden Sulfatquellen u. a. in Bad Arolsen, Bad Bertrich, Bad Hersfeld, Füssen und Bad Mergentheim.

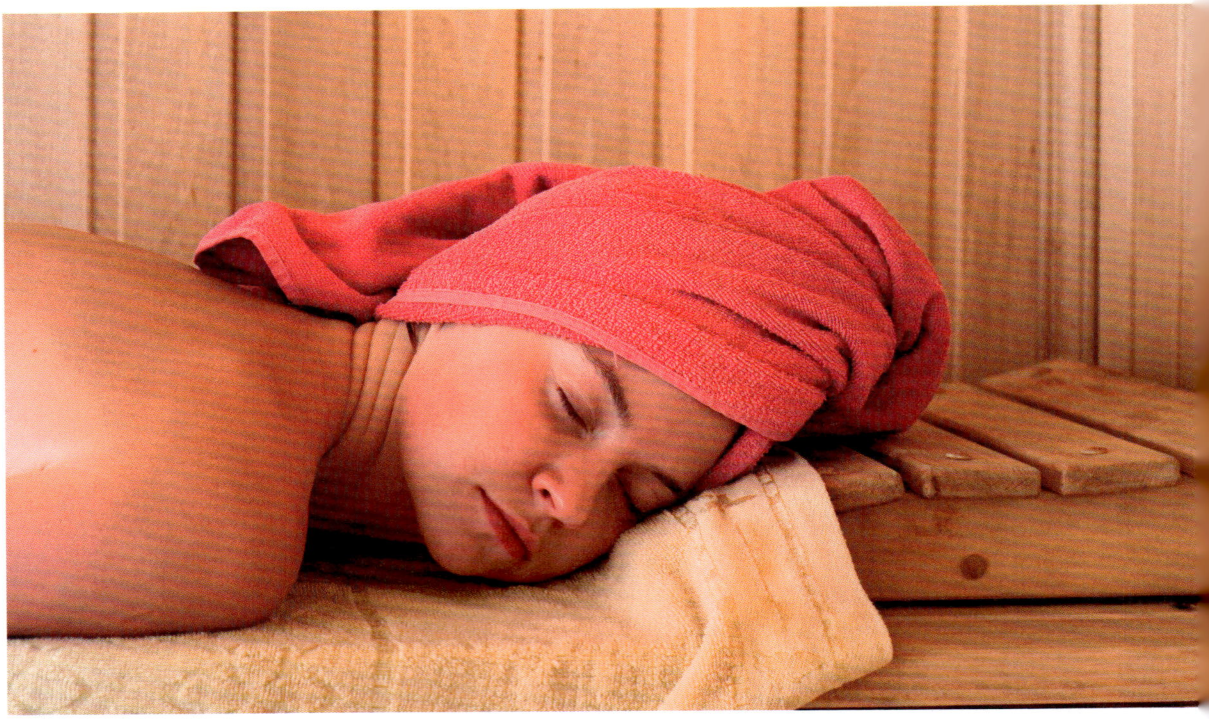

WIE WÄRME UND KÄLTE HEILEN

Sauna, Umschläge und Kältekammer

Wer schon einmal gegen schmerzhafte Muskelverspannungen mit warmen Umschlägen oder mit Rotlicht vorgegangen ist oder eine Gelenkentzündung mit Eis gekühlt hat, der hat am eigenen Leib erfahren, dass Wärme und Kälte im Kampf gegen körperliche Beschwerden wichtige Verbündete sein können – und das gilt besonders für Rheuma und Arthrose.

Das Gute an vielen thermotherapeutischen Verfahren ist: Sie lassen sich zu Hause durchführen. Es gibt aber auch Wärme- und Kälteanwendungen, die ausschließlich in Kliniken und unter ärztlicher Aufsicht durchgeführt werden können, wie der Aufenthalt in einer sogenannten Kältekammer.

Vor jeglicher Behandlung schmerzender Gelenke mit Wärme oder Kälte sollten Betroffene ihren Arzt fragen, ob die gewünschte Anwendung für sie geeignet ist oder gesundheitliche Probleme dagegensprechen. Ganz allgemein gilt für den Einsatz bei Gelenkerkrankungen Folgendes: Chronische Erkrankungen sprechen oft auf Wärme gut an. Bei entzündlichen Prozessen im Gelenk sollte man dagegen auf Wärmeanwendungen verzichten. Schmerzende, entzündete Gelenke profitieren oft von Kälteanwendungen.

Was bewirkt Wärme?

Warum freuen sich viele Menschen auf den Frühling und den Sommer? Weil die Sonne in diesen Monaten mehr Kraft besitzt als im Herbst und Winter und die Temperaturen steigen. Mit Wärme verbinden die meisten Menschen angenehme Gefühle wie Geborgenheit und Schutz. Wärme regt den Stoffwechsel an, fördert die Durchblutung und sorgt dafür, dass alle Zellen des Körpers besser mit Nährstoffen und Sauerstoff versorgt und Schadstoffe rascher abtransportiert werden. Wärme lockert verspannte Muskeln und hilft gegen chronische Schmerzen. Das alles macht sich die Wärmetherapie zunutze, bei der gezielt bestimmten Körperpartien, manchmal auch dem ganzen Körper von außen Wärme zugeführt wird. Das geschieht durch warme Umschläge, Kompressen und Packungen, Rotlichtbestrahlungen, Bäder oder die Sauna.

Bei chronischen Gelenkschmerzen verbessert Wärme oft die Durchblutung der Gelenke, sodass sie beweglicher werden und weniger Beschwerden bereiten. Auch weichteilrheumatische Probleme profitieren von Wärmezufuhr.

Zu den Gegenanzeigen für Wärmeanwendungen zählen akute Entzündungen und damit entzündliche, rheumatische Beschwerden, aktivierte („entzündete") Arthrosen, blutende Wunden (bluten bei Wärme vermehrt) sowie eine verstärkte Blutungsneigung, Durchblutungsstörungen, Ödeme (Wassereinlagerungen im Gewebe), Herz-Kreislauf-Beschwerden und Tumorerkrankungen.

Zu heiß darf es bei Wärmeanwendungen natürlich nicht werden, um Verbrühungen oder Verbrennungen zu vermeiden. Wer zu Hause eine solche Anwendung einsetzt, sollte mit Temperaturen über 45 °C äußerst vorsichtig sein.

Was bewirkt Kälte?

Kälte bewirkt das genaue Gegenteil von Wärme. Wird dem Körper Wärme entzogen, z. B. durch kalte Kompressen und Umschläge, Eisbäder oder den Aufenthalt in der Kältekammer, verengen sich die Blutgefäße. Die Durchblutung der betroffenen Körperpartien verringert sich, die Nerven leiten Signale verlangsamt weiter. Dadurch werden das Schmerzempfinden herabgesetzt und Entzündungsreaktionen reduziert. Die Gewebepartien schwellen weniger an.

Kälte macht man sich aus diesem Grund vor allem bei entzündlichen Prozessen zunutze, so bei rheumatoider Arthritis oder bei Entzündungen, die mit einer Arthrose einhergehen. Manchmal ist eine Kältetherapie sogar die Voraussetzung für gezielte Bewegungsübungen der schmerzenden Gelenke.

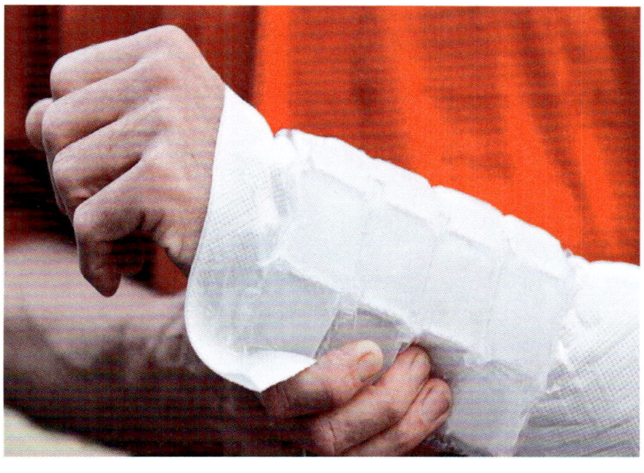

Eisauflagen mildern den Schmerz, vor allem bei entzündlichen Prozessen.

Kältetherapie bedeutet übrigens nicht, dass immer mit Temperaturen um den Nullpunkt herum gearbeitet wird. Oft reicht schon eine Temperatur, die unwesentlich unter der Körpertemperatur liegt, um Schmerzen zu lindern, was vor allem kälteempfindlichen Menschen zupasskommt.

Doch es gibt auch Gegenanzeigen für eine Kältetherapie. Dazu gehören u.a. Durchblutungsstörungen und Bluthochdruck, schwere Herz- und Kreislaufprobleme wie Angina pectoris, aber auch Asthma. Wie immer sollte man auch hier vor jeder Anwendung den Arzt um Rat fragen.

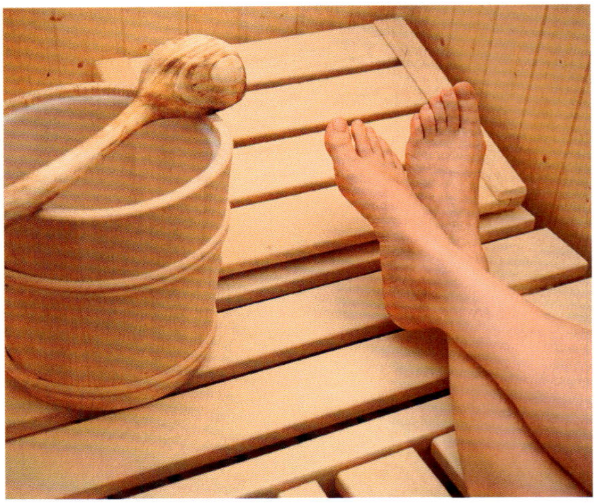

Wenn Sie unter Arthritis leiden, fragen Sie vor dem Saunabesuch erst Ihren Arzt, ob Wärme gut für Sie ist.

Die Sauna: gut oder schlecht?

Bei Wärmeanwendungen denkt man zuerst einmal an Sauna oder Dampfbad. Tatsächlich kann bei einer nicht aktivierten Arthrose der Wechsel zwischen warm und kalt durchaus guttun und helfen, wieder beweglicher zu werden – und Bewegung ist für Gelenke immer gut, denn sie müssen belastet werden, damit sie funktionieren. Vor einem Besuch in Sauna oder Dampfbad sollten Arthrosepatienten jedoch den Arzt fragen, ob die Wärmetherapie unbedenklich für sie ist. Bei einer rheumatoiden Arthritis dagegen ist generell Vorsicht geboten. Die hohen

So hab ich's erlebt

Ich leide unter starken, hauptsächlich durch Muskelverspannungen bedingten Rückenschmerzen und habe festgestellt, dass Saunieren sehr zur Entspannung meiner Muskulatur beiträgt: Die Schmerzen sind danach besser, außerdem fühle ich mich ruhig und ausgeglichen – der Stress einer ganzen Woche ist wie weggeblasen. Seitdem ich das weiß, gönne ich mir regelmäßig einmal pro Woche einen Saunabesuch, nehme mir viel Zeit dafür und gehe anschließend in dem warmen Wasserbecken, das zu der Saunaanlage gehört, noch eine halbe Stunde schwimmen. Wenn ich einmal eine Woche nicht in der Sauna war, habe ich das Gefühl, dass mir was fehlt. Und nicht nur das: Seitdem ich regelmäßig sauniere, bin ich im Winter weniger erkältet.

Anna S.

Temperaturen in der Sauna können die Schmerzen bei entzündlichen rheumatischen Erkrankungen verstärken. Während eines akuten Krankheitsschubs sollte man also besser nicht in die Sauna oder ins Dampfbad gehen. Auch in den anderen Phasen der Krankheit sind hohe Temperaturen nicht immer gesund. Wer ohnehin Probleme mit Wärme hat oder unter Bluthochdruck leidet, verzichtet daher lieber auf Sauna oder Dampfbad. Wer meint, es könne ihm guttun, sollte zuvor den Arzt fragen.

Wärmflasche und Wickel

Das klassische Mittel für die Wärmeanwendung ist die Wärmflasche, die mit warmem (nicht zu heißem!) Wasser gefüllt und auf die schmerzende Körperpartie – in diesem Fall das schmerzende Gelenk – gelegt wird.

Warme Umschläge, auch Wickel genannt, umschließen das schmerzende Gelenk dagegen ganz. Sie können nur mit warmem Wasser oder auch mit heißen Kartoffeln zubereitet werden. Für einen Wickel mit warmem Wasser tauchen Sie ein Tuch – am besten ein Baumwolltuch – in warmes Wasser. Zuvor erwärmen Sie (z. B. über der Heizung) ein Tuch, das als Feuchtigkeitsschutz nach außen dient. Ein weiteres Tuch aus Wolle sollten Sie als Außenschicht des Wickels bereitlegen. Wringen Sie nun den eigentlichen Wickel aus, und testen Sie vorsichtig an einer Hautstelle, ob die Temperatur des Wickels angenehm für Sie ist. Ist dies nicht der Fall, warten Sie entweder einen Augenblick, damit der Wickel abkühlen kann, oder aber Sie verwenden kühleres Wasser, tauchen den Wickel hinein und testen seine Temperatur erneut. Dann umwickeln Sie das Gelenk mit dem ausgewrungenen, feuchtwarmen Tuch, bedecken Sie dieses mit dem erwärmten Tuch und legen Sie als Letztes das Außentuch darum. Lassen Sie den Wickel 30 Minuten oder bis er ausgekühlt ist an Ort und Stelle. Dann entfernen Sie ihn. Das gilt nur, solange der Wickel Ihnen behagt. Sollte das nicht der Fall sein, entfernen Sie ihn vorher.

DAS RÄT DER EXPERTE

Regeln für den Saunabesuch!

Vor und nach dem Besuch in der Sauna soll man viel trinken, um gut schwitzen zu können und anschließend die verlorene Flüssigkeit zu ersetzen. Während des Aufenthalts in der Sauna nimmt man am besten keine Flüssigkeit zu sich, da dies die Entschlackung des Gewebes verhindert. In der Saunakabine legt man sich im besten Fall auf den Rücken oder setzt sich auf eines der Saunabretter. Wenn es einem gegen Ende des Saunagangs allmählich immer wärmer wird, ist es sinnvoll, auf eines der tieferen Bretter hinabzusteigen, um den Kreislauf allmählich auf den Wechsel in die Kälte vorzubereiten. Spätestens zwei Minuten vor Ende des Schwitzbades sollte man sich hinsetzen und die Füße baumeln lassen: Diese Position bereitet den Körper auf das Aufstehen vor. Nach dem letzten Gang können Sie beim Duschen auf Seife oder Duschgel verzichten, denn die Haut ist jetzt absolut sauber und würde durch das Abwaschen nur austrocknen. Sinnvoller ist es, nach dem Saunabesuch eine Bodylotion aufzutragen.

Für einen Wickel mit heißen Kartoffeln kochen Sie eine Handvoll Kartoffeln in der Schale, schrecken Sie sie unter kaltem Wasser ab und zerdrücken Sie sie auf einem großen Baumwolltuch. Dann wickeln Sie das Tuch um die zerdrückten Kartoffeln, sodass diese völlig vom Tuch bedeckt sind. Warten Sie einen Augenblick, bis die Kartoffeln ein wenig Hitze abgegeben haben, und testen Sie nun an einer kleinen Hautpartie, ob der Wickel eine für Sie angenehme Temperatur hat. Erst dann bedecken Sie das Gelenk mit dem Kartoffelwickel, schlagen Sie ein weiteres Tuch und das Außentuch darum und belassen Sie ihn 30 Minuten am Körper. Achtung! Die Kartoffeln müssen ganz vom Innentuch bedeckt sein, sie sollen nicht mit der Haut in Berührung kommen.

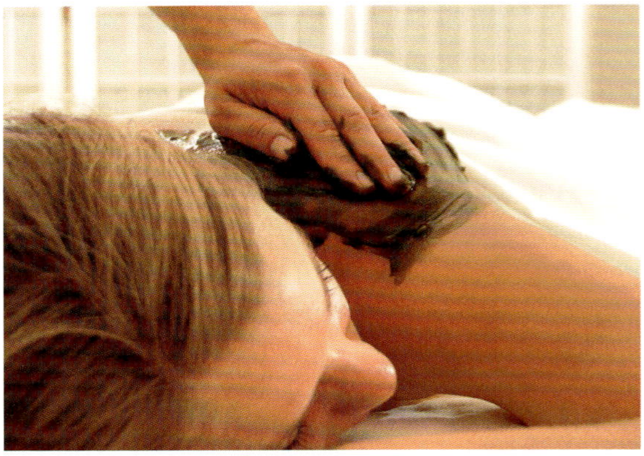

Zur Wärmeanwendung benutzt man auch Fangobrei, der direkt auf die Haut aufgetragen wird.

Kompressen und Fango

Im Handel sind Gelkompressen zum Erhitzen in warmem Wasser erhältlich, die für den Hausgebrauch praktisch sind. Aufgelegt auf die schmerzenden Gelenke, können sie Beschwerden lindern.

Bewährt haben sich auch Packungen aus Fango, ein Mineralschlamm, der Wärme sehr gut speichert. Unterschieden wird dabei zwischen Fango-Paraffin-Gemischen, die in Plattenform oder als Packung erhältlich sind, und Fangobrei. Die Fango-Paraffin-Gemische kann man nach Anleitung erwärmen und dann auf den betroffenen Gelenken platzieren. Mit dem erwärmten Fangobrei lassen sich Gelenkwickel herstellen. Auch Physiotherapeuten benutzen immer häufiger Fangopackungen und Fangobrei als Wärmeanwendung.

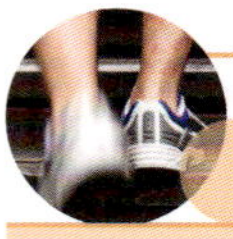

TIPPS FÜR DEN ALLTAG

Kirschkernsäckchen kann man mittlerweile fast überall kaufen. Die kleinen Beutel, die mit Kirschkernen gefüllt sind, werden in der Mikrowelle oder im Backofen nach Anleitung erhitzt und anschließend, umhüllt von einem Tuch, auf das schmerzende Gelenk gelegt. Auch ein Heusäckchen – ein mit selbst gesammelten und getrockneten Wiesenkräutern gefüllter Baumwollbeutel – kann helfen. Das Heusäckchen übergießen Sie mit heißem Wasser, wringen es vorsichtig aus, umwickeln es mit einem Handtuch und legen es ebenfalls aufs schmerzende Gelenk. Bitte seien Sie bei diesen Anwendungen vorsichtig, damit Sie sich keine Verbrennungen zufügen.

Kälte bei Entzündungen

Bei entzündlichen Formen von Gelenkerkrankungen setzt man Kälte zur Linderung der Beschwerden ein. Kälte ist natürlich relativ. Helfen dem einen bei rheumatischen Beschwerden in den Fingern bereits kühlende Wasserhandbäder, braucht der andere einige Minuten in der Kältekammer. Allgemein gehen die meisten Menschen mit Kälte argloser um als mit Wärme. Weniger bekannt ist, dass auch Kälteanwendungen schaden, werden sie falsch oder zu lange durchgeführt. Erfrierungen sind die Folge. Als Faustregel gilt: Brechen Sie die Behandlung sofort ab, wenn der angenehme Kältereiz sich in einen Kälteschmerz verwandelt oder die Behandlung unangenehm wird.

Kalte Kompressen und Eisbäder

Im Gegensatz zu einer warmen Auflage muss eine Kompresse mit kaltem Wasser nicht von außen mit einem weiteren Tuch bedeckt werden. Die Kompresse sollte allerdings nicht tropfnass sein, damit Kleidung und Umgebung nicht feucht werden. Bei kühleren Auflagen, z. B. einem Coldpack aus dem Tiefkühlfach, müssen Sie zwischen Auflage und Haut unbedingt ein dünnes Tuch legen, damit die Haut keinen Schaden nimmt.

Manche Menschen mit entzündlichen Gelenkerkrankungen schwören darauf, schmerzende Gelenke einige Minuten in Eiswasser zu tauchen. Dafür brauchen Sie lediglich Eiswürfel und einen Behälter zum Eintauchen des betroffenen Gelenks. Achtung: Übertreiben Sie die Dauer des Kältebads nicht! Drei Minuten sind ausreichend! Manche Physiotherapeuten tupfen entzündete Partien mit Eis ab. Dabei lässt der Therapeut das Eis nur kurz auf die Haut einwirken. Überlassen Sie solche Behandlungen nur geschulten Therapeuten.

Die Kältekammer

Auf Menschen, die kälteempfindlich sind und keine Probleme mit entzündeten Gelenken haben, mag ein auf Minusgrade von bis zu 110 °C heruntergekühlter Raum wie eine Folterkammer erscheinen. Personen mit rheumatoider Arthritis dagegen empfinden ihn oft als wahres Paradies, weil die Minuten in der Kälte sie erst wieder in die Lage versetzen, sich halbwegs schmerzfrei zu bewegen.

Kältekammern gibt es vor allem in Kurkliniken. Sie kommen dann zum Einsatz, wenn eine Bewegungstherapie bei entzündlichen Gelenkerkrankungen zwingend nötig, aber nicht möglich ist, weil Bewegungen für den Betroffenen zu schmerzhaft sind. Meist befinden sich mehrere Patienten gleichzeitig in der Kältekammer. Nur in Badehose, Bikini oder Badeanzug und mit Strümpfen, Handschuhen und Mundschutz geht es ab in die Kälte. Der Aufenthalt in der Kammer ist zeitlich auf bis zu drei Minuten begrenzt. Die extreme Kälte dämpft das Schmerzempfinden und lindert Entzündungen. An die Kältekammerbehandlung schließt sich oft direkt eine Bewegungstherapie an, die die Gelenke und das Stoffwechselgeschehen in der Gelenkkapsel aktiviert.

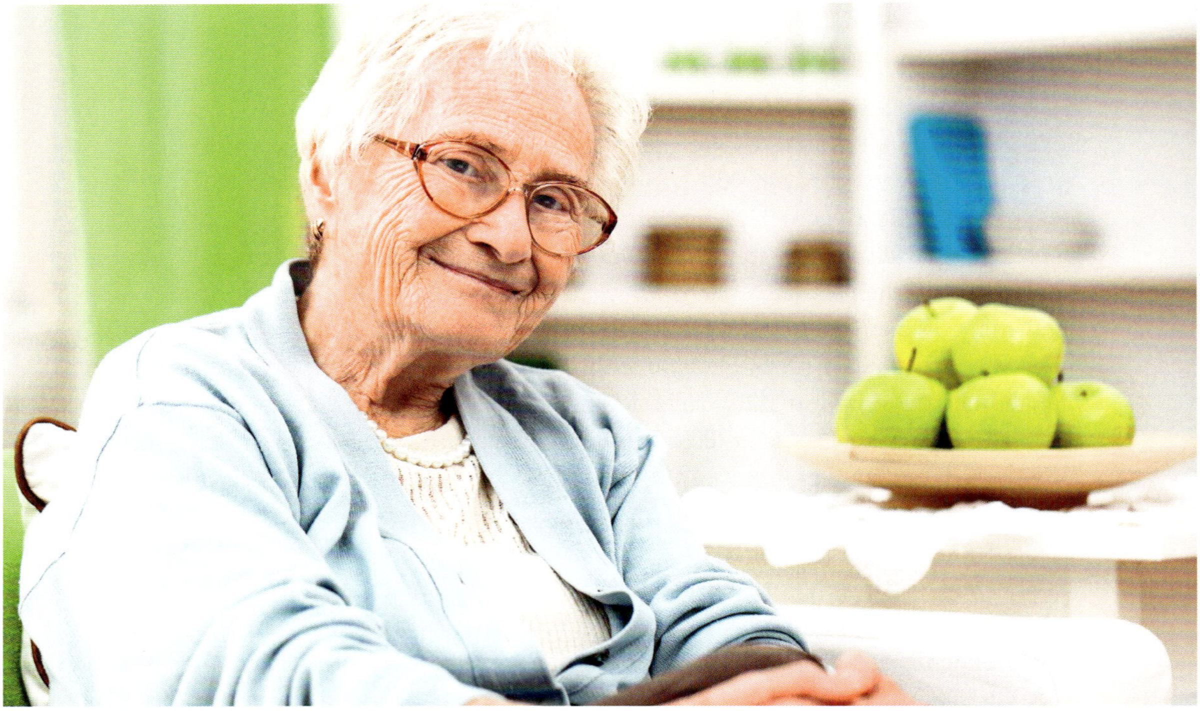

HILFEN FÜR RHEUMATIKER
Mittel, die den Alltag erleichtern

Menschen mit Gelenkerkrankungen wie rheumatoider Arthritis oder Arthrose haben im Alltag oft Schwierigkeiten, all die Tätigkeiten durchzuführen, über die ein Gesunder gar nicht erst nachdenkt. Um Betroffenen weiterhin ein eigenständiges Leben zu ermöglichen, gibt es eine Reihe von Hilfsmitteln. Sie unterstützen Rheumatiker bei alltäglichen Handgriffen und im Berufsleben und beugen der Verschlimmerung von Gelenkproblemen vor.

Viele Hilfsmittel, die Menschen mit Gelenkerkrankungen und Bewegungseinschränkung unterstützen, werden von den gesetzlichen Krankenkassen erstattet, sofern sie ärztlich verordnet werden. Wer also Hilfsmittel für Alltag und Beruf benötigt, sollte daher seinen Arzt um Rat fragen. Sie können sich zudem auch im Internet unter dem Suchbegriff „Hilfsmittelverzeichnis der gesetzlichen Krankenkassen“ darüber informieren, was im Bedarfsfall von Ihrer Krankenkasse bezahlt wird. Da zahlreiche Mittel, die Rheumatikern selbstverständliche Tätigkeiten im Büro oder Haushalt erleichtern können, jedoch Gegenstände des alltäglichen Gebrauchs sind, wie ein Telefon, übernehmen die Krankenkassen die Kostenerstattung dafür nicht.

Einlagen und spezielle Schuhe

Bei den meisten Menschen mit rheumatoider Arthritis zeigen sich im Verlauf der Krankheit Veränderungen der Fußgelenke, die das Gehen erschweren. Gehören auch Sie zu den Betroffenen, dann sollten Sie in jedem Fall über Einlagen oder speziell angefertigte Schuhe nachdenken. Schließlich ist Mobilität eine der wichtigsten Voraussetzungen für ein selbstbestimmtes Leben.

Orthopädische Einlagen und Schuhe lässt man am besten bei einem Fachmann für orthopädische Schuhtechnik anpassen. So können Sie sicher sein, dass Schuhe und Einlagen auf Ihre individuellen Gelenkprobleme zugeschnitten sind. Der Orthopädieschuhtechniker wird Ganganalysen, Messungen der Druckverteilung und Funktionstests durchführen und feststellen, wo eine Entlastung sinnvoll oder nötig ist, und dann Einlagen und Schuhe anfertigen.

Wer an rheumatoider Arthritis erkrankt ist, sollte das unbedingt ebenfalls erwähnen, denn dann ist klar, dass einfache Verschlüsse (z. B. mit Klettband) sinnvoller als Schnürsenkel sind und das Hineinschlüpfen mit den Füßen in die Schuhe möglichst einfach vonstattengehen sollte – für den Fall, dass es Probleme mit Hand- und Fingergelenken oder dem Rücken gibt.

Was sind Orthesen?

Orthesen werden in erster Linie dann eingesetzt, wenn ein betroffenes Gelenk oder die Wirbelsäule Führung, Stabilität oder Ruhigstellung brauchen. Vereinfacht ausgedrückt, sind Orthesen Bandagen aus dehnbarem Material oder Schienen mit Profileinlagen, die Halt geben. Gleichzeitig dienen Orthesen auch der Entlastung und der Haltungskorrektur. In der Nacht getragen, können sie ein Gelenk zudem bei akuten Beschwerden ruhigstellen.

Orthesen gehören zu den Hilfsmitteln, deren Kosten die gesetzlichen Krankenkassen in der Regel erstatten, wenn der Arzt sie verordnet. Man unterscheidet zwischen Orthesen „von der Stange“ und Maßanfertigungen. Konventionelle Orthesen müssen für den Einzelnen nicht zwingend schlechter sein als individuell angepasste, zumal die gesetzlichen Krankenkassen die

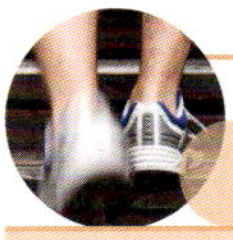

TIPPS FÜR DEN ALLTAG

Wem der Arzt das Tragen von orthopädischen Schuhen verordnet, hat in der Regel ein Anrecht auf die Kostenerstattung von drei Paar Schuhen (zwei Paar Straßen- und ein Paar Hausschuhe). Sie müssen sich aber darauf einstellen, eine Zuzahlung zu leisten. Da es sich bei Schuhen um einen Gegenstand handelt, den jeder benötigt (und für den jeder Geld ausgeben muss), hat der Patient zusätzlich eine Summe zu begleichen, die dem Betrag für den Kauf herkömmlicher Schuhe entspricht (ca. 75 Euro).

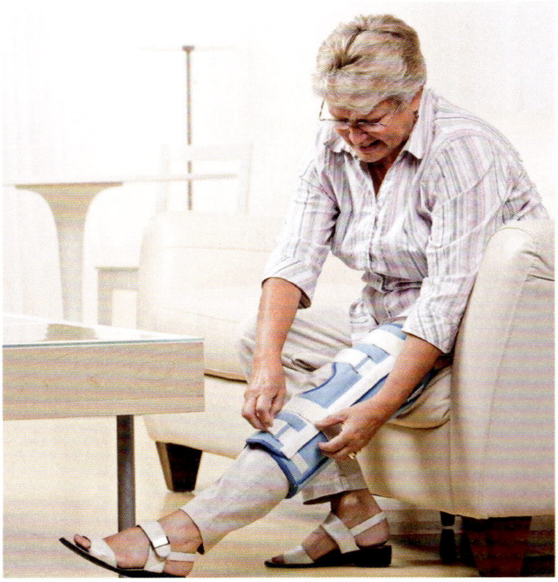

Zur Stabilisierung und Schonung schmerzender Gelenke kann der Arzt eine Orthese verschreiben.

maßgefertigten Orthesen nur dann kostenmäßig ersetzen, wenn triftige medizinische Gründe dafür sprechen.

Orthesen übernehmen teilweise die Funktion von Gelenken (z. B. die Stützfunktion) und können fest oder beweglich eingestellt werden. Je nach Therapieplan sorgen sie dafür, dass die Gelenke durch eine Schonhaltung nicht weiter geschädigt werden. Auf diese Weise lindern Orthesen nicht selten auch Schmerzen. Wichtig ist in der Regel, dass eine Orthese nicht über einen längeren Zeitraum permanent getragen wird, denn sonst könnte das Gelenk evtl. mangels Bewegung versteifen. Richten Sie sich bei der Benutzung einer Orthese unbedingt nach den Anweisungen Ihres Arztes.

Hilfsmittel für den Beruf

Wer viel am Computer arbeitet, der ist unter Umständen mit einer ergonomisch geformten Maus und einer entsprechenden Tastatur gut bedient (im Handel gibt es Tastaturen, die in der Mitte teilbar sind oder etwas größere Tasten haben). Falls das Tippen dennoch zu schwer fallen sollte, können Sie auch über die Anschaffung einer Spracherkennungssoftware nachdenken, die Gesprochenes in Text umwandelt. Für den Schreibtischstuhl bietet sich unter Umständen ein Keilkissen an, das eine ergonomische Sitzhaltung fördert und damit die Belastung der Gelenke verringert.

Vielen Rheumatikern fällt es schwer, herkömmliche Stifte zu halten. Einfach lässt sich dieses Problem durch Aufsätze lösen, die man auf den Stift schiebt und die die Greiffläche verdicken. Diese Stiftaufsätze bekommt man in Papierwarenläden, besondere Stifthalter im Sanitätsfachhandel. Sie können jedoch notfalls auch dickere Stifte verwenden.

Hilfsmittel für den Haushalt

Im Alltag sind rheumatische Beschwerden in Fingern und Handgelenken eine große Belastung. Gegenstände wie Schere, Messer, Löffel oder Gabel lassen sich nur schwer greifen, Fenstergriffe schlecht betätigten, Schlüssel wegen des erforderlichen Kraftaufwands kaum im Schloss umdrehen und Dosen nicht mehr öffnen. Abhilfe schaffen Griffaufsätze und Spezialbesteck. In den Hausschlüssel kann man – sofern er über eine ausreichend große Öffnung im Schlüsselgriff verfügt – als Hebel einen Schraubenzieher mit Griff einklinken.

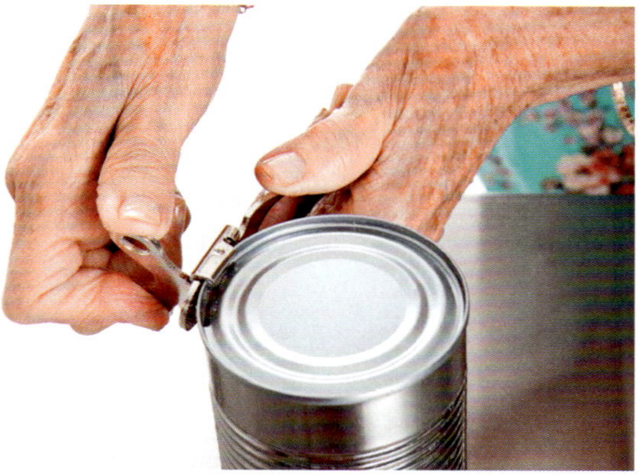

Wird das Bedienen eines Dosenöffners zur Qual, können spezielle Griffaufsätze eine große Hilfe sein.

Ansonsten ist die Anfertigung eines Spezialschlüssels angeraten. Für das Öffnen von Schraubverschlüssen gibt es weitere Hilfsmittel. Bei der Zubereitung des Essens helfen Messer mit Spezialgriffen, die Rheumatikern das Schneiden von Nahrungsmitteln leichter machen, sowie Haushaltsgeräte, die Handgriffe erleichtern. In der Küche tragen ausreichend hohe Arbeitsflächen dazu bei, dass Sie sich weniger bücken müssen. Greifzangen mit langem Griff helfen dabei, Dinge vom Boden aufzuheben.

Ein Telefon ist heute fast unverzichtbar. Um es bei Problemen mit den Fingergelenken gut handhaben zu können, sollte es über große Tasten verfügen – und ein Smartphone über einen ausreichend großen Bildschirm. Nur so lassen sich Telefonnummern, SMS oder E-Mails bequem eingeben.

Damit der Alltag gut gelingt

Fällt das Aufstehen schwer, dann achten Sie darauf, dass Sessel, Stühle und vor allem das Bett ausreichend hoch sind, denn es erleichtert das Aufrichten ungemein, wenn man seinen Körper nicht erst aus den Knien „hochwuchten" muss.

Auch beim Anziehen haben Rheumatiker oft Schwierigkeiten, denn das Bücken ist am Morgen, wenn die Gelenke steif sind, recht mühselig. Hier gibt es Hilfsmittel wie Strumpf-, Hosen- oder Jackenanziehhilfen. Ein Stehstuhl erleichtert das Anziehen ebenso wie Schuhe, in die man nur hineinschlüpfen muss. Bei der Morgentoilette helfen Festhaltegriffe an der Wand, ein erhöhter Toilettensitz oder ein Duschstuhl. Wichtig ist vor allem, dass Sie immer Pausen zwischen den einzelnen Tätigkeiten einlegen – und im Bedarfsfall auch andere um Hilfe bitten!

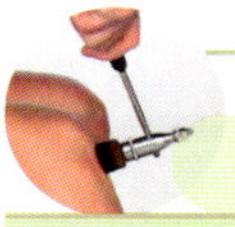

DAS RÄT DER EXPERTE

Immer in Bewegung bleiben!

Bewegung bedeutet Leben! Und Bewegung hält angegriffene Gelenke in Schuss! Mediziner empfehlen bei Gelenkerkrankungen daher vor allem Bewegung, um die Gelenke zu fordern. Für Alltag und Büro gilt, wann immer Sie länger sitzen: Bewegen Sie sich zwischendurch, wechseln Sie hin und wieder die Sitzhaltung, stehen Sie ab und an auf, und lockern Sie Körper und Gelenke. Benutzen Sie die Treppe, wann immer es geht! Für die Mittagspause im Büro heißt es: Hängen Sie nicht schlaff in der Kantine herum, auch wenn der Klatsch noch so interessant ist. Erledigen Sie stattdessen Besorgungen, oder genehmigen Sie sich einen Spaziergang!

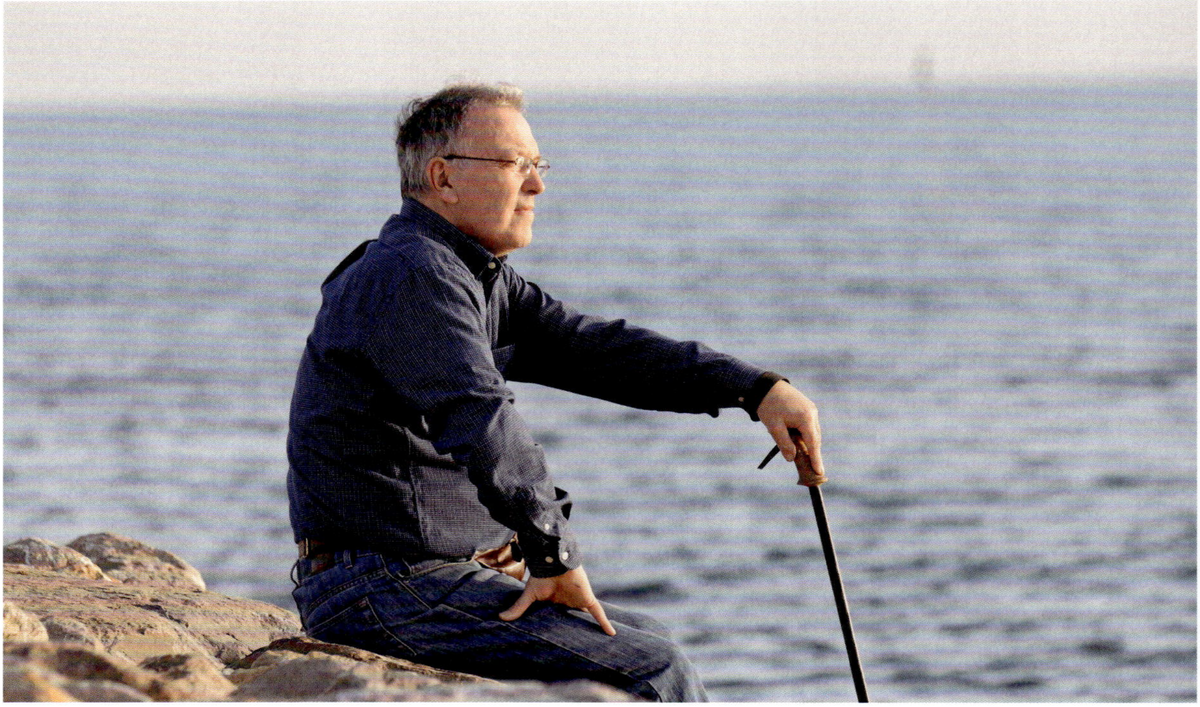

DIE MOBILITÄT ERHALTEN
Gehhilfen, Rollstuhl und Treppenlift

Viele Menschen mit rheumatischen Erkrankungen haben Schwierigkeiten beim Gehen, weil die Gelenke in den Beinen und Füßen nicht mehr richtig mitspielen oder aber Hüftgelenke oder Wirbelsäule in Mitleidenschaft gezogen sind. Doch Mobilität ist mit die wichtigste Voraussetzung für ein eigenständiges, selbstbestimmtes Leben. Was also tun?

Der gute, alte Spazierstock ist mittlerweile von Wanderstöcken aus Karbon oder Aluminium abgelöst worden. Doch diese erfüllen nach wie vor den gleichen Zweck – die Entlastung der Gelenke beim Gehen und die Unterstützung der Trittsicherheit. Zudem kann man sich auf zwei Stöcken, wie sie heute oft benutzt werden, sicherer abstützen. Menschen mit Gelenkproblemen profitieren von den Wanderstöcken, die oft auch als Nordic-Walking- oder Trekking-Stöcke bezeichnet werden. Ein Vorteil liegt darin, dass sie durchaus als modisches Accessoire durchgehen. Wer mit diesen Stöcken losmarschiert, wirkt eher sportlich als gelenkkrank. Voraussetzung für die Nutzung als Gehhilfe ist allerdings, dass die Gelenkprobleme nicht allzu schwerwiegend sind und nur eine geringfügige Entlastung erfordern.

Problematisch kann die Benutzung von Wanderstöcken sein, wenn die Hand- und Fingergelenke angegriffen sind, denn schließlich muss man die Stöcke festhalten, um von ihrer Stützfunktion zu profitieren. Die Wanderstöcke haben zwar Schlaufen, durch die die Hände gezogen werden, sodass man sie zeitweise loslassen kann, doch eignen sie sich vorwiegend für Menschen, deren Greiffunktion noch weitgehend intakt ist.

Unterarmgehstützen – auch bei Gelenkproblemen

Unterarmgehstützen, im Volksmund noch immer Krücken genannt, sind eine Gehhilfe, bei der sich der Unterarm an einem Führrohr abstützen kann. Neben den Gehstützen, bei denen der Handgriff im 90-Grad-Winkel an der Stütze angebracht ist, gibt es physiologische Gehstützen, deren oberer Bereich s-förmig gebogen ist und die ohne Kraftschluss der Hand nach vorn geschwungen werden können. Diese Hilfsmittel, auch als Arthritis-Gehstützen bekannt, sind für Menschen mit Gelenkerkrankungen oft günstiger, weil sie die Handgelenke weniger belasten. Gehstützen gelten im Gegensatz zu Wanderstöcken als medizinisches Hilfsmittel. Die Kosten für ihre Anschaffung werden von den gesetzlichen Krankenkassen übernommen, wenn der Arzt sie verordnet.

Rollatoren für die Mobilität

Wem Wanderstöcke und Unterarmgehstützen als Unterstützung beim Gehen nicht ausreichen, der kann auch mit einem Rollator mobil bleiben.

Rollatoren sind kleine Rollwagen, meist auf vier Rädern, die über Bremsen, eine kleine Sitzbank und einen Einkaufskorb verfügen. Bei rheumatischen Erkrankungen kann so ein Rollator eine unschätzbare Hilfe sein. Auf ihm lässt es sich beim Gehen abstützen, wodurch die Gelenke entlastet werden, und er verleiht Sicherheit. Hinzu kommt, dass man immer seinen eigenen kleinen Rastplatz für notwendige Verschnaufpausen dabeihat.

Durchgesetzt haben sich mittlerweile vor allem Rollatoren auf vier Rädern, die sich leicht zusammenklappen und im Auto transportieren lassen. Es gibt zwar immer noch Modelle mit drei Rädern, doch die vierrädrigen sind kippsicherer und stabiler. Rollatoren sollten

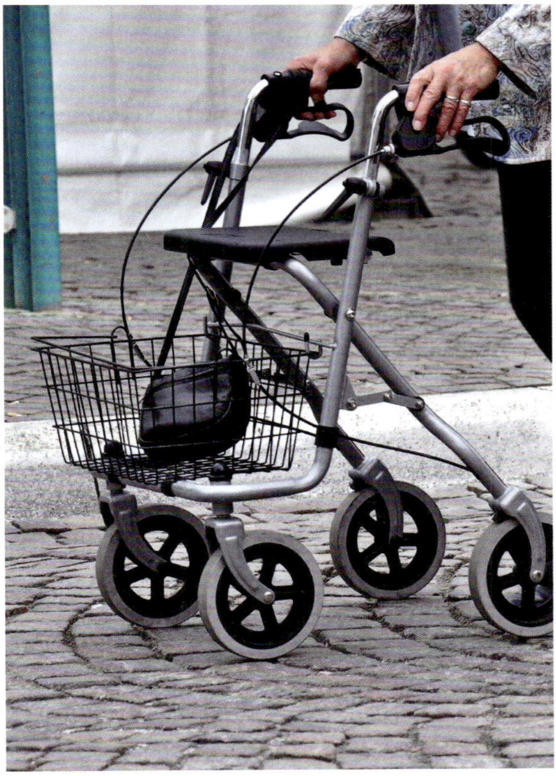

Mit einem Rollator können Sie sich nicht nur sicher im Haus fortbewegen, sondern auch auf Gehwegen.

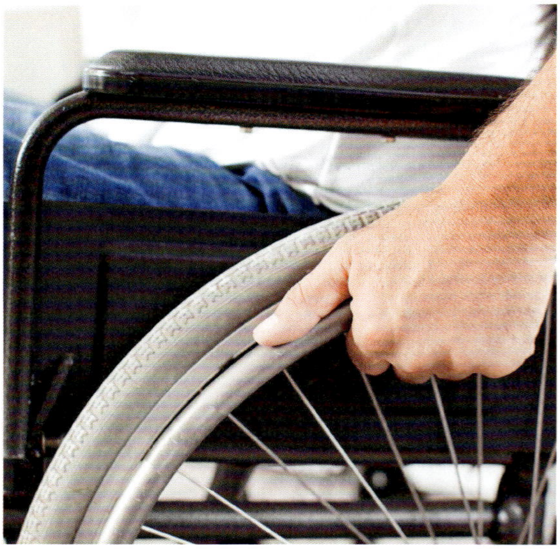

Ein Rollstuhl macht es möglich, trotz Einschränkung weitgehend mobil und selbstständig zu bleiben.

eine Feststellbremse besitzen, zudem sollte die Bremse leicht zu betätigen sein. Problematisch kann die Benutzung eines Rollators bei Hand- und Fingergelenkproblemen sein, denn durch das Festhalten der Griffe und das Aufstützen ergeben sich weitere Belastungen.

Beweglich im Rollstuhl

Die Vorstellung, sich im Rollstuhl fortzubewegen, macht Angst. Doch wer es aufgrund von Gelenkproblemen nicht mehr schafft, längere Wege zu Fuß zurückzulegen, für den verliert die Vorstellung, einen Rollstuhl zu benutzen, ihren Schrecken. Mit dem Rollstuhl kann man – in barrierefreiem Gelände – fast alles bewerkstelligen, was ein Fußgänger kann: seinen Beruf weiterhin ausüben, einkaufen, sich mit Freunden treffen, Sport treiben, ja sogar tanzen. Autofahren ist ebenfalls möglich – auch wenn dafür evtl. der Pkw umgebaut werden muss. Rollstuhl fahren muss man allerdings genauso lernen wie Auto fahren. Das Wenden und das Überqueren von Hindernissen sind beispielsweise nicht ganz einfach. Am besten, Sie nehmen an einem Training für Rollstuhlfahrer teil. Dort lernen Sie, wie Sie den Rollstuhl möglichst kraftsparend antreiben.

Die Wahl des Rollstuhls hängt u. a. davon ab, wie beweglich Rumpf und Arme und wie belastbar deren Wirbel und Gelenke sind. Rheumatiker, die hauptsächlich Probleme mit den Gelenken von Beinen und Füßen haben und deshalb einen Rollstuhl brauchen, sind oft – abhängig von ihrer sonstigen körperlichen Verfassung – mit einem sogenannten Aktivrollstuhl am besten bedient. Dabei handelt es sich um einen Rollstuhl mit Greifreifen.

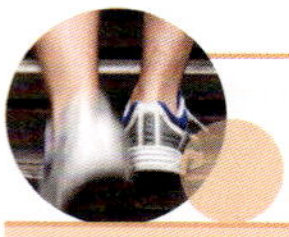

TIPPS FÜR DEN ALLTAG

Rollstühle sind Hilfsmittel, deren Kosten die gesetzlichen Krankenkassen übernehmen. Allerdings muss ein Rollstuhlfahrer begründen, warum er einen teureren Aktivrollstuhl statt eines kostengünstigeren Leichtgewichtrollstuhls benötigt. Hilfreich ist, wenn der Arzt einen Aktivrollstuhl verordnet und seine Wahl gut begründet, z. B. mit dem Argument, dass ein Leichtgewichtrollstuhl für den Gelenkkranken zu schwergängig wäre.

Neben den Aktivrollstühlen gibt es die sogenannten Leichtgewichtrollstühle, Rollstuhlmodelle, die trotz ihres Namens meist schwerer und im Allgemeinen etwas preiswerter sind. Allerdings lassen sie sich oft schlechter fahren und sind nicht ganz so variabel einsetzbar wie Aktivrollstühle.

Ein Elektrorollstuhl kommt infrage, wenn die Beweglichkeit von Armen, Händen und Fingern stark eingeschränkt ist oder die Arme so kraftlos sind, dass sie einen Rollstuhl zum Selbstfahren nicht mehr antreiben können. Üblicherweise verwenden Elektrorollstühle als Steuerung eine Konsole mit Joystick, der dem Schaltknüppel im Auto ähnelt und weitere Bedienelemente wie eine Hupe hat. Natürlich gibt es noch andere Rollstuhltypen, z.B. die sogenannten Einhandrollstühle, die – wie der Name sagt – mit einer statt mit zwei Händen angetrieben werden, sowie Sportrollstühle. Beliebtes Fortbewegungsmittel ist das Elektromobil, ein batteriebetriebenes Leichtfahrzeug. Es gilt als Sonderform des Elektrorollstuhls und ist daher von den gesetzlichen Krankenversicherungen als förderfähiges Hilfsmittel anerkannt. Zum Fahren eines Elektromobils ist kein Führerschein nötig.

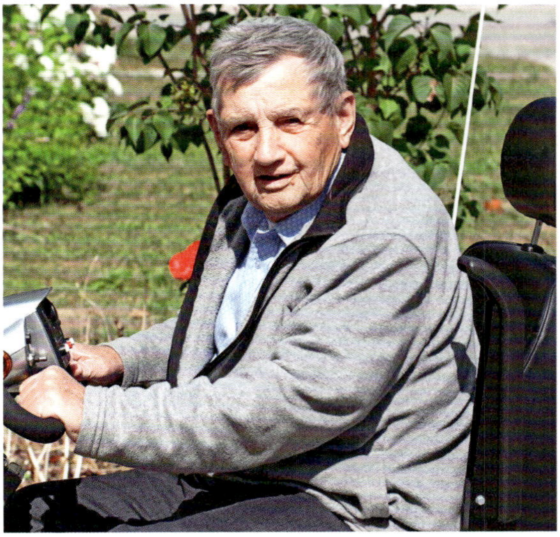

Bei einer Bewegungseinschränkung bietet ein Elektromobil als Fortbewegungsmittel viele Vorteile.

Badewannen- und Treppenlifte

Wer in seiner Beweglichkeit reduziert ist, benötigt nicht selten einen Badewannenlift (auch Badewannenlifter genannt), um weiterhin selbstständig zu baden oder zu duschen. Dabei handelt es sich in der Regel um einen Sitz mit Rückenlehne, der in die Badewanne gestellt wird, sich mit Saugnäpfen am Wannenboden festsaugt und sich durch die Benutzung eines Handbedienteils in der Wanne absenkt. Der Benutzer setzt sich beim Einstieg in die Badewanne zunächst von außen im 90-Grad-Winkel zur Wanne auf den Sitz, dreht sich mit dem Rumpf in Baderichtung und zieht die Beine nacheinander vorsichtig über den Wannenrand hinterher. Dann senkt er den Sitz ab und kann Bad oder Dusche genießen.

Mithilfe eines Treppenlifts bleiben Menschen mit Bewegungseinschränkungen im eigenen Haus mobil. Es gibt Lifte für gerade und für kurvige Innentreppen sowie Außentreppen. Man setzt sich auf den Stuhl des Lifts, nimmt die Fernbedienung und lässt sich nach oben oder unten fahren. Sowohl Treppen- als auch Badewannenlift zählen zu den Hilfsmitteln, deren Kosten die gesetzlichen Krankenkassen auf Antrag erstatten, sofern eine medizinische Notwendigkeit besteht.

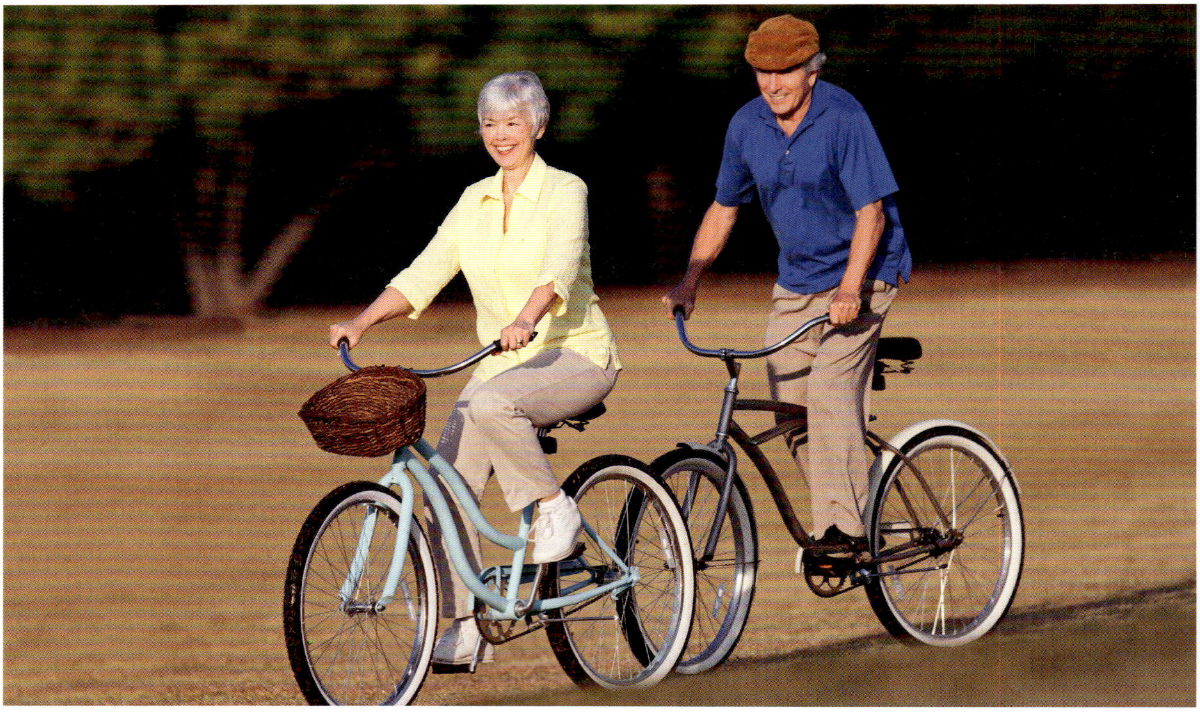

HILFE UND INFORMATIONEN

Wo Sie die richtige Beratung finden

Mancher Patient wünscht sich eine zusätzliche und unabhängige Beratung, wenn es um seine Gesundheit geht, vor allem wenn man dem Rat des Arztes skeptisch begegnet oder einen vertrauenswürdigen Facharzt sucht.

Die Krankenkassen als erste Informationsquelle

Das Internet bietet zahlreiche Arztportale, in denen man Adressen zu diversen Ärzten findet. Dabei sollte man allerdings Vorsicht walten lassen, insbesondere bei Websites einzelner Ärzte, von Arzthäusern (MVZ) und Kliniken. Nicht selten stellen sich diese Anbieter im besten Licht dar, um Patienten anzulocken. Am verlässlichsten ist es daher, sich bei seiner Krankenkasse beraten zu lassen. Die Krankenkassen haben exzellente Informationsdienste eingerichtet, und ihre Mitarbeiter kennen sich auf dem medizinischen Markt bestens aus. Dies gilt ebenso für Österreich und die Schweiz.

Die unabhängige Patientenberatung

Die Unabhängige Patientenberatung Deutschland (UPD) ist ein Verbund unabhängiger Beratungsstellen. Gefördert wird die UPD vom Spitzenverband der Gesetzlichen Krankenversicherung (GKV), dem Spitzenverband Bund der

Krankenkassen und dem PKV-Verband der Privaten Krankenversicherung, und er bietet Beratung auch auf Türkisch und Russisch an. Den Verbänden ist es per Gesetz untersagt, Einfluss auf die Beratung zu nehmen. Die Beraterinnen und Berater der UPD sind Fachkräfte mit Beratungserfahrung, vielfach sind es Ärzte, Gesundheitswissenschaftler, Juristen und Sozialpädagogen.

Bei der UPD können sich sowohl Patienten als auch Angehörige in allen Fragen rund um das Gesundheitswesen beraten lassen – gleichgültig, ob man gesetzlich, privat oder gar nicht versichert ist. Die Beratung ist zudem grundsätzlich kostenlos und verpflichtet zu nichts. Ratsuchende können ohne Weiteres auch anonym anfragen. Die Beratung bleibt in jedem Fall vertraulich.

Beratungstermine: Montag–Freitag 10–18 Uhr und Donnerstag 10–20 Uhr unter der bundesweit kostenfreien Rufnummer 08 00 / 0 11 77 22. Telefonberatung auf Türkisch Montag und Mittwoch von 10–12 Uhr sowie von 15–17 Uhr unter 08 00 / 0 11 77 23. Telefonberatung auf Russisch Montag und Mittwoch von 10–12 Uhr sowie von 15–17 Uhr unter 08 00 / 0 11 77 24.

In Österreich ist die Wiener Pflege-, Patientinnen- und Patientenanwaltschaft (WPPA) kraft Gesetzes zur Sicherung der Patientenrechte verpflichtet (www.patientenanwalt.wien.at). In der Schweiz bietet die Patientenberatung der Schweizerischen Stiftung SPO Patientenschutz professionelle Unterstützung in medizinischen und rechtlichen Fragen. (www.spo.ch)

Rat von der BIG

Seit 1989 kämpft die Bürger Initiative Gesundheit e. V. (BIG) für eine Gesundheitsvorsorge mit sinnvollen Anreizen für alle Beteiligten im Gesundheitswesen. Zudem setzt der Verband sich für eine Versorgung, Behandlung und individuelle Betreuung, die Vernetzung aller Institutionen der Versorgung und eine hochwertige und bezahlbare Versorgung mit Gesundheitsleistungen ein.

Kontakt: Bürger Initiative Gesundheit e. V. (BIG), Hauptsitz: Beethovenstraße 2, 86150 Augsburg, Telefon: 0 821 / 50 86 79 60; Telefax: 0 821 / 50 86 79 69, E-Mail: *info@buerger-initiative-gesundheit.de*; Internet: *www.buerger-initiative-gesundheit.de.*

Der IGeL-Monitor

IGeL bedeutet nichts anderes als „Individuelle Gesundheitsleistung“. Die gesetzlichen Krankenkassen bezahlen nicht alle Untersuchungs- und Behandlungsmethoden, die der Arzt oder das Krankenhaus anbieten können. Häufig werden deshalb Patienten von ihren Ärzten davon überzeugt, Selbstzahlerleistungen „einzukaufen“. Der IGeL-Monitor informiert über sinnvolle und nutzlose Angebote auf diesem Selbstzahlermarkt. Er wird von einem Team erstellt, das einer auf empirische Belege gestützten Heilkunde verpflichtet ist. Initiator ist der Medizinische Dienst des Spitzenverbands Bund der Krankenkassen e.V. (MDS). Informationen erhalten Sie unter *www.igel-monitor.de.*

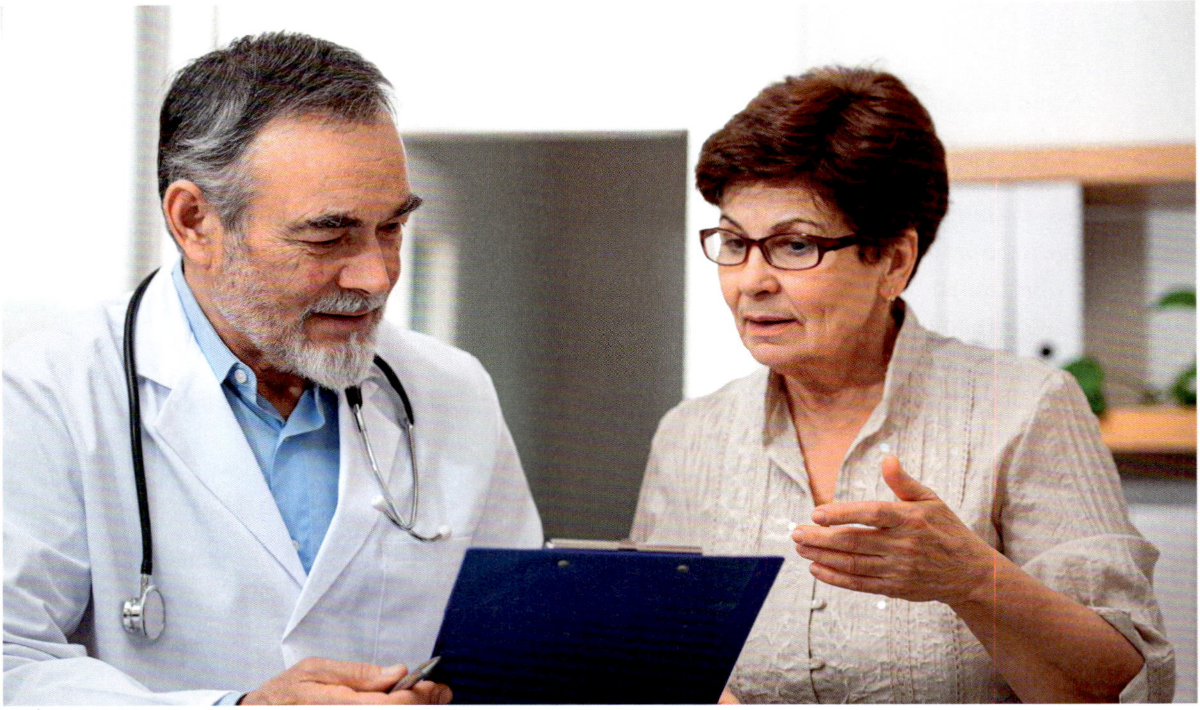

IHR RECHT ALS PATIENT

Mit Rechtsstreitigkeiten richtig umgehen

Wenn es um die eigene Gesundheit geht, können Rechtsstreitigkeiten besonders anstrengend werden. Und die Konfliktmöglichkeiten sind leider gerade auf diesem Gebiet äußerst vielfältig: ärztliche Behandlungsfehler, Leistungsverweigerungen der Krankenkassen, Streitigkeiten um Arzthonorare usw.

Natürlich versucht man mit den Betreffenden, mit Ärzten oder Krankenkassen-Sachbearbeitern, zu reden und eine einvernehmliche Lösung zu finden. Oft handelt es sich um Missverständnisse, die sich schnell klären lassen, oder man findet einen Kompromiss, mit dem beide Seiten leben können.

Prozesse im Gesundheitsbereich nehmen zu

Die Patienten sind aber heute mutiger und streitlustiger geworden und scheuen einen Konflikt mit ihrem Arzt weniger als früher. Es nehmen jedoch auch Konflikte zwischen Patienten und Krankenkassen zu, weil Letztere aus finanziellen Gründen inzwischen sehr viel genauer hinschauen, wenn es um Leistungserstattungen geht. Dabei ist es gleichgültig, ob es sich um gesetzliche oder private Krankenkassen handelt. Obwohl viele private Krankenkassen damit werben, dass sie im Gegensatz zu den gesetzlichen Kassen alle medizinischen Leistungen erstatten, hat sich auch hier einiges geändert. Es gibt Fälle, in denen Versicherungen bei nahezu gleichem Sachverhalt dem einen Versicherungsnehmer seine Kosten problemlos erstatten, während der andere bei einem ähnlich gelagerten Fall Probleme bekommt. Das mag manchmal auch damit zusammenhängen, dass die Kassen auf bestimmte Ärzte oder Kliniken ein besonders wachsames Auge werfen, weil ihnen deren Rechnungen überhöht vorkommen. Liegt ein konkreter Verdacht vor, sammeln die Kassen alle Fälle einer bestimmten Praxis oder eines bestimmten Krankenhauses. Wenn man als betroffener Patient das Pech hat, in eine solche Situation zu geraten, kommt es nicht selten zu Streitigkeiten über die Behandlungskosten.

Eine gerichtliche Auseinandersetzung sollte jedoch immer der allerletzte Weg sein. Zum einen dauern Prozesse relativ lange, außerdem stellen sie für Patienten eine schwere Belastung dar, die man vorher oft unterschätzt: Ein solcher Prozess belastet, unabhängig von der Rechtslage, das persönliche Leben. Insofern ist es – auch um das Arzt-Patienten-Verhältnis bzw. das Verhältnis zur Krankenversicherung nicht unnötig zu belasten – immer empfehlenswert, eine außergerichtliche Lösung zu suchen.

Manchmal braucht man einen Juristen

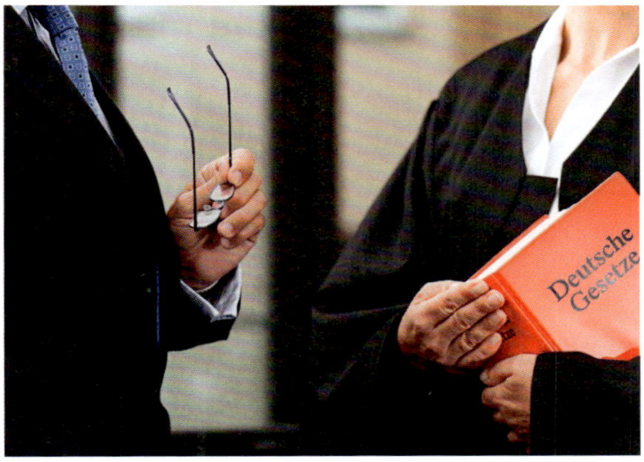

Bei Fragen des Medizinrechts suchen Sie am besten einen Fachanwalt auf.

Hin und wieder sind die Fronten jedoch verhärtet, und es bleibt dem frustrierten Patienten nur übrig, einen Rechtsanwalt einzuschalten, da der juristische Laie kaum eine Chance hat, sich auf dem Gebiet des Medizinrechts durchzusetzen. Wird ein Anwalt eingeschaltet, sollte er sich auf diesem Gebiet deshalb bestens auskennen. Seit mehreren Jahren gibt es in Deutschland Fachanwälte für Medizinrecht. Dies hängt mit der Entwicklung im Gesundheitswesen zusammen: Die Konflikte werden komplizierter, die Rechtsvorschriften sind schwer zu überschauen. Um den Fachanwaltstitel tragen zu dürfen, muss der Betreffende grundsätzlich drei Jahre lang als Anwalt tätig gewesen sein. Dazu kommen spezielle Kurse und eine Prüfung vor der Rechtsanwaltskammer, nicht zu vergessen die jährliche Fortbildungspflicht im Bereich des Medizinrechts.

Nicht ohne eine Rechtsschutzversicherung

Ein Anwalt kostet Geld, und wenn man vor Gericht zieht, wird es noch teurer. Der Ausgang eines Gerichtsverfahrens ist zudem oft, auch wenn man sich noch so sehr im Recht fühlt oder sich sogar im Recht befindet, ein gewagtes

Unterfangen. Glücklich kann sich in dieser Situation derjenige schätzen, der eine gute Rechtsschutzversicherung besitzt. Dies gilt jedoch nur, wenn man sie deutlich vor Beginn des Streitfalls abgeschlossen hat. Bei den meisten Rechtsschutzversicherungen gibt es eine dreimonatige Wartezeit. Das heißt: Vom Zeitpunkt des Vertragsabschlusses an genießt der Versicherte erst drei Monate später Rechtsschutz. Für alle Fälle, die in diese dreimonatige Wartezeit fallen, besteht auch nach Ablauf der Wartezeit kein Versicherungsschutz.

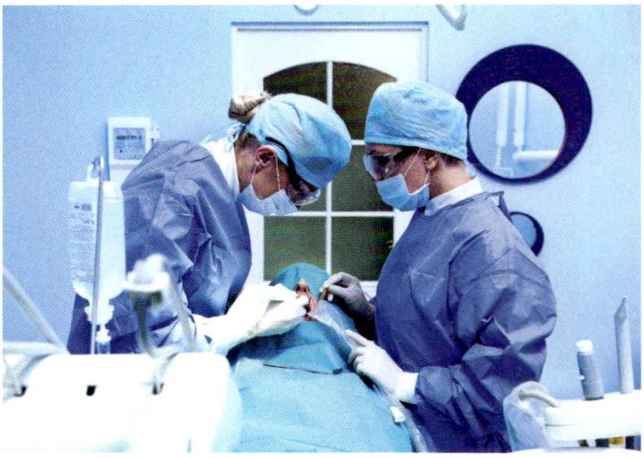

Kommt es zu Streitigkeiten über die Kosten einer Behandlung, hilft der Rechtsschutz weiter.

Darüber hinaus sollte man beachten, dass bei Streitigkeiten mit gesetzlichen Krankenkassen die außergerichtliche Tätigkeit des Anwalts von der Rechtsschutzversicherung nicht bezahlt wird. Eine Unterstützung bekommt man erst dann, wenn man beim Sozialgericht Klage erhebt. Bei Ansprüchen gegen einen Arzt oder eine private Krankenversicherung werden die Kosten nur dann übernommen, wenn der Rechtsschutzversicherungsvertrag sich auf allgemeines Vertragsrecht bezieht. Rechtsschutzversicherungen haben außerdem die Möglichkeit, bei Fällen, die sie für aussichtslos halten, eine Deckungszusage zu verweigern.

Das neue Patientenrechtegesetz

Am 26. Februar 2013 ist das Gesetz zur Verbesserung der Rechte von Patienten, das Patientenrechtegesetz, in Kraft getreten. Damit sollen die Rechte der Patienten gegenüber Ärzten sowie Krankenhäusern gestärkt werden. Eigentlich waren diese Rechte des Patienten bereits in anderen Gesetzen verankert. Die Rechte waren bisher aber derart verstreut, dass diese bei Patienten kaum bekannt waren. Desbalb wurden sie in einem Gesetz zusammengefasst. Wichtige Elemente des neuen Gesetzes sind die Informations- und Dokumentationspflicht durch den behandelnden Arzt bzw. die Klinik, das Recht des Patienten auf Akteneinsicht und die Fristen bei Leistungsanfragen.

Die Dokumentationspflicht fordert, dass Patientenakten vollständig und sorgfältig zu führen sind. Dies betrifft vor allem die Pflicht des Arztes, seinen Patienten persönlich und ausführlich über die Besonderheiten und vor allem die Risiken eines diagnostischen Verfahrens und der Behandlung aufzuklären. Eine Unterschrift des Patienten auf dem herkömmlichen Aufklärungsbogen reicht also heute nicht mehr aus. Das Thema Behandlungsfehler ist im Patientenrechtegesetz besonders hervorgehoben. Hier gilt jedoch eine Einschränkung: Nur bei groben Behandlungsfehlern ist der Arzt in der Pflicht, den

Nachweis seiner Schuldlosigkeit zu führen. In allen anderen Fällen muss nach wie vor der Patient beweisen, dass ein Fehler gemacht wurde. Das Gesetz verpflichtet jedoch die Krankenkassen, ihre Versicherten beim Nachweis eines Behandlungsfehlers zu unterstützen.

Vorsicht: Verjährungsfrist!

Liegt ein vermuteter Behandlungsfehler schon längere Zeit zurück, dann ist die Frage der Verjährung wichtig, also ob der Patient überhaupt noch Ansprüche an den behandelnden Arzt oder das Krankenhaus stellen kann. Grundsätzlich gilt seit dem 1. Januar 2002 für vertragliche Schadensersatzansprüche eine dreijährige Verjährungsfrist. Diese beginnt mit dem Schluss des Jahres, in dem der Anspruch entstanden ist und der Patient von den seinen Anspruch begründenden Umständen Kenntnis erlangt hat.

Die Frage nach der Verjährung ist für Patienten von zentraler Bedeutung und im konkreten Einzelfall nicht immer einfach zu beantworten. Deshalb sollte man in einer solchen Situation unbedingt einen juristischen Experten einschalten. Wer zu lange wartet, verliert unter Umständen die Chance, zu seinem Recht zu kommen.

Das Recht auf eine Zweitmeinung

Der Gesetzgeber gesteht jedem Patienten das Recht zu, sich bei einem anderen unabhängigen Arzt eine Zweitmeinung einzuholen. Natürlich muss man selbst die bisher angefertigten Untersuchungsunterlagen wie Laborbefunde oder Röntgenbilder, CTs oder MRTs mitbringen, um Doppeluntersuchungen mit entsprechenden Kosten zu vermeiden.

Manche Patienten scheuen allerdings diesen Schritt, aus Angst ihre Untersuchungsbefunde bei ihrem Arzt einfordern zu müssen. Schließlich müssten sie ihm dann gestehen, dass sie einen anderen Kollegen um dessen Meinung bitten wollen. Ein verantwortungsvoller Arzt sollte dafür jedoch Verständnis haben, ja Sie sogar darin bestärken, eine weitere Meinung einzuholen. Hüten Sie sich aber davor, sich von Ihrem Arzt einen Kollegen für die Zweitmeinung empfehlen zu lassen. Fragen Sie lieber bei Ihrer Krankenkasse nach einem entsprechenden Arzt, der eine neutrale und kompetente Beratung geben kann.

DAS RÄT DER EXPERTE

Patientenverfügung hinterlegen

Dem freien Willen des Patienten verleiht die Patientenverfügung bereits seit dem Jahr 2009 einen besonderen Stellenwert. Diese Verfügung ist für den Fall bestimmt, dass ein Erkrankter sich nicht mehr selbst zu seiner Behandlung äußern kann. Mit der Patientenverfügung legt der Verfasser fest, welche Behandlungen er wünscht und welche er ablehnt. Gerade weil ein Austausch mit dem Arzt in bestimmten Fällen nicht mehr möglich ist, ist es wichtig, sich vor der Niederschrift der Verfügung zu informieren und beraten zu lassen.

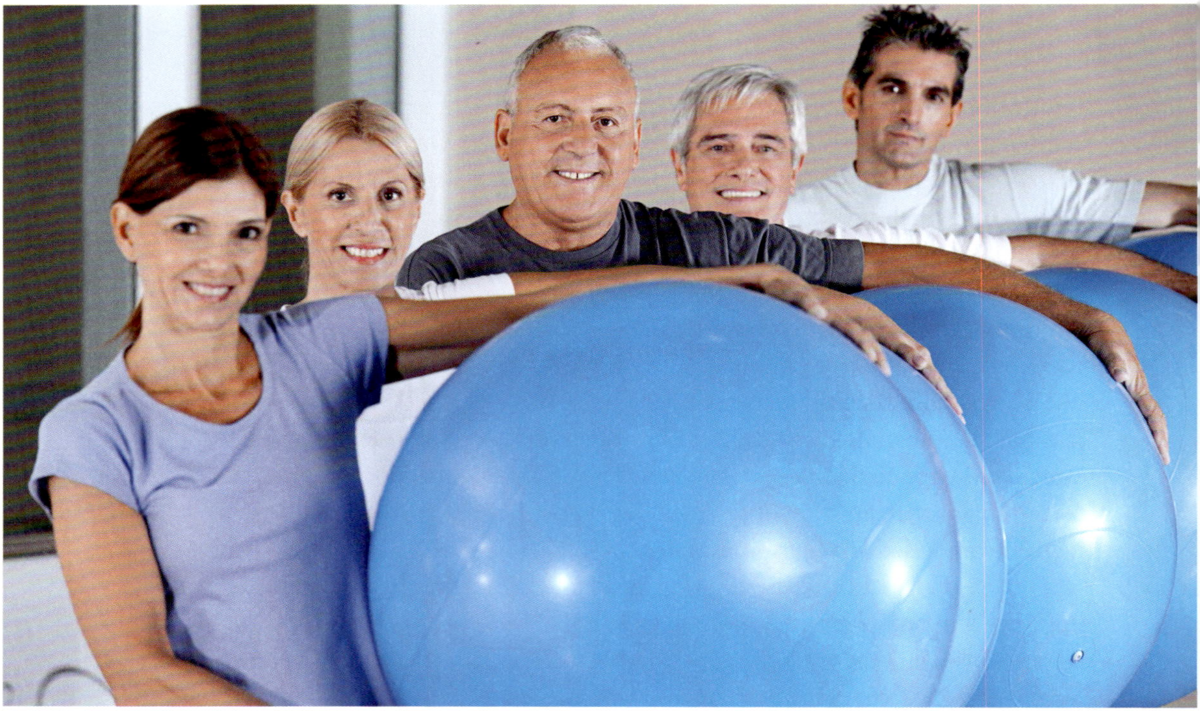

SELBSTHILFEGRUPPEN

Betroffene helfen sich selbst

In Selbsthilfegruppen begegnen sich Menschen mit gleichen psychischen oder körperlichen Gesundheitsproblemen, um gegenseitig von ihren individuellen Erfahrungen zu profitieren.

NAKOS

Die Nationale Kontakt- und Informationsstelle zur Anregung und Unterstützung von Selbsthilfegruppen (NAKOS) ist eine bundesweite Aufklärungs-, Service- und Netzwerkeinrichtung im Bereich der Selbsthilfe. Die NAKOS leistet allgemeine Aufklärungsarbeit zu Möglichkeiten der Selbsthilfe sowohl für Betroffene als auch für Angehörige. Dafür werden themenübergreifend Informationen wie Aufklärungsbroschüren, Informationsblätter, Plakate oder Arbeitshilfen entwickelt und publiziert.

Kontakt: Otto-Suhr-Allee 115, 10585 Berlin-Charlottenburg
Telefon: 0 30 / 31 01 89 60; Fax: 0 30 / 31 01 89 70
E-Mail: *selbsthilfe@nakos.de*
Servicetelefon unter 0 30 / 31 01 89 60 (Dienstag 10–14 Uhr, Mittwoch 10–14 Uhr, Donnerstag 14–17 Uhr, Freitag 10–14 Uhr)
Internet: *www.nakos.de*

Selbsthilfe Schweiz
Selbsthilfe Schweiz ist eine nationale Anlaufstelle für Fragen rund um Selbsthilfe und Selbsthilfegruppen zu gesundheitlichen und sozialen Problemen. Sie ist verantwortlich für die Koordination und Vernetzung der einzelnen Gruppen und setzt sich für die Förderung von Selbsthilfegruppen im schweizerischen Sozial- und Gesundheitswesen ein.
Internet: *www.selbsthilfeschweiz.ch*

ARGE Selbsthilfe Österreich
Die ARGE Selbsthilfe Österreich sammelt und bündelt die Interessen der österreichischen Selbsthilfegruppen und bietet Beratung für Betroffene und deren Angehörige an.
Internet: *www.selbsthilfe-oesterreich.at*

Deutsche Rheuma-Liga Bundesverband e.V.
Kontakt: Maximilianstraße 14, 53111 Bonn
Telefon: 02 28 / 76 60 60; Fax: 02 28 / 7 66 06 20
E-Mail: *bv@rheuma-liga.de*
Internet: *www.rheuma-liga.de*

Deutsche Arthrose Stiftung
Kontakt: Kopernikusallee 56, 75175 Pforzheim
Telefon: 0 72 31 / 28 00 05
E-Mail: *sekretariat@deutsche-arthrose-stiftung.de*
Internet: *www.deutsche-arthrose-stiftung.de*
Ein Projekt der Arthrose Stiftung ist das Arthrose-Forum:
www.deutsches-arthrose-forum.de

Deutsche Schmerzliga e.V.
Kontakt: Adenauerallee 18, 61440 Oberursel
Telefon: 07 00 / 3 75 37 53 75, Montag bis Freitag 9–12 Uhr
E-Mail: *info@schmerzliga.de*
Internet: *www.schmerzliga.de*

Aktion Gesunder Rücken (AGR) e.V.
Fachwissen über Rückenleiden zusammenzuführen, aufzuklären und Betroffenen zu helfen, sind die Ziele der Aktion Gesunder Rücken (AGR) e.V. Der Verein arbeitet mit Fachverbänden zusammen und gibt Informationsbroschüren heraus. Kontakt: Postfach 103, 27443 Selsingen; Internet: *www.agr-ev.de.*
Selbsthilfegruppen in Österreich findet man auf www.selbsthilfe-oesterreich.at.
Die Stiftung Selbsthilfe Schweiz ist der nationale Dachverband der 19 regionalen Selbsthilfekontaktstellen; Internet: *www.selbsthilfeschweiz.ch*

GLOSSAR

Anämie Minderung der Anzahl der roten Blutkörperchen (Erythrozyten) und/oder deren Gehalt an Hämoglobin (sauerstofftransportierender Blutfarbstoff)

Anästhesist Facharzt, der für die Durchführung der Narkose und die Schmerzbehandlung nach der Operation verantwortlich ist

Anatomie Lehre vom Körperbau

Arthrodese Operative Gelenkversteifung

Arthrose Bezeichnung für degenerative Gelenkerkrankung mit unterschiedlichen Ursachen

Arthroskopie Minimalinvasive Untersuchung eines Gelenkinnenraums mit einem speziellen Endoskop; im Zuge dieser Untersuchung ist auch ein chirurgischer Eingriff möglich.

Bänder Sorgen mit ihrer zugfesten Struktur für die Stabilität von Gelenken, Organen und Körperteilen, die sie umgeben

Beatmungsmaske Gesichtsmaske, die über Nase und Mund gelegt wird. Durch sie können bei einer Narkose oder einer Intensivbehandlung sowohl Gasgemische wie auch Sauerstoff verabreicht werden.

Bechterewsche Krankheit Rheumatische Erkrankung der Wirbelsäule und ihrer benachbarten Gelenke (siehe auch **rheumatische Arthritis**)

Blutplasma Nach Zentrifugieren des Blutes verbleibende Flüssigkeit ohne jegliche Blutkörperchen

Cervikal Den Halsbereich betreffend

Cervikalorthese Apparat zur Ruhigstellung der Halswirbel (auch Halskrause genannt)

Chirotherapie Mittels spezieller Handgriffe werden schmerzhafte Bewegungseinschränkung und funktionelle Störungen behoben. Wird auch als Chiropraktik bezeichnet

chronische Polyarthritis Eine sich langsam entwickelnde und lang anhaltende bzw. schubweise wiederkehrende Entzündung der Gelenke. Meist sind mehrere Gelenke gleichzeitig betroffen.

Colon Der längste Teil des Dickdarms

Computertomografie Abgekürzt als CT bezeichnet. Ein auf Röntgenstrahlen basierendes Verfahren, wobei der Körper Schicht für Schicht dargestellt werden kann

Coxarthrose Verschleiß des Hüftgelenks (siehe **Arthrose**)

degenerativ Abweichung von der Norm durch eine Schädigung der Zellen infolge Stoffwechselstörungen der Gewebe und Zellen

EKG Abkürzung für Elektrokardiogramm. Verfahren zum Messen der Herzströme, um so den Zustand des Herzens beurteilen zu können

Embolie Ein sich von der Gefäßwand gelöster Blutpfropf (Embolus), der mit dem Blutstrom treibt, bis er „hängen" bleibt und zu einem akuten Gefäßverschluss führen kann

end- Auch endo-; Wortteil, der so viel wie „innen" bedeutet

Endoprothese „Ersatzstück" aus körperfremdem Material, das dem erkrankten Körperteil nachgebildet ist und dieses ersetzt (z. B. künstliches Hüftgelenk)

Endoskop Ein für die Ausleuchtung und Untersuchung von Körperhohlräumen verwendetes starres röhrenförmiges oder flexibles schlauchförmiges Instrument, das mit einem optischen System (bestehend aus Objektiv und Okular, einer Beleuchtungseinrichtung und meist mit Spül- und Absaugvorrichtungen sowie Kanälen zum Einführen von speziellen Instrumenten wie kleinen Zangen, Scheren oder Metallschlingen) ausgestattet ist. Heute können die Bilder aus dem Körperinneren sogar per Video auf hochauflösende Monitore übertragen werden.

Endoskopie Moderne minimalinvasive Untersuchungs- und Operationstechnik mithilfe eines Endoskops; dient nicht nur der Diagnostik, sondern erlaubt auch kleine Operationen bis hin zur Kreuzbandplastik

Epiphyseolysis capitis femoris Bei Jugendlichen auftretende Knocheninstabilität des Hüftkopfs

Erguss Flüssigkeitsansammlung in Körperhöhlen oder Geweben

Femur Medizinische Bezeichnung für den Oberschenkelknochen, dem längsten Röhrenknochen des menschlichen Skeletts

freie Gelenkkörper Teilchen aus Knochen oder Knorpel, die sich frei bewegen können

Frozen shoulder Bezeichnung für eine Schultersteife, mit oft extremer Bewegungseinschränkung und langwierigem Verlauf

Gelenkbinnenstrukturen Innenleben des Gelenks

Gelenkkapsel Meist durch Bänder verstärkte Struktur mit derber Oberfläche; die inneren Anteile produzieren die für die Beweglichkeit so wichtige Gelenkflüssigkeit.

Gelenkknorpel Knorpelschicht am Gelenk

Gelenkpfanne Knöcherne Struktur eines Gelenks, das wie eine Pfanne aussieht; bei der Hüfte z. B. der Teil des Gelenks, der den Kopf des Oberschenkelknochens aufnimmt

Gonarthrose Degenerative Veränderung im Kniegelenk

Hüftdysplasie Mangelentwicklung (Abflachung) der Hüftgelenkpfanne mit der Gefahr eines Austritts des Hüftkopfs

Hüftkopf Oberer Teil des Oberschenkelknochens

Implantation Bezeichnet den Vorgang des Einbringens eines körperfremden Teils, z. B. Herzklappen, Zahnersatz, Herzschrittmacher oder Gelenkersatzteile

Infektion Befall eines Organismus mit Erregern (z. B. Viren, Bakterien); im weiteren Sinne auch die daraus resultierenden Erkrankungen

Innervation Versorgung von Organen oder Geweben mit Nervengewebe (Muskeln werden durch Innervation eines Nervs zur Kontraktion gebracht)

intra- Wortteil, bedeutet „in, hinein", „innerhalb"

invasiv Bedeutet „eindringend"

Kapselbandstrukturen Sie sind für die Stabilität des Gelenks mitverantwortlich.

Katheter Kleiner Schlauch, der in oft winzige Körperhohlräume gelegt wird; dabei kann der Zweck je nach platziertem Ort sehr unterschiedlich sein.

Kernspintomogramm Auch als Magnetresonanztomografie (MRT) bezeichnet. Messung von elektromagnetischen Wellen, die die Körperzellen aussenden, wenn man sie in einem starken Magnetfeld einem kurzen hochfrequenten Impuls aussetzt.

kindlicher Klumpfuß Angeborene oder erworbene Fehlstellung des Fußes

Kreuzbandplastik Wiederherstellung der Kreuzbandstrukturen am Kniegelenk

Laborparameter Verschiedene Werte, die aus Blut, Urin oder anderem Körpermaterial gewonnen werden

Larynxmaske Ähnlich, wie man eine Beatmungsmaske über Mund und Nase legt, platziert man diese spezielle Maske direkt über dem Kehlkopf und erreicht so einen direkten Zugang zu den unteren Atemwegen bei einer Narkose.

lumbalis Bedeutet „zum Lendenbereich gehörend“

Luxation Verschiebung der Knochen eines Gelenks zueinander; Verrenkung

Meniskus Knorpelscheibe im Gelenk

Mikrodisktomie Minimalinvasiver operativer Eingriff zur Entfernung einer Bandscheibe

Morphologisch Bezieht sich auf die Form und Gestalt

Muskeln Sie bestehen aus kontraktionsfähigem Gewebe und sind in der Lage, durch Anspannung und Erschlaffung Bewegungen durchzuführen. Durch Muskelbewegungen können wir uns aktiv fortbewegen, sie steuern aber auch viele innere Körperfunktionen.

Myelographie Invasive Methode zur Darstellung des Wirbelkanals und seines Inhalts

Nerven Durch sie werden mittels elektrischer Impulse Reize weitergeleitet; diese können dazu dienen, Empfundenes von den reizwahrnehmenden Körperzellen zum Gehirn oder aber Befehle vom Gehirn an bestimmte Körperzellen (z. B. Muskelzellen) zu senden.

Neuraltherapie Durch Spritzen lokaler Schmerzmittel wird die durch Schmerzen behinderte Körperregion wieder schmerzfrei und kann so wieder mobilisiert werden.

osteochondrale Läsionen Schädigung des Knochen- und Knorpelkörpers

Osteotomie Operative Durchtrennung von Knochen mit Meißel bzw. Säge, um Fehlstellungen auszugleichen

peri- Wortteil; bedeutet „herum“, „ringsum“, „in der Umgebung von“

Periarthritis humeroscapularis Älterer Begriff für Erkrankungen am Schultergelenk mit unterschiedlicher Ursache, die oft mit Bewegungseinschränkung einhergehen

Periost Die den Knochen umgebende, sogenannte „Knochenhaut“

Perkutan Bedeutet „durch die Haut hindurch“

post- Wortteil; bedeutet „nach“, „hinterher“, „später“

prä- Wortteil; bedeutet „voraus“, „davorliegend“ oder „vorzeitig“

Psoriasisarthritis Chronisch verlaufende Entzündung mehrerer

Gelenke ohne Rheumafaktor, die im Zusammenhang mit einer Schuppenflechte steht

Refixation Bedeutet „Wiederbefestigung“

Regionalanästhesie Dabei werden betäubende Medikamente in die Nähe bestimmter Nerven gespritzt, sodass die Funktion des Nervs beeinträchtigt bzw. ausgeschaltet wird.

Resektionsarthroplastiken Operationsmethode zur Wiederherstellung oder Verbesserung der Gelenkbeweglichkeit

rheumatische Arthritis Gelenkentzündung ohne Heilungsmöglichkeit, die unterschiedliche Gelenke betreffen kann

Schleimbeutel Mit Gelenkflüssigkeit gefüllter Bindegewebssack

Schultersteife Oft schmerzhafte Bewegungseinschränkung der Schulter mit unterschiedlicher Ursache

Sehnen Teile der Muskeln, womit diese mit den Knochen verbunden sind

skop- Wortteil; bedeutet „betrachten“, „untersuchen“

somatisch Bedeutet „körperlich“

Sonografie Auch Ultraschall genannt. Dabei werden Abbilder von dem zu untersuchenden Körperteil oder Organ auf einem Bildschirm sichtbar gemacht.

Spinalkatheter Kleiner Schlauch, der in einem Hohlraum der Wirbelsäule platziert wird, um betäubende Substanzen einzubringen

Spondylodese Operative Versteifung bestimmter Wirbelsäulensegmente mithilfe körpereigener Knochenspäne in Kombination mit einer internen Fixation, beispielsweise durch Metallstäbe

subakromial Bedeutet „unterhalb der Schulterhöhe (Teil der Schulter)“

Synovektomie Operative Entfernung der Gelenkinnenhaut

Synovia Gelenkschmiere; klare, fadenziehende Flüssigkeit

Synovialis Innenschicht der Gelenkkapsel, die reich an Blutgefäßen und sensiblen Nerven ist; sondert die Gelenkschmiere (Synovia) ab

Thrombose Verschluss eines Blutgefäßes durch einen an der Gefäßwand festsitzenden Blutpfropf

Transfusion Bezeichnet das Verabreichen von Vollblut oder Blutbestandteilen (Bluttransfusion)

Transplantation Operatives Einbringen lebender Gewebe, Zellen oder Organe, aber auch von künstlichem Material in einen Organismus

Tubus Ein Schlauch aus Kunststoff, der in die Luftröhre eingeführt wird, um den Patienten zu beatmen

Vitalparameter Sammelbegriff für die wichtigsten lebenserhaltenden Organfunktionen, wie z. B. Atmung, Blutdruck und Puls

Vollblut Blut mit allen seinen Bestandteilen

zementfrei oder zementiert Die Entscheidung, ob ein künstliches Gelenk mittels Knochenzement befestigt wird, trifft der Operateur meist während der OP, da Kriterien wie Knochendichte und knöcherne Veränderungen erst zu diesem Zeitpunkt beurteilt werden können. Weitere Kriterien für die Entscheidung sind Alter, Geschlecht und körperliche Aktivität des Patienten.

REGISTER

Kursiv gesetzte Seitenzahlen weisen auf eine Abbildung hin.

N

O

P

Q

R

Impressum

Dieses Buch entstand in Zusammenarbeit zwischen Reader's Digest Deutschland, Schweiz, Österreich – Verlag Das Beste GmbH und der ADAC Verlag GmbH & Co. KG, München

Autoren: Simone Harland, Werner Waldmann, Marion Zerbst
Fachredaktion: Uli Engelmann
Redaktion und Satz: bookwise medienproduktion GmbH, München

Reader's Digest
Redaktion: Falko Spiller (Projektleitung)
Grafik: Peter Waitschies
Bildredaktion: Sabine Schlumberger
Prepress: Frank Bodenheimer

Chefredakteurin Ressort Buch:
Dr. Renate Mangold
Art Director: Susanne Hauser

Produktion: arvato distribution, Thomas Kurz
Druckvorstufe: BORN London Limited
Druck und Binden: Neografia, Martin

GR 2407/G

ISBN 978-3-95619-010-0

Printed in Slovakia

Besuchen Sie uns im Internet:
www.readersdigest.de | www.readersdigest.ch | www.readersdigest.at

Wichtiger Hinweis:
Die in diesem Buch enthaltenen medizinischen Informationen sind kein Ersatz für eine ärztliche Diagnose und Behandlung. Der Verlag empfiehlt allen Patienten mit Krankheits- bzw. Schmerzsymptomen, sich an einen Arzt zu wenden. Das vorliegende Buch ist sorgfältig erarbeitet worden. Dennoch erfolgen alle Angaben ohne Gewähr. Weder Autoren noch Verlag übernehmen eine Haftung für eventuelle Nachteile oder Schäden, die aus den im Buch enthaltenen praktischen Hinweisen resultieren.

Bildnachweis

Abkürzungen: o. = oben, M. = Mitte, u. = unten, l. = links, r. = rechts

Cover: iStockphoto.com/4x6

Fotolia.com: Info-Boxen: Bamboo, Aaron Amat, dusk; S. 12: Robert Kneschke; 14: Elena Ray; 16: goodluz; 18: Peter Atkins; 20: F.Ocello; 22: WavebreakMediaMicro; 24: lightpoet; 26: dbunn; 41 o.: Q; 41 M.: Q; 41 u.: Q; 66: jd-photodesign; 55 u.: stadelpeter; 72 u. M.: Stefan Schurr; 73 u. l.: marc heavier; 73 u. r.: foto Arts; 75: PhotoSG; 85: monregard; 242: Alexander Raths; 243: Kzenon; 244: Alex Tihonov; 246: Robert Kneschke

Getty Images: S. 31: Assembly; 81: Adam Gault; 84: Michelle Del Guercio; 115: Arctic-Images; 126: vm; 145: Arthur Tilley; 155: Peter Dazeley; 218: Fuse

iStockphoto.com: S. 6: pixhook; 8: rustycloud; 28: GlobalStock; 72 u. l.: vgajic; 72 u., 2. Bild l.: jophil; 72 u., 2. Bild r.: webphotographeer; 72 u. r.: webphotographeer; 73 u., 2. Bild l.: OJO_Images; 73 u. M.: leezsnow; 73 u., 2. Bild r.: wakila; 76: wakila; 78: pidjoe; 82: asiseeit; 83: wihteorchid; 86: kali9; 88: Geber86; 90: melodija; 91: Jan-Otto; 92 o.: real444; 92 u.: Floortje; 95: Eraxion; 97: BluIz60; 99: JodiJacobson; 100: evgenyatamanenko; 102: zilli; 103: vstiv; 104: Jan-Otto; 105: janulla; 107: peepo; 108: ChristianNasca; 112: Jan-Otto; 113: miodragtrajkovic; 116: KatarzynaBialasiewicz; 118: RapidEye; 120: monkeybusinessimages; 122: OJO_Images; 124: AlexRaths; 125: jgroup; 127: mangostock; 128: AlexRaths; 130: ftwitty; 131: angelp; 132: Adivin; 134: kali9; 136: kali9; 137: Jan-Otto; 138: Nastasic; 140: peepo; 142: mafoto; 147: peepo; 148: AlexRaths; 150: Fertnig; 152: Elite2D; 156: Nikada; 158: HeikeRau; 160: boggy22; 161: filadendron; 164: Eskemar; 166: helovi; 167: lsantilli; 169: Marika; 170: Squaredpixels; 171: PoisonedHeart; 172: vm; 173: AndreyGorulko; 175: fcafotodigital; 176: elenaleonova; 177: Synergee; 179: barol16; 180: ivanmateev; 181: julichka; 182: Sarsmis; 183: lev1977; 185: 8vFanI; 186: Boarding1Now; 187: kabVisio; 188: GlobalStock; 190: w-ings; 193: walli; 194: Goodluz; 196: RichLegg; 198: Mikosch; 200: tomh1000; 202: FredFroese; 203: MarkFGD; 204: kali9; 206: miriam-doerr; 208: MariaPavlova; 210: BalazsKovacs; 211: ElenaGaak; 213: IuriiSokolov; 214: totalpics; 216: CAP53; 217: SergeyLukianov; 219: kzenon; 220: Lisay; 223: junial; 224: YanC; 226: NiDerLander; 227: Jan-Otto; 228: aloha_17; 230: YanC; 232: Eva-Katalin; 234: AVAVA; 235: lisafx; 236: jeangill; 237: Coqrouge; 238: vgajic; 239: SimplyCreativePhotography; 240: Sportstock

Alle übrigen Abbildungen: Reader's Digest